병 안 걸리는 식사법

KARADA NO SHIZENCHIYURYOKU WO HIKIDASU SHOKUJI TO TEATE
by Kazue Ohmori
Copyright ⓒ 2008 by Kazue Ohmori
Original Japanese edition published by SUNMARK PUBLISHING, INC.
Korean translation rights arranged with SUNMARK PUBLISHING, INC.
through Tony International.

Korean translation copyright ⓒ 2014 by IASO Publishing Co.

이 책의 한국어판 저작권은 토니 인터내셔널을 통한
SUNMARK PUBLISHING, INC.와의 독점 계약으로 도서출판 이아소에 있습니다.
저작권법에 의해 한국 내에서 보호를 받는 저작물이므로 무단전재와 무단복제를 금합니다.

자연치유력을 높이는
약이 되는 음식

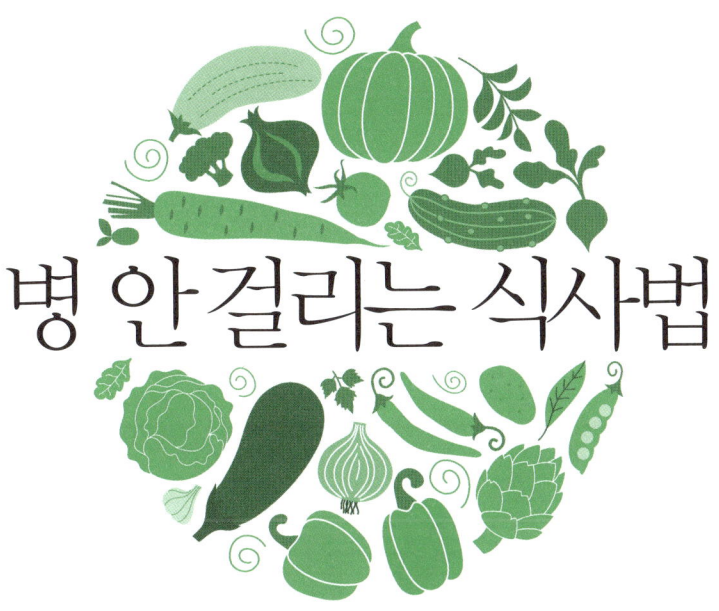

병 안 걸리는 식사법

오모리 가즈에 지음 | 이근아 옮김

이아소

프롤로그

음양이라는 마법의 지혜를 당신에게

온갖 나무와 풀이 초록색으로 빛나는 숲, 음이온이 많은 바닷가, 삼라만상에 활력을 주는 태양과 마음 깊은 곳을 조용히 밝혀주는 푸르스름한 달……. 일상을 떠나 태고의 모습을 간직한 자연을 접하노라면 뭐라 말할 수 없는 편안함과 상쾌함이 온몸에 가득 차오르는 것을 느낍니다. 이것은 우리 몸이 '자연'과 같은 리듬으로 만들어져 있기 때문입니다. 그리고 그 근본에는 음과 양이라는 두 가지 에너지가 작용하고 있습니다.

한마디로 설명하자면 음은 풀어주는 힘이고, 양은 조이는 힘입니다. 남과 여, 플러스와 마이너스, 낮과 밤, 동물과 식물, 번영과 멸망처럼 상반되는 존재이거나 현상이면서 한편으로는 서로 끌어당기고 보완해주는 것이 음과 양의 관계입니다.

이런 음양의 힘에 의해 우리 인간과 그 밖의 다른 생명체, 사회나 경제 등 우주의 모든 것이 움직이고 있습니다. 이 우주의 법칙을 완벽하게 파악해 자신이 가진 가능성을 최대한 발휘할 수 있다면 우리 인생이 얼마나 즐거울까요?

나 역시 스물두 살 때 음과 양의 힘에 이끌려 지금은 세상을 떠난 오모리 히데오 선생과 결혼을 했습니다. 동양사상의 밑바탕에 깔려 있는 우주를 관장하는 음양의 신비한 힘과 작용을 이론으로만 이해하는 것이 아니라, 남편(남성=양성)과 아내(여성=음성)라는 음양의 관계 속에서 살아가면서 그 진실을 알아보고 싶었던 것입니다.

사실 남편은 10대 때 의사로부터 "서른 살을 넘기기 어렵다"는 말을 들었을 정도로 병약했습니다. 태어날 때부터 몸이 약한 사람, 몸이 튼튼한 사람, 부자인 사람, 가난한 사람이 존재하는 이 불평등한 세상에 의문을 품고, 그것을 풀고자 진리를 찾아 헤매다 만난 것이 우주의 법칙인 음양 원리였습니다. 그는 즉시 현미채식을 시작했고, 기적적으로 건강을 되찾았습니다. 그러자 소문을 듣고 병원에서도 포기한 난치병 환자들이 우리 집을 찾아오기 시작했습니다. 남편은 사람들의 몸과 마음의 상태를 살피고, 자연스럽게 저는 치료식을 만들거나 그들을 보살피는 역할을 담당하게 되었습니다.

아픈 몸으로 먼 길을 마다하지 않고 찾아와 현관에서 쓰러지듯 주저앉은 사람이 있었습니다. 그에게 매실간장엽차를 만들어 먹이자 금세 창백했던 얼굴에 붉은 기운이 돌기 시작했습니다. 모기 소리처럼 가냘팠던 목소리에도 힘이 들어가고 초점 없던 눈동자에 내 얼굴이 또렷이 비쳐 한시름 놓았던 기억이 납니다.

빗속에서 우리 집을 찾느라 말도 통하지 않는 낯선 거리를 헤매고 다닌 미국 청년은 도착했을 때 고열로 의식이 몽롱한 상태였습니다. 즉시 무탕을 먹이고 이불을 덮어 씌워주자, 온몸에서 구슬 같은 땀방울이 흐르고 열은 37℃대로 떨어졌습니다.

맹장염 수술을 받기 싫어 통증을 참아온 사람에게는 우엉즙과 생강습포, 토란으로 처치를 하자 통증이 완화되면서 이삼일 만에 완치된 경우도 있었습니다.

예를 들자면 끝도 없지만, 이렇게 전국 각지에서 찾아온 수천 명의 환자들이 우리 집에서 조리를 하고 돌아갔습니다.

우리가 해온 음식 처방의 기본은 식품을 영양소나 비타민, 미네랄 같은 성분으로 검토하는 것이 아니라, 식품이 가지고 있는 음과 양의 성질을 기준으로 판단해 그 균형에 중점을 두는 것입니다. 음성(陰性) 증상에는 양성(陽性) 식품, 양성 증상에는 음성 식품으로 몸의 균형을 바로잡는 것이 핵심입니다. 먹는 양은 증상의 정도를 봐가며 조절하면 됩니다.

이 판단이 적절하면 우리 몸에는 기적이 일어납니다. 정신착란 상태에 있는 사람이 제정신으로 돌아오고, 선천성 난청아가 소리를 듣게 됩니다. 소아마비로 보행이 어려운 아이가 걸어다니고, 진행성 근위축증으로 젓가락조차 들 수 없었던 여성이 뜨개질을 할 정도로 회복됩니다. 치매 노인의 증상을 개선시키는 것도, 아토피로 자포자기 상태에 있던 젊은이에게 희망을 되찾아주는 것도 바로 음식이 가진 힘입니다.

물론 모든 사람이 좋은 결과를 얻는 것은 아닙니다. 하지만 만성화된 병이나 체질 개선에는 곡물채식으로 몸의 균형을 유지하는 것이 가장 효과적입니다. 당뇨병에는 삶은 팥과 호박, 기관지염이나 목이 아플 때는 연근요리 등 증상을 완화하는 식사 처방전도 여러 가지 있습니다.

식사를 곡물채식으로 바꾸면 우리 몸의 세포가 건강하게 되살아나 자연치유력과 면역력이 활성화됩니다. "요리교실에 다닌 후로 가족들도 현미채식을 즐겁게 먹고 있다"거나 "가족 모두 감기에 안 걸린다"고 말하는 사람이 많습니다. 이보다 기쁜 일이 또 있을까요?

이 책이 출판된 지 벌써 9년이 되었습니다. 독자의 반응은 예상을 훨씬 뛰어넘어, 많은 분들이 일상생활에서 식품이 가진 음양의 힘을 활용하고 있습니다. 이 책이 음양이라는 마법의 지혜를 능숙하게 다루는 데 큰 도움이 되었으면 좋겠습니다. 먼저 실천 가능한 부분부터 시작하면 됩니다. 행동하면 반드시 우리 몸에 변화가 일어납니다. 그리고 음양이 균형을 이루면 건강은 저절로 찾아올 것입니다.

일본과 한국은 음과 양을 다르게 구분하는 경우도 있으나,
이 책은 어디까지나 일본의 음양 개념을 기반으로 하고 있습니다.

차례

프롤로그 음양이라는 마법의 지혜를 당신에게 — 5

Chapter 1 가족의 건강을 지키는 치유 밥상

건강 정보는 넘쳐나는데, 환자는 왜 늘어날까 — 20
내가 사는 땅에서 생산된 작물을 통째로 먹는다 — 22
음식의 영양소보다 음양의 조화가 더 중요하다 — 24
음식이 곧 약이다 — 26

Chapter 2 음양의 균형이 건강 밥상의 원칙

모든 곳에 음양의 균형이 존재한다 — 30
나는 어느 쪽 체질? — 33
식품의 음양을 결정하는 요소 — 35
〈칼럼 1〉 또 한 가지 균형, 산과 알칼리 — 40
〈칼럼 2〉 생명 활동을 조절하는 칼륨과 나트륨 — 42
음식의 놀라운 힘 1 곡물채식으로 잠재 능력이 쑥~! — 44

Chapter 3 밥상을 차리기 전에 반드시 알아야 할 음식 정보

우리 몸이 원하는 음식 —— 48
    치아 구조를 보면 진실이 보인다 —— 48
    중성 식품인 곡물이 가장 좋다 —— 52
    첨가물이나 영양 강화 식품은 필요하지 않다 —— 53

풍토에 맞는 식품과 그 역할 —— 55
- 곡물 · 콩류 · 감자류 —— 55
    현미는 이상적이고 완전한 영양식품 —— 55
    흰쌀이 잃어버린 것 —— 57
    현미밥에 된장국과 채소절임, 깨소금이면 완벽하다 —— 58
- 뿌리채소 —— 60
    식물의 뿌리가 체질을 강화한다 —— 60
- 제철채소와 제철과일 —— 61
    하늘이 내려준 선물 —— 61
- 해조류 —— 63
    독소를 배출해서 몸을 정화시킨다 —— 63
- 건조 · 가공품 —— 64
    건조시키면 갑절로 커지는 식품의 힘 —— 64
- 동물성 식품 · 유제품 —— 66
    에너지를 충전시키지만 노폐물이 쌓인다 —— 66
- 조미료 · 발효식품 —— 69
    된장 70 | 간장 71 | 천일염 71 | 식용유 72 | 식초 · 맛술 73 | 겨된장절임 74

〈칼럼 3〉 조리나 요리의 진짜 의미는? —— 75
음식의 놀라운 힘 2 음양의 원칙은 육아에도 적용된다 —— 76
음식의 놀라운 힘 3 하루 수백 번의 빈뇨에서 벗어나다 —— 78

Chapter 4 10년 젊어지는 밥상 법칙

계절에 맞게 먹는다 — 82
- 봄철 식사법 — 82
  - 이른 봄 짜증 해소 메뉴 — 84
  - 〈칼럼 4〉 같은 재료라도 계절에 맞는 조리법으로! — 85
- 장마철 식사법 — 86
  - 장마철 건강 메뉴 — 87
- 한여름 식사법 — 89
  - 더위를 이겨내는 메뉴 — 89
- 초가을 식사법 — 91
  - 원기 회복 메뉴 — 92
- 가을철 식사법 — 93
- 늦가을~겨울철 식사법 — 94
  - 한겨울 보양 메뉴 — 94

생활습관병 예방은 식사에서부터 — 97
- 체질을 개선하는 식사법 — 99
  - 혈당치가 높다 · 낮다 — 99
  - 혈압이 높다 · 낮다 — 101
  - LDL 콜레스테롤, 중성지방 수치가 높다 — 102
  - 위가 약하다, 식욕이 없다 — 103
  - 체온이 낮다 — 105
  - 빈혈이 있다 — 106
  - 간 · 신장의 기능이 약하다 — 106
- 암 체질, 아토피 체질 — 107
  - 암이나 아토피는 식원병 — 107
  - 아토피 체질을 개선하는 법 — 108
  - 암 체질을 개선하고 암과 사귀는 법 — 109

음식의 놀라운 힘 4 아버지의 당뇨병과 직장암을 극복하다 — 111
- 해독 & 독을 중화시키는 식사법 — 113
  - 육류 먹는 법 — 114
  - 생선 먹는 법 — 115
  - 유제품 먹는 법 — 116
  - 설탕 먹는 법 — 116
  - 담배와 술 — 117
- 임신기 & 모유 수유기 식사법 — 117
  - 임신을 했다면 — 117
  - 모유 수유 중의 식사법 — 119
  - 젖을 떼고 나면 — 120
- 어릴 적 식습관이 평생 간다 — 121

음식의 놀라운 힘 5 최고의 건강법은 음양의 균형을 바로잡는 것 — 123

Chapter 5 이 증상에는 이런 처치를!

오염된 혈액이 모든 병의 원인 — 126
- '산성 혈액'의 의미 — 129
- 혈액은 장에서 만들어진다? — 130

열과 통증 — 133
- 발열 — 133
- 두통 — 137
- 위장 장애 — 139
- 복통 · 설사 — 142
- 목이 아플 때 — 144
- 근육통 · 관절통 — 146
- 충치 · 치조농루 — 149

요통	— 151
치질 · 탈장	— 152

불쾌한 만성 증상 — 153

자율신경 실조증	— 153
변비	— 157
눈 · 코 · 귀 · 입의 이상	— 159
불면	— 163
어깨 결림	— 164
냉증	— 166
부종	— 167
전립선 비대증	— 168
복부 팽만	— 170
식은땀	— 171
과로	— 172
무좀	— 173
빈뇨 · 야뇨증	— 174
기관지천식	— 175
가슴 두근거림 · 호흡 곤란	— 176
과식증 · 거식증	— 177
조울증	— 178
신경증	— 179

급성 증상 — 181

식중독 · 배탈	— 181
화상	— 184
급성 두드러기	— 186
열중증	— 187
멀미	— 188
타박상 · 염좌	— 189
베인 상처 · 벌레 물림	190
코피	— 191

여성 증상 — 193

생리통 · 하복부통	— 193
입덧	— 195
임신중독증	— 196

모유 부족 — 197
갱년기 장애 — 198

어린이 증상 — 200

■ 신생아·영아의 여러 가지 증상 — 200

모유를 먹기 싫어할 때 — 200
신생아 황달 — 200
발열 — 200
설사 — 200
돌발성 구토, 설사 — 201
경련(경기) — 201
홍역 — 201
밤에 울거나 칭얼대는 경우 — 202

■ 유아 ~ 10세 전후 어린이의 증상 — 202

복통·설사·구토 — 203
발열 — 203
야뇨증 — 203
홍역 — 203
풍진 — 203
유행성이하선염 — 204
백일해 — 204
편도염 — 204
수족구병 — 204
전염성 홍반 — 204
중이염 — 205
인두결막열 — 205
허약 체질 — 205
어린이 생활습관병 — 205

■ 아토피성 피부염 — 206

피부 트러블 & 미용법 — 208

■ 피부 관리 — 208

여드름·뾰루지 — 209
기미·주근깨 — 209
잔주름 — 210

거친 피부	— 210
햇볕에 탔을 때	— 210
미백	— 211
땀띠 · 습진	— 211
주부습진	— 212
암내 · 체취	— 212
■ **모발 관리**	— 213
윤기 있는 머리카락을 만들려면	— 213
대머리를 예방하려면	— 213
탈모를 예방하려면	— 213
비듬이 많은 경우	— 214
흰머리 · 새치 예방에	— 214

Chapter 6 언제 어디서나 활용할 수 있는 음식 처방 [실천편]

식품의 음양이 증상의 음양을 중화시킨다 — 216

현미 — 219
현미밥 219 | 현미죽 · 미음 220 | 현미크림 221 | 현미수프 222 | 무즙을 넣은 현미수프 223 | 쌀겨비누 224

무 — 225
제1무탕 226 | 제1무탕 2번 227 | 제2무탕 227 | 무즙을 넣은 현미수프 228 | 무즙 & 사과주스 228 | 참기름무 229 | 무습포 229 | 무팩 230 | 무시래기탕 230

생강 — 234
생강습포 234 | 생강 족욕 236 | 생강기름 마사지 237 | 갈분생강탕 237 | 생강주습포 238 | 생강분말 238

토란 — 239
토란파스 239

잎채소 — 242

잎채소파스 242 | 청즙 243

두부 — 244
두부파스 244 | 두부팩 245

엽차 · 결명자차 — 246
매실간장엽차 246 | 갈분을 넣은 매실간장엽차 247 | 깨소금엽차 247 | 간장엽차 247 | 소금엽차 247 | 결명자차 249

매실장아찌 — 250
매실간장엽차 251 | 갈분을 넣은 매실간장엽차 253 | 무를 갈아 넣은 매실간장엽차 253 | 매실장아찌 가루 254 | 관자놀이에 매실장아찌 붙이기 255

칡 — 257
갈분암죽 257 | 갈분조림 258 | 사과갈분조림 259 | 갈분을 넣은 매실간장엽차 259

연근 — 260
연근탕 260 | 생강연근즙 261 | 톳연근 262 | 연근우엉볶음 262

우엉 · 당근 — 264
볶음된장 264 | 우엉조림 264 | 우엉연근당근조림 265

된장 — 267
파된장 267 | 파된장탕 268 | 볶음된장 269

검은콩과 팥 — 270
검은콩물 270 | 검은콩다시마 271 | 팥물 272 | 팥커피 272 | 팥호박 273 | 팥다시마 274 | 깨소금팥커피 274

참깨 · 참기름 — 276
생강기름 276 | 참기름 도포제 276 | 참기름 하제 277 | 깨소금 277 | 깨소금 1큰술 278 | 깨소금엽차 279 | 깨소금팥커피 279

천일염 — 280
구운 소금 280 | 소금엽차 281 | 깨소금 281

해조류 — 282
죽순다시마조림 282 | 표고버섯다시마조림 283 | 다시마간장조림 283 | 김조림 284 | 다시마 가루 285 | 톳연근 286 | 톳곤약 286 | 검은콩다시마 · 팥다시마 286

말린 표고버섯 — 287
표고버섯수프 287 | 표고버섯다시마조림 288

여름채소 — 289

채소수프 289 | 오이팩 290 | 감자파스 291 | 가지꼭지 가루 291 | 옥수수수염 291

곤약 ─ 293
　　　톳곤약 293 | 곤약온습포 294

호박 ─ 295
　　　팥호박 295

파 · 양파 ─ 297
　　　다진 양파 · 양파즙 297 | 파된장탕 298

산야초 · 나무 ─ 299
　　　민들레뿌리 299 | 민들레뿌리와 우엉조림 299 | 민들레커피 300 | 쇠뜨기 가루 301 | 쑥 302 | 쑥 달인 물 302 | 사철쑥차 303 | 삼백초 303 | 솔잎 · 밤나무 잎 · 복숭아나무 잎 달인 물 304 | 산야초 청즙 305 | 황백 가루 306

과일 ─ 307
　　　사과 소화제 & 해열제 308 | 사과갈분조림 308 | 사과즙 마사지 308 | 구운 귤 309 | 금귤 기침약 309 | 감꼭지 달인 물 310

국화 ─ 311
유정란 ─ 312
　　　달걀간장 ─ 312

굴 ─ 313
　　　굴된장 · 굴튀김 · 굴전골 ─ 313

음식의 놀라운 힘 6 아이들의 몸과 마음을 구하기 위해 ─ 315

덧붙이는 글 과식이 부르는 현대병을 개선하다 ─ 317
에필로그 어릴 때 먹은 음식의 질이 아이의 일생을 좌우한다 ─ 333
개정판을 내면서 아이들의 '자유'와 '자립'을 존중하는 먹거리 교육 ─ 339

Chapter

1

가족의 건강을 지키는 치유밥상

음식은 몸에 영양만 공급하는 것이 아니라,
생명의 균형을 바로잡는 역할도 합니다.
우리는 음식이 갖고 있는 생명력을 받아
건강을 유지하고 있습니다.
우리는 왜 먹어야 하고
무엇을 먹어야 할까요?
음식이 갖고 있는 본질을 찾다 보면,
우리에게 가장 중요한 것이 무엇인지 알게 됩니다.
가족의 건강을 지키는 비밀,
그것은 바로 가정의 약국인 주방에 숨겨져 있습니다.

自 · 然 · 治 · 癒 · 力

건강 정보는 넘쳐나는데, 환자는 왜 늘어날까

현대인은 갖가지 질병에 둘러싸여 있다. 암, 심장 질환, 당뇨병 같은 생활습관병을 비롯해 아토피나 꽃가루 알레르기, 에이즈 등의 난치병은 늘어만 가고 있으며, 냉증, 변비, 스트레스를 호소하는 사람도 많다. 대부분의 사람들이 어딘가 문제를 갖고 있는 것이다.

  이런 의미에서 볼 때 현대만큼 건강에 관심이 많은 시대는 없는 듯하다. 음식만 하더라도 매일같이 "무슨 성분이 몸에 좋다는 것이 밝혀졌다", "하루에 몇 그램을 먹어야 한다"는 등의 정보를 접하게 된다. 하지만 여러 가지 정보가 지나치게 난무해 어떤 말을 믿어야 할지, 무엇을 어떻게 먹어야 좋을지 갈피를 잡기 힘들다.

  도대체 어떤 식사를 해야 우리 몸이 건강해질 수 있을까?

  답은 간단하다. 자연의 섭리를 따르고, 기후와 풍토에 맞는 식사로 돌아가면 된다.

  예를 들어 땅에서 자란 제철 과일이나 채소에는 우리 몸이 그 계절에 순응하고 하루하루를 활기차게 보낼 수 있도록 조절하는 힘이 자연스럽게 갖추어져 있다. 그만큼 생명력이 가득 차 있는 식품이다.

그런데 요즘 너나할 것 없이 즐겨 먹는 건강 보조식품은 어떨까? 비타민 E나 C, 철분과 칼슘이 첨가되었다고 하지만 추출된 약효성분 덩어리에 과연 '생명'의 작용을 기대할 수 있을까?

뭔가를 먹는다는 것은 '살기 위해' '생명'을 얻는 행위다. 그런데 이렇게 당연한 사실을 사람들은 잊고 사는 것 같다. 맛만 좋으면, 영양소 비율이 맞기만 하면 상관없다고 생각한다. 하지만 우리가 먹는 것은 생명을 키우고 인간성을 배양하는 원점이다.

일본은 장수 국가로 알려진 나라이지만 병상에 누워 지내는 노인이 상당히 많다. 몸이나 마음의 병을 갖고 있는 사람 역시 전 세계적으로 급증하고 있다. 아이들의 집단 따돌림 현상이나 청소년 범죄를 포함한 여러 가지 사회문제가 많은 것도 현대인의 식사습관이 크게 영향을 미친 결과임이 틀림없다.

인간의 생리(生理)는 보통 100년 단위로 변한다. 그런데 우리의 식생활은 전후 수십 년 만에 급격히 바뀌었다. 밥을 먹는 식사를 무시하는 풍조가 생기고, 단백질이 항상 부족하다는 동물성 단백질 신앙에 빠져 밥

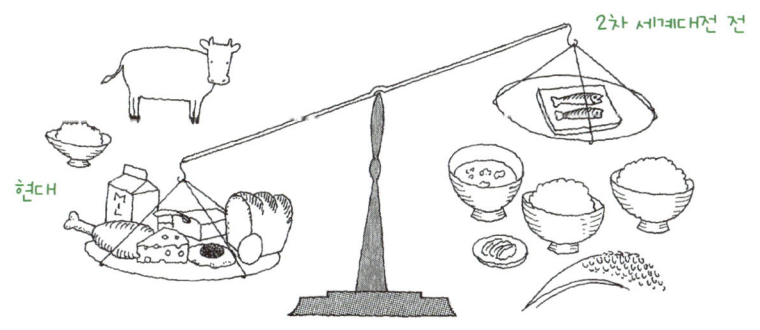

과 채소 중심의 식사에서 멀어지고 빵과 육류나 유제품이 주가 되는 서구식으로 탈바꿈했다. 그 결과 생활습관병이나 서구형 암이 증가한 것은 잘 알려진 사실이다. 또한 정제되거나 화학약품으로 처리된 가공식품이 늘어나고 달콤한 과자와 케이크 등이 넘쳐나면서 인간의 정신 작용에까지 악영향을 미치고 있다. 이것은 물론 과학적으로도 입증이 되었다.

지금 서구에서는 동물성 단백질의 과다 섭취가 건강을 해치며, 곡물이야말로 영양 균형이 맞는 이상적인 식품임을 인정하고 있다. 오래전의 소박한 식생활이 다시금 주목을 받고 있는 것이다.

음식은 몸과 마음에 영양을 공급할 뿐만 아니라 균형 있는 몸 상태를 유지하는 데 중요한 역할을 한다. 이것은 머리로 외울 필요도 없는 사실이다. 자연과 더불어 살아가고자 한다면, 음식이 갖고 있는 비밀을 간단히 알 수 있으며, 누구나 그 혜택을 몸으로 느낄 것이기 때문이다.

내가 사는 땅에서 생산된 작물을 통째로 먹는다

4장에서 자세히 다루겠지만, 계절이 바뀌면 우리 몸도 그에 따라 조금씩 변한다. 또한 같은 나라에 살더라도 여름이 시원한 북쪽 지방과 겨울에도 따뜻한 남쪽 지방 사람들은 타고난 체질이 다르다. 따라서 몸에 맞는 음식과 식사법도 당연히 다를 수밖에 없다.

옛날에는 '사방 3리의 것을 먹는다'고 해서 걸어서 갈 수 있는 범위 안에서 나는 것을 먹으면 건강하게 살 수 있다고 믿었다. 이것은 우리 몸과 땅은 근원적으로 같은 것이라는 '신토불이(身土不二)'의 개념에서 왔다. 인간과 작물은 같은 땅(환경)에서 자라는 셈이므로, 그 땅에서 건강하게 자란 작물을 먹는 것이 환경에 대한 적응 능력을 높이는 길이다.

그런데 이런 우리 몸이 전혀 다른 기후풍토에서 자란 작물, 예를 들어 열대 지방의 과일이나 커피를 한겨울에 먹는다면 어떻게 될까? 자신이 살고 있는 기후풍토에 익숙해진 우리 몸의 생체 기능이 쉽게 적응하지 못하고 균형이 무너질 것이다.

역시 자신이 사는 곳에서 나는 것을 먹는 것이 몸에 가장 무리가 없고 건강에 좋다. 그리고 햇빛과 땅, 물의 혜택을 듬뿍 받은 제철 식품을 먹으면 그 계절에 우리 몸이 필요로 하는 모든 것을 충당할 수 있다. 자연 속에 최고의 영양학이 있는 것이다.

영양학적 수치나 분석이 필요 없는 또 한 가지 식사법은 통째로 먹는 것이다. 예를 들어 현미는 거의 완벽한 영양 균형을 이루고 있다. 이것을 도정한다는 것은 영양 가치를 떨어뜨릴 뿐만 아니라 균형도 무너뜨

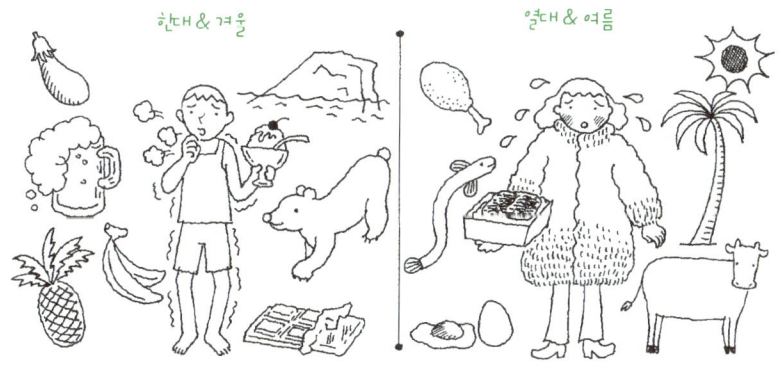

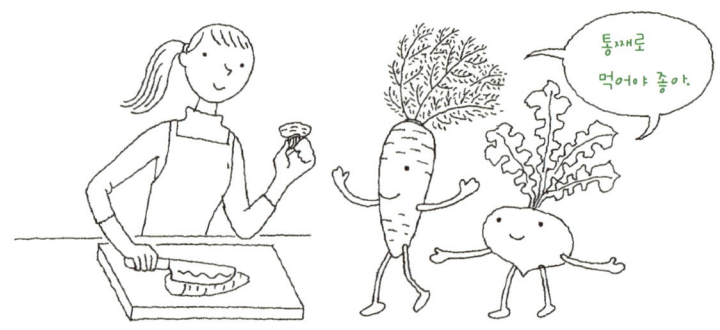

린다는 의미다. 게다가 현미는 씨를 뿌리면 싹이 트지만 흰쌀(백미)은 싹이 트지 않는다. 이처럼 현미는 생명력을 품고 있는 데 반해 흰쌀은 죽은 것과 마찬가지다.

또한 채소의 영양소는 껍질 부분에 가장 많다. 예를 들어 고구마를 먹으면 가슴이 답답하고 체한 느낌이 드는데, 껍질째 먹으면 껍질에 함유된 성분이 그런 증상을 없애준다. '통째로 먹기'는 뛰어난 영양 균형과 그것을 체내에서 완전히 소화시키는 대사 요소가 전부 들어 있는 생명력 넘치는 식사법이다.

현대의 식사는 이러한 '생명력'이 사라졌다는 점에서 위험하다. 이제는 생명력이라는 관점으로 돌아와 다시 밥상을 차려야 한다.

음식의 영양소보다 음양의 조화가 더 중요하다

이번에는 식품이 갖고 있는 영양소와 그 작용에 대해 알아보자.

식품에는 3대 영양소인 탄수화물, 단백질, 지방을 비롯해 비타민, 미네랄 같은 미량 영양소들이 들어 있다. 모두 혈액이나 세포, 뼈를 만드는 데 중요한 역할을 한다. 또한 최근에 주목받고 있는 항산화물질처럼 우리 몸을 건강하게 유지하거나 생체 기능을 조절하는 생리활성물질도 여러 가지 함유되어 있다.

식품이 가진 힘은 그뿐만이 아니다. 식품은 영양학이나 영양 분석으로는 알 수 없는 신비한 작용을 많이 한다. 대표적인 것이 음양의 힘이다.

음은 한마디로 표현하면 이완시키거나 차갑게 하는 힘, 양은 긴장시키거나 따뜻하게 하는 힘이다. 즉 식품은 세포나 혈관, 장기를 이완시키거나 긴장시키는 작용, 또는 몸을 차게 하거나 따뜻하게 하는 작용을 한다. 이완시키고 차게 하는 힘이 강한 것은 음성 식품, 긴장시키고 따뜻하게 하는 힘이 강한 것은 양성 식품이라고 보면 된다.

38쪽의 음양표를 보면 알 수 있듯이, 여름에 나는 가지나 오이, 수박은 세포를 이완시켜 우리 몸을 차게 하는 음성 식품이다. 열대 지방에서 생산되는 설탕이나 커피, 향신료도 음성 작용이 강하다.

한편 가을에서 겨울에 걸쳐 수확하는 뿌리채소나 육류는 몸을 따뜻하게 하는 양성 식품이다. 추워도 몸이 잘 움직이도록 시동을 거는 역할을 한다. 같은 종류의 작물이라면 추운 지방에서 수확한 것일수록 양성의 힘이 강하다.

음과 양, 두 힘의 중간에 위치하는 식품도 있다. 대표적인 것이 쌀 등의 곡물로, 우리 몸의 기초를 튼튼하게 다져주는 식품이라 할 수 있다.

이처럼 식품마다 기본 성질이 다르다는 점을 알면, 계절이나 자신의 체질에 맞게 조리를 하거나 식단을 짤 수 있다. 또한 열이 나거나 배탈, 두통 같은 증상을 개선할 수도 있다. 이러한 증상은 몸이 음이나 양 어느 한쪽으로 치우친 탓에 나타나는 것이므로, 그 반대 작용을 하는 식품을 섭취하면 몸의 균형을 바로잡을 수 있다.

우리가 먹는 음식의 비밀은 바로 이 '음양'의 작용에 있다는 것을 잊지 말자.

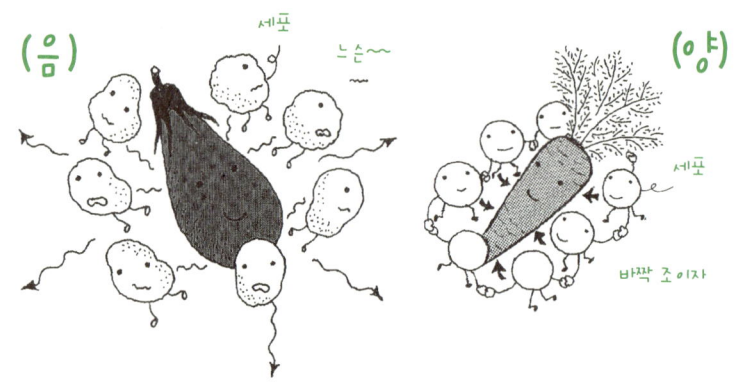

음식이 곧 약이다

몸이 건강한 상태란 음으로도 양으로도 치우치지 않고 균형이 잘 잡힌 것을 말한다. 하지만 현대인은 대부분 음성 과잉, 양성 과잉, 또는 음양의 양극단을 다 가진 체질이 많다. 중간 성질을 띠는 식품인 곡물보다는 극단적인 음성 식품이나 양성 식품, 단맛이 강한 식품이나 육류와 생선을 지나치게 많이 먹은 결과다.

생활습관병이라는 명칭으로도 알 수 있듯이 자연의 섭리를 벗어난 생명력 없는 식생활이 병을 키우고 있다. 따라서 식품이 갖고 있는 자연의 약효와 음양의 힘을 살려 몸을 정상화시키는 것이 중요하다.

현대 서양의학의 한계가 차츰 드러나면서 세계적으로 대체의학에 관심이 집중되고 있다. 이용 방법이나 식재료의 차이는 있지만, 중국의 약선(약재를 넣어 조리한 음식)이나 인도의 아유르베다(전통 의술)도 음식이 가진 힘에 주목해 몸의 균형을 유지하는 것을 기본으로 삼는다. 이들의 공통점은 화학적으로 만든 약과는 달리 부작용을 걱정하지 않아도 된다는 것이다.

원래 약은 음식에 들어 있는 약효성분을 이용해서 만든 것이다. 따라서 본래의 목적으로 되돌아가는 것뿐이다. 즉 식사로 섭취하는 음식의 힘을 시시각각 변하는 몸 상태나 증상을 치유하는 데 이용하는 것이다. 우리가 늘 먹는 음식으로 우리 몸의 메커니즘을 따르면 '생명력'을 강화할 수 있다.

Chapter

2

음양의 균형이
건강 밥상의 원칙

세상에는 어느 곳이든
음과 양의 힘이 작용하고 있습니다.
음양은 서로 상반되는 힘을 가지면서 동시에
서로를 끌어당기며 보완하는 성질도 갖고 있습니다.
음양은 삼라만상의
모든 현상을 일으키는 근원입니다.
먼저 우리 몸에서 일어나는 여러 가지 현상과
체질, 음식을 음양이라는 '척도'로 바라보세요.
그러면 모든 곳에서
음양이 모습을 드러낼 것입니다.

自 ・ 然 ・ 治 ・ 癒 ・ 力

모든 곳에 음양의 균형이 존재한다

1장에서 모든 식품에는 음과 양이 있다고 설명했는데, 이 음양의 작용은 우주의 모든 현상과 존재, 즉 삼라만상의 창조주라 할 수 있다.

'음'은 바깥을 향해 퍼지는 원심적 에너지로, 가볍고 차가우며 크고 정적인 성질을 띤다. 반면에 '양'은 중심을 향해 수축해가는 구심적 에너지다. 무겁고 뜨거우며 작고 동적인 성질을 지닌다. 이 둘은 정반대이면서 서로 끌어당기고 보완하며 균형을 이룬다.

이것은 동서양을 막론하고 사상이나 철학, 종교에 깔려 있는 보편적인 원리다. 우리가 깨닫지 못하고 있을 뿐 우리는 언제나 이 음양의 균형 속에서 살고 있다.

34쪽의 음양 표를 보면, 양성인 남성은 음성인 여성에게 이끌리고 음성인 여성은 양성인 남성에게 이끌려 인류가 존속해나가며, 우리가 쉬는 숨도 내쉬고(음성) 들이마시는(양성) 반대 행위로 생명 활동을 유지하고 있다. 긴장하거나 긴장을 푸는 자율신경의 작용도 같은 메커니즘으로 이루어져 있다.

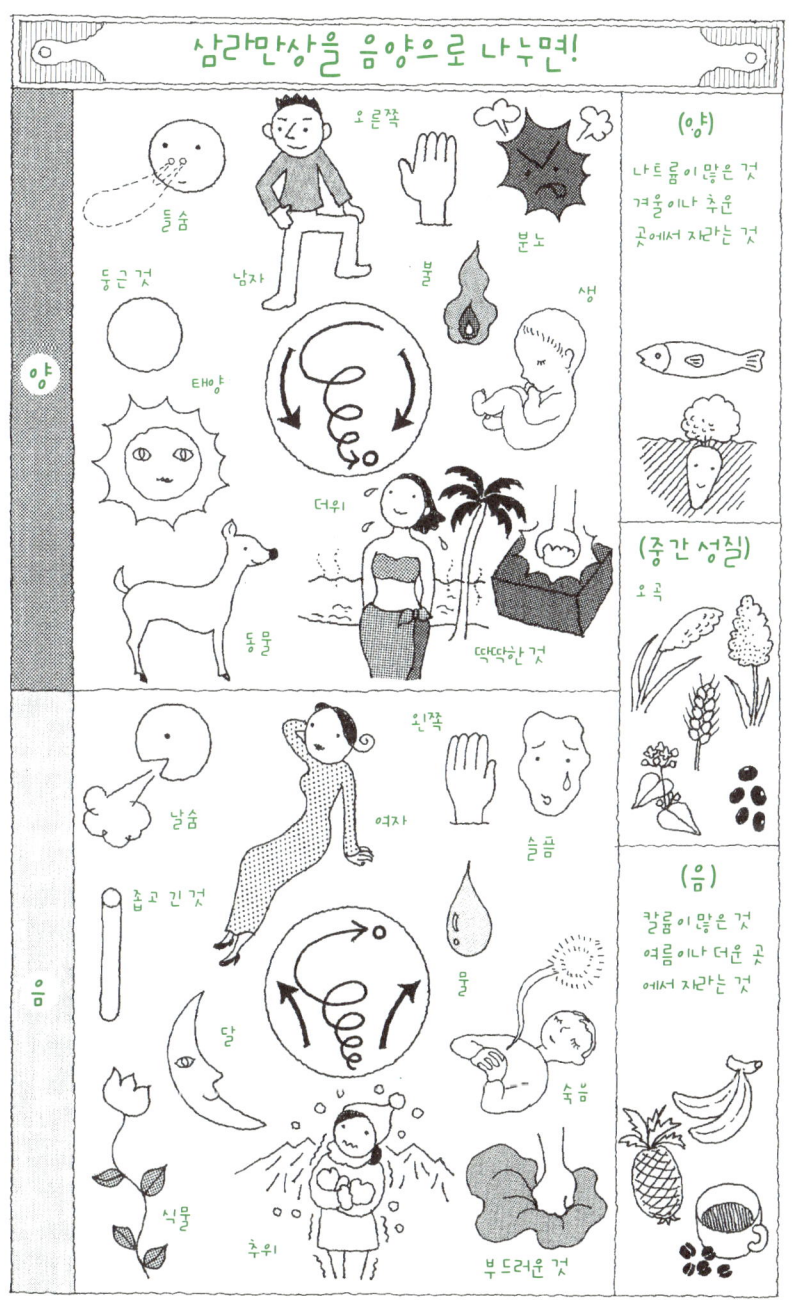

또한 양성인 낮 다음에는 반드시 음성인 밤이 찾아오며, 비(액체=음성)는 증발(기체=극음성)해서 하늘로 올라가 구름(고체=양성)을 형성하고 다시 비가 되어 내리는 순환을 반복한다. 음은 양을 끌어당기고 양은 음을 흡수해 끊임없이 변화하는 것도 음양의 특징이다.

시간과 공간, 생과 사, 빛과 어둠, 밀물과 썰물, 오른쪽과 왼쪽, 더위와 추위, 지구의 중력과 자전에 의한 원심력 등 이 모든 현상에 음과 양의 힘이 서로 상반되는 작용을 하면서 균형을 이루고 있다.

한편 음양은 상대적인 것이므로 절대 양이나 절대 음이라는 것은 없다. 실제로 모든 사물에는 음과 양의 요소가 다 존재하므로, 강한 음은 양을 끌어당기면서 동시에 작은 음도 끌어당긴다.

음양의 재미있는 특징은 두 에너지 모두 나선형으로 흐르고 있다는 사실이다. 회오리바람도 소용돌이치는 바닷물도 나선 형태다. 우리 머리의 가마도 그렇고, 손가락의 지문도, 유전자의 DNA도 나선구조다. 아기도 태어날 때는 산도를 회전하면서 세상 밖으로 나온다. 우리는 태어나면서부터 음양 에너지의 세례를 받는 것이다.

이 세상에서 음양이 없는 작용이나 현상은 존재하지 않는다. 그렇다면 음양을 알면 우리의 생활과 삶이 더욱 균형 잡히고 충실해지지 않을까? 음양이라는 척도로 자신과 주변을 한번 살펴보자. 틀림없이 재미있는 사실을 발견하게 될 것이다.

나는 어느 쪽 체질?

나는 음과 양 중에서 어느 요소를 더 많이 갖고 있을까? 앞에서 남성은 양이고, 여성은 음이라고 설명했지만, 이것은 남성과 여성을 상대적으로 비교한 것일 뿐 실제로는 남성도 여성도 양쪽 요소를 모두 갖고 있다.

원래 인간의 몸은 우주의 여러 가지 음양의 힘에 영향을 받으며 두 힘 사이에서 움직이고 있다. 이 움직임이 느긋하고 부드럽게 음과 양 사이를 오가고 있다면 당신은 아주 건강한 상태다.

사계절을 예로 들자면, 봄과 가을은 지내기 수월한 기후다. 여름과 겨울에 비해 기온의 변동 폭이 적어 몸에 부담을 덜 주기 때문이다. 평온하고 안정된 중용(지나치거나 모자라지 않고 어느 한쪽으로 치우치지 않은 상태)의 계절이다. 건강한 몸과 마음을 만들려면 이러한 상태를 유지하는 것이 무엇보다 중요하다.

다음의 음양 체질 구분표를 참고해 자신의 체질을 체크해보자. 이 표로 모든 판단을 할 수는 없지만, 대략적인 자신의 경향을 알 수 있다. 이것은 뒤이어 소개할 체질을 개선하는 식사법이나 치료법에 중요한 판단 기준이 된다.

참고로 음성이나 양성의 특징이 어느 한쪽으로 지나치게 치우치면 다음과 같은 타입으로 나타날 수 있다.

● **음성 빈혈 타입** : 체력이 약해 쉽게 피곤해지고, 위장이 약해 깡말랐다. 목소리가 작고 힘이 없으며 혈압과 체온도 낮다. 모든 면에서 소극적인 사람이다. 무엇보다 위장을 튼튼하게 하는 것이 중요하다. 몸을 재

나는 어떤 체질일까?
양성, 중성, 음성 체질 한눈에 파악하기

일상생활에서의 체크포인트

타입별 체크 항목	양성	중성	음성
눈꺼풀 안쪽 색	붉은색	연분홍	흰빛이 돈다(빈혈 있음)
얼굴색	불그레하다	연분홍	창백하다
목소리	지나치게 크다	힘차다	가냘프다
말하는 속도	빠르다	보통	느리다
행동	급하다	리듬감 있다	느리다
식욕	대식	보통	소식
대변의 양과 굳기, 색깔	적고 딱딱하다 거무스름하다	바나나 크기로 굳기는 보통, 누렇거나 갈색	많고 무르다 흰빛이 도는 녹색
소변의 양과 횟수, 색깔	적고 하루에 2~3회 짙은 맥주색	보통으로 하루에 3~4회, 옅은 맥주색	많고 하루에 5~6회 이상 옅고 살짝 붉은 기를 띤다

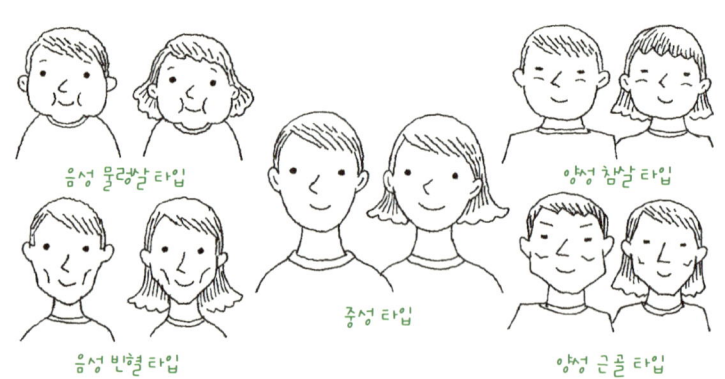

음성 물렁살 타입

양성 참살 타입

중성 타입

음성 빈혈 타입

양성 근골 타입

정비하려면 위장을 돌보는 것부터 시작한다.

● **음성 물렁살 타입** : 기운이 없는 것은 빈혈 타입과 마찬가지이지만, 포동포동하게 살이 찐 사람은 이 타입이다. 단맛이 나는 과자나 과일, 수분 등 음성 식품을 지나치게 많이 먹어 몸이 완전히 이완된 상태이므로, 일단 이러한 식품을 끊어야 한다.

● **양성 찹살 타입** : 딴딴하게 살이 찐 타입으로 먹는 것을 아주 좋아한다. 고기, 생선은 물론이고 단것과 술도 즐긴다. 행동은 빠르지만 쉽게 흥분하거나 발끈하는 경향이 있으며 오지랖이 넓은 사람도 많은 듯하다. 과식으로 장기에 부담을 주고 있으므로 무엇보다 소식을 하는 것이 중요하다.

● **양성 근골 타입** : 짠 것을 아주 좋아하고 수분을 거의 섭취하지 않는 사람에게 많은 체질이다. 융통성이나 유연성이 부족하므로, 부드럽고 윤기 흐르는 신선한 식품으로 완고함을 누그러뜨릴 필요가 있다.

음과 양이 섞여 있어 체질을 판단하기 어려운 사람은 일상생활을 하는 데 별 지장이 없다면 걱정하지 않아도 된다. 아침에 잘 일어나고 식욕도 있고, 쉽게 피로를 느끼지 않으며 배변이 원활한 사람은 중성 타입이므로, 음이나 양에 치우치지 않은 식사를 계속해 현재의 건강을 유지한다.

식품의 음양을 결정하는 요소

이번에는 식품 전체를 음과 양이라는 개념으로 정리해보자(38~39쪽 참조).

음양을 나누는 기준은 여러 가지이지만, 그중에서도 결정적인 요소는 식품에 함유된 나트륨과 칼륨의 비율이다.

대표적인 나트륨 식품은 소금이다. 채소를 겉절일 때 소금으로 주물러주면 수분이 빠져나와 채소가 바싹 오그라든다. 이처럼 나트륨은 식품을 수축시키는 양성 작용을 한다. 반대로 칼륨은 이완시키고 넓혀주는 음성 작용을 한다.

우선 동물성 식품과 식물성 식품을 비교해보면, 동물에는 나트륨이 많이 함유되어 있고 식물에는 칼륨이 많이 들어 있으므로 동물은 양성, 식물은 음성이 된다. 또한 동물은 혈액이 붉고 움직이며 돌아다니는 따뜻한 존재, 식물은 녹색의 피라 할 수 있는 엽록소를 갖고 있고 일정한 장소에 머물러 있는 차가운 존재다. 이처럼 다른 관점에서 살펴보아도 동물은 양성, 식물은 음성 요소를 많이 갖고 있음을 알 수 있다.

이번에는 같은 식물끼리 비교해보자. 여기서도 나트륨과 칼륨의 비율이 첫 번째 기준이지만, 음양의 기본 성질이나 색깔, 수분량, 형태, 굳기 등의 요소까지 종합해 판단해본다.

예를 들어 하늘을 향해 높이 자라는 잎채소는 음성, 땅속 깊숙이 뿌리를 뻗는 뿌리채소는 양성이 되고, 수분이 많은 것은 적은 것에 비해 음성이 된다. 색깔로는 주황색이나 노란색을 띠는 당근이나 호박은 양성, 보라색인 가지는 음성이다. 형태로는 퍼져 있거나 가늘고 긴 채소는 음성, 둥글고 오므라들어 있는 채소나 곡물은 양성으로 볼 수 있다.

수확하는 장소나 계절로는 어떨까? 앞에서 설명했듯이 양은 음을, 음은 양을 끌어당기는 성질이 있다. 열대 지방은 더운 양성의 나라이므로, 그곳에서는 설탕이나 향신료, 바나나 등 음성 식품이 많이 자란다. 같은 이유로 여름에는 음성 식품이, 겨울에는 양성 식품이 많으며, 동남아시아와 동북아시아의 쌀을 비교하면 더운 동남아시아의 쌀이 음성이 된다.

한편 여름철에도 기온이 높지 않은 유럽에서는 육류나 유제품을 많이 먹는데 이러한 식품은 양성이다. 추운 풍토에 대항하려면 몸을 따뜻하게 하는 식품이 필요하기 때문이다. 게다가 원래 유럽에는 목초밖에 자라지 않는 메마른 땅이 많아 그곳 사람들은 이 목초를 먹고 자라는 소나 양을 먹을 수밖에 없었다. 기후풍토와 인간의 식생활은 깊은 관련이 있는 것이다.

현대 영양학에는 음양이라는 개념이 없지만, 음양의 법칙은 실제로 우리의 생활과 건강을 크게 좌우하고 있다. 다시 한 번 강조하지만 자연계의 법칙은 곧 음양이다. 자연의 리듬을 따르는 식생활이야말로 건강의 열쇠다.

식품의 음양표

▽ 음성 ←   중성

자외선	보라색	남색	파란색	녹색
얼얼하다	맵다		시다	달다
물·원심력·칼륨이 많은 것				K/Na=5~7

향신료
- 고추냉이   생강
- 후추   카레가루
- 고추   겨자
- 마늘   허브류

곡류
▼ 이스트로 만든 빵, 천연효모로 만든 빵   보리   찹쌀
　　　　　　　　　　　　　　　　　　　　흑미   수수
　　　　　　　　　　　　　　　　　　　　우동   파스타
　　　　　　　　　　　　　　　　　　　　옥수수 마카로니

채소

(가짓과)　　　　　　　　　　　　(잎채소)　　　　　　　　　　(뿌리채소)

가지	콩나물	토란	오이	셀러리	파	배추	양파
토마토	팽이버섯	죽순	꽃양배추	쑥	유채		무
생표고		말린 표고	브로콜리		양배추	소송채	호박
감자		시금치	까치콩			파슬리	
피망		고구마	완두				
		구약감자					

과일
- 바나나   복숭아   사과
- 무화과   감   딸기
- 파인애플   귤   버찌
- 멜론   수박
- 포도
　　　　　　　　　두부
　　　　낫토　　　콩

콩류
- 누에콩　　　　　　　　　　팥
- 강낭콩　　유부　　　　　　깨
- 흰까치콩　튀긴 두부
- 병아리콩
　　　　　　고야두부

음료·기타

▼ 백설탕	▼ 화학조미료	흑설탕	보리차	우유	참기름	결명자차
꿀	▼ 아이스크림		요구르트		유채기름	홍차
▼ 합성식초	커피	천연과즙 주스			홍화씨기름	
위스키	▼ 스낵과자	맥주	정종		올리브유	
▼ 청량음료수			녹차	현미감주	땅콩버터	참깨페이스트

타입			→ 양성 △
노란색	주황색	빨간색	적외선
달다	짜다	쓰다	떫다
		나트륨이 많은 것 · 구심력 · 불	

쌀	메밀
	피
조	
붉은쌀	

조미료
천연염	▼ 정제염
간장(천연 · 전통 방식으로 제조)	
된장(천연 · 전통 방식으로 제조)	
매실장아찌	
단무지	

우엉	참마
당근	민들레뿌리
연근	

육류
▼ 돼지고기	▼ 닭고기
▼ 양고기	▼ 쇠고기
▼ 달걀(무정란)	유정란

해조류 · 어류 · 조개류
(해조류)	(민물고기)		(새우 · 게)	(근해)	(원해)
톳	연어	뱀장어	광어	도미	▼ 고래
김	낙지	작은 생선	송어	정어리	▼ 참치
다시마	대합		게	대하	전갱이	▼ 고등어
미역			굴		▼ 방어

음료 · 기타
	민들레커피	간장엽차	매실간장엽차
	치즈		
갈분암죽			
엽차			

▼표시는 극단적으로 정제했거나 화학적으로 합성한 식품, 또는 과다 섭취하면 혈액을 탁하게 하는 식품이다.

칼럼 1

또 한 가지 균형, 산과 알칼리

음양과 마찬가지로 식품을 분류할 때 자주 언급되는 것이 산과 알칼리다.

대표적인 알칼리성 식품은 채소나 과일, 해조류다. 반면 대부분의 동물성 식품과 흰쌀 등의 정백식품, 가공식품, 주류는 산성 식품이다. 식품의 산과 알칼리는 체내에서 이온화된 뒤에 어느 쪽으로 작용하는가를 기준으로 하므로, 매실장아찌나 식초는 알칼리성 식품, 중성인 백설탕은 산성 식품이 된다.

흔히 알칼리성 식품은 몸에 좋고 산성 식품은 몸에 나쁘다고 하는데, 이것은 산성 식품이 체내에 산독(酸毒)을 남기기 때문이다.

원래 우리 몸속에는 신진대사 과정에서 필연적으로 산이 만들어진다. 이것이 알칼리성 식품에 의해 만들어진 산이라면 폐에서 이산화탄소의 형태로 자연스럽게 배출된다. 하지만 산성 식품에 의해 만들어진 산은 중화제가 필요하므로, 예를 들어 뼈에서 칼슘을 빼내는 식으로 알칼리성인 미네랄을 소모하게 된다.

그런데 산성 식품과 알칼리성 식품의 종류를 자세히 살펴보면, 알칼리성 식품에는 자연의 것이 많은 반면 산성 식품에는 정백하거나 가공한 것이 많다. 같은 쌀도 현미는 산성 식품이 되지 않는다. 흰쌀로 만들 때 깎여 나가는 여러 가지 미네랄 성분이 인산의 독성을 중화시키기 때문이다. 자연 그대로의 식품은 이상적인 균형 상태를 유지하고 있다.

위가 약한 현대인이 증가하고 있는 것은 쌀을 정백하는 데다, 이 흰쌀을 제대로 씹지 않고 삼켜 알칼리 성분이 들어 있는 침이 적게 분비된 결과 몸속에 산이 계속 늘어나기 때문이다.

산과 알칼리를 음양에 맞춰보면 재미있는 점을 발견하게 된다. 음식을 소화하는 것은 위산의 힘이다. 음양으로 보면 음과 양이 서로 작용해서 하나의 현상을 만들어가므로, 산성인 위장에는 알칼리성 물질이 적합한 셈이다. 우리가 먹은 음식물은 입안에서 알칼리성인 침과 섞여 위장으로 내려가고, 여기서 위산에 의해 소화된 다음 알칼리성인 소장에서 흡수된다. 성질이 다른 소화기관을 거치면서 쉽게 분해되고 소화되는 것이다. 그리고 마지막으로 산성인 대변으로 빠져나간다. 완벽하게 '음 → 양 → 음 → 양'을 반복한다.

 한 가지 더 기억해둘 것은 우리 몸을 극단적인 음이나 양으로 만드는 것은 산성 식품에 많고, 반대로 적당한 균형을 유지해주는 식품은 알칼리성 식품에 많다는 사실이다.

생명 활동을 조절하는 칼륨과 나트륨

음양을 결정하는 가장 중요한 요소는 칼륨과 나트륨이다. 수많은 미네랄 가운데 하필이면 왜 이 두 가지일까?

우리 몸속에 있는 미네랄을 생각해보면 그 답을 알 수 있다. 양이 압도적으로 많은 것이 바로 칼륨과 나트륨이기 때문이다. 더욱이 이 둘은 우리가 생명 활동을 유지하는 데 아주 중요한 역할을 한다.

예를 들어 우리가 살아 있다는 증거인 붉은 피(적혈구)에는 나트륨과 칼륨이 '1 : 5'의 비율로 들어 있다.

이 두 미네랄은 서로 길항 작용(서로 상반되는 2가지 요인이 동시에 작용하여 그 효과를 상쇄시키는 것)을 하고 있으며, 우리 몸은 이 절대 균형을 유지하기 위해 끊임없이 조정을 하고 있다. 만약 이 비율이 깨지면 우리는 심각한 병에 걸리게 된다.

혈액의 이러한 생리적 메커니즘을 발견한 사람은 식양생(食養生, 균형 잡힌 식생활을 실천해 건강을 유지하는 것)을 널리 퍼뜨린 이시즈카 사겐(1851~1909)이라는 의사다. 이시즈카 선생은 혈액을 연구하면서 동시에 식품에 함유된 칼륨과 나트륨의 비율에 관심을 기울였다. 그리고 모든 식품을 나트륨군이 많은 순서대로 배열해본 결과 나트륨이 많을수록 칼륨은 적고, 나트륨군이 많은 식품은 한방으로 말하면 몸을 따뜻하게 하는 식품이라는 사실을 발견했다. 이시즈카 선생은 우리 몸이 음으로 기울었을 때는 몸을 따뜻하게 하는 식품, 즉 나트륨이 많이 함유된 식품을 섭취해 혈중 나트륨과 칼륨의 비율을 '1 : 5~7'에 가깝게 하면 된다고 보았다.

현대 식양의학의 기본인 '나트륨=양성=수축, 칼륨=음성=확장'이라는 개념도 바로 여기서 나왔다. 이것을 적혈구 등의 세포에 적용해보면, 세포 안쪽에는 칼륨이 많고, 세포를 둘러싸고 있는 체액에는 나트륨이 존재한다는 것을 알 수 있다. 즉 세포는 '칼륨=퍼져나가는 힘'과 '나트륨=수축하는 힘'의 길항 작용으로 유지되고 있는 것이다.

흥미로운 사실은 이 '1 : 5~7'의 비율이 '태양계의 구심력 : 원심력'의 비율과 일치한다는 점이다. 눈에는 보이지 않지만 인간은 우주의 법칙대로 만들어졌고 움직이고 있음을 의미한다. 실제로 나트륨과 칼륨의 '1 : 5~7' 균형은 근육의 수축이나 신경 전달 등 우리가 움직이거나 생각하는 데 중요한 역할을 하고 있다.
나트륨과 칼륨의 균형이 생명 활동을 조절하는 주역인 것이다.

| 음식의 놀라운 힘 1

곡물채식으로 잠재 능력이 쑥~!

최근에 곡물과 채소를 중심으로 한 유기농 식당이 세계 각국에서 인기를 끌고 있다. 일류 모델이나 아티스트 사이에서도 곡물채식으로 전환하는 사람이 눈에 띄게 늘어났다. 곡물채식이 그들의 관심을 끌고 지지를 받는 이유는 무엇일까? 그것은 곡물채식을 하면 온몸에 생기가 넘치고 감성도 예민해져 자신이 가진 재능을 충분히 발휘할 수 있기 때문이 아닐까.

나의 경우는 확실히 그랬다. 1951년에 학교를 졸업한 나는 먼 친척이 경영하는 병원에서 숙식을 하며 일을 하게 되었다. 그 병원은 음양의 균형을 맞춘 식사로 몸을 치유하는 '식양(食養)'을 실천하고 있었다. 물론 직원들의 식사도 당연히 곡물채식이었다. 하지만 당시 나는 식양에 대해 아무런 지식이 없었기 때문에 현미밥과 된장국, 몇 가지 나물 반찬뿐인 소박한 식단과 적은 양에 내심 불만이 있었다.

그런데 어느 정도 시간이 지나자 신기한 변화가 일어나기 시작했다. 우선 아침이 되면 눈이 번쩍 뜨였다. 그전에는 아침에 일어나는 것이 그렇게 힘들었는데 5시만 되면 잠자리에서 일어나 일을 시작하게 된 것이다. 심야 왕진을 따라가느라 잠을 거의 못 잔 날도 개운하게 눈을 떴고, 낮에도 피곤한 줄 모르고 일했다. 내가 생각해도 놀라운 변화였다. 그러다가 중병으로 입원한 환자들이 식양생을 하면서 상태가 점점 좋아져 건강한 모습으로 퇴원하는 모습이 눈에 들어왔다. 그것을 내 눈으로 직접 보게 되자 음식에 뭔가 깊은 비밀이 숨어 있다는 사실을 깨닫게 된 것이다.

이후 나는 식양에 관한 강연회를 쫓아다니며 참석하기 시작했고, 그것이 인연이 되어 식양의학을 연구하고 있던 오모리 히데오 선생을 만나 결혼까지 하게 되었다. 결혼한 후에도 현미채식을 계속했는데, 이번에는 몸의 생리(生

理)뿐만 아니라 두뇌의 회전이나 심리 상태에도 확실한 변화가 나타나기 시작했다.

예를 들어 책을 읽으면 그 내용이 머릿속에 속속 들어왔고, 어떤 곤란한 일에 부딪혀도 밝고 긍정적으로 맞설 수 있는 정신력이 솟아났다. 상대방이 무엇을 원하는지 저절로 간파하거나 나의 생각이나 소망이 실현되는 경우도 자주 있었다. 눈에 보이는 것은 물론, 보이지 않는 세계로 연결된 문이 열려 있음을 실감했다.

내 안에서 잠자고 있는 능력을 끄집어내 인생의 꽃을 피우는 열쇠가 곡물채식에 있었다. 어떤 것을 어떻게 먹느냐에 따라 우리 인생은 완전히 바뀔 수 있다. 나는 이것을 몸소 체험했다. 여러분도 부디 진정한 자신을 찾는 여행에 나서기를 바란다.

Chapter

3

밥상을 차리기 전에 반드시 알아야 할 음식 정보

우리 인간에게 가장 이상적인 식사는
음양의 균형을 유지하는 것입니다.
기본은 곡물을 중심으로
그 계절에 나는 잎채소나 뿌리채소, 해조류를 통째로 먹는 것입니다.
동물성 식품은 자신이 사는 지역에서 쉽게 구할 수 있는
작은 생선이나 조개 등이 적당합니다.
우리 풍토에서 만든 발효식품도
장내 환경을 건강하게 하는 데
효과적인 식품입니다.
우리의 뼈가 되고 살이 되는 음식은 모두
우리가 살아가는
자연환경이 만들어낸 것입니다.

自 · 然 · 治 · 癒 · 力

우리 몸이 원하는 음식

치아 구조를 보면 진실이 보인다

어떤 음식을 좋아하냐는 질문에 대답하는 일은 언제나 즐겁다. 불고기, 스테이크라 대답하는 사람도 있고, 생선회, 생선구이를 으뜸으로 치는 사람도 있다. 생크림을 듬뿍 얹은 케이크나 초콜릿 같은 디저트, 이탈리아 요리, 중화 요리, 타이 요리 등 손으로 꼽자면 끝도 없다.

하지만 여기서 잠깐! 혀끝은 그렇다 치고, 정작 우리 몸은 이런 음식을 좋아할까? 이런 메뉴에 식품의 '생명'이 과연 그대로 들어 있을까? 많은 사람들이 음식을 닥치는 대로 먹어대고, 이에 대해 아무런 의문도 갖지 않는다. 하지만 우리 인간의 유별난 식습관은 다른 생명에서는 찾아볼 수 없는 사례다.

예를 들어 소와 양은 풀을 먹고, 사자와 호랑이는 야생동물을, 코알라는 유칼립투스의 잎만 먹는다. 모든 생물은 그 생물 고유의 생리, 즉 소화흡수에 적합한 먹이와 섭취 방식이 있다. 이것이 자연의 법칙이다.

인간은 태곳적부터 잡식성이었으므로 뭐든지 먹어도 상관없다고 주장하는 사람도 있다. 불을 사용하게 되면서 확실히 우리 인간은 뭐든지 자유롭게 먹어왔다. 하지만 인간에게 가장 적합한 먹을 거리, 또는 오래 전부터 인간이 줄곧 먹어온 것이 무엇인지를 이야기해주는 확고한 증거가 있다. 그것은 모든 인간에게 공통된 치아의 구조다.

인간의 치아는 전부 32개다. 어금니 20개, 앞니 8개, 송곳니 4개다. 맷돌처럼 생긴 어금니는 그야말로 곡물을 갈아 으깨는 데 적합하다. 앞니는 채소나 과일, 해조를 베어 무는 데 알맞고, 날카로운 송곳니는 딱딱한 것이나 고기, 생선을 잡아 뜯는 데 안성맞춤인 형태다. 즉 본래 인간의 식사는 곡물이 62.5%, 채소류가 25%, 육류나 어류는 12.5%였던 것으로 추정된다. 5 : 2 : 1의 비율이다.

사바나에 사는 코끼리나 기린, 사자가 당뇨병이나 위궤양, 충치 같은

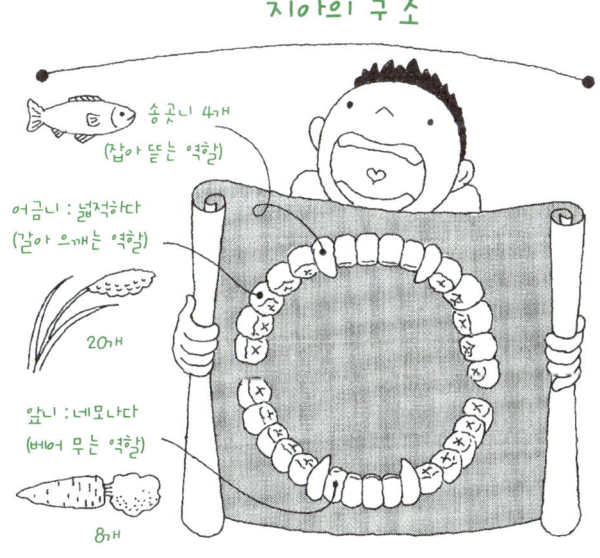

질환이 있을까? 적어도 자연의 섭리대로 먹고 사는 야생동물에게서는 생활습관병도 자율신경 실조증도 찾아볼 수 없다. 인간도 마찬가지다. 본래의 생리에 맞는 것을 먹으면 된다.

극단적으로 말하면 영양학에 관한 지식 같은 것은 전혀 필요 없다. 이 치아의 구조에 기반을 둔 비율로 먹기만 해도, 인간이라는 동물은 건강하게 천수를 누릴 수 있다. 사실 20세기 초반까지 우리는 이 비율에 맞는 식사를 해왔다.

1977년 미국에서 발표한 보고서 '맥거번 리포트'가 전 세계적으로 큰 반향을 불러일으켰다. 당시 미국에서는 생활습관병이 급증했는데, 질병과 식품의 관계를 조사해본 결과 동양의 전통적인 식사법이 건강에 이상적이라는 사실을 알게 되었다.

여기서 말하는 전통적인 식사란 2차 세계대전 직후까지의 식사, 즉 밥과 채소를 중심으로 한 번씩 작은 생선 같은 것을 먹는 5:2:1의 식사다. 하지만 현재 곡물의 비율은 당시의 60%까지 감소한 반면, 육식은 급증하고 있다. 게다가 식재료에 화학물질을 첨가하거나 화학 처리를 한 가공식품이 부쩍 늘어났다. 병에 쉽게 걸리는 체질이란 바로 이러한 현대의 식생활이 만들어낸 병폐인 셈이다.

5:2:1의 비율을 참고하여 현대식의 새로운 기준을 정리해보면 다음 쪽 그림과 같다. 주식은 쌀이나 잡곡 외에 빵과 파스타, 우동, 메밀국수 같은 면류, 콩류 등으로 다양한 변화를 줄 수 있을 것이다. 반찬은 그 계절에 나오는 잎채소와 뿌리채소를 중심으로 한다. 양은 기본 비율보다 약간 많아도 상관없다. 그리고 동물성 식품을 먹을 때는 해독용까지 포함하여 3배 이상의 채소를 준비하도록 하자.

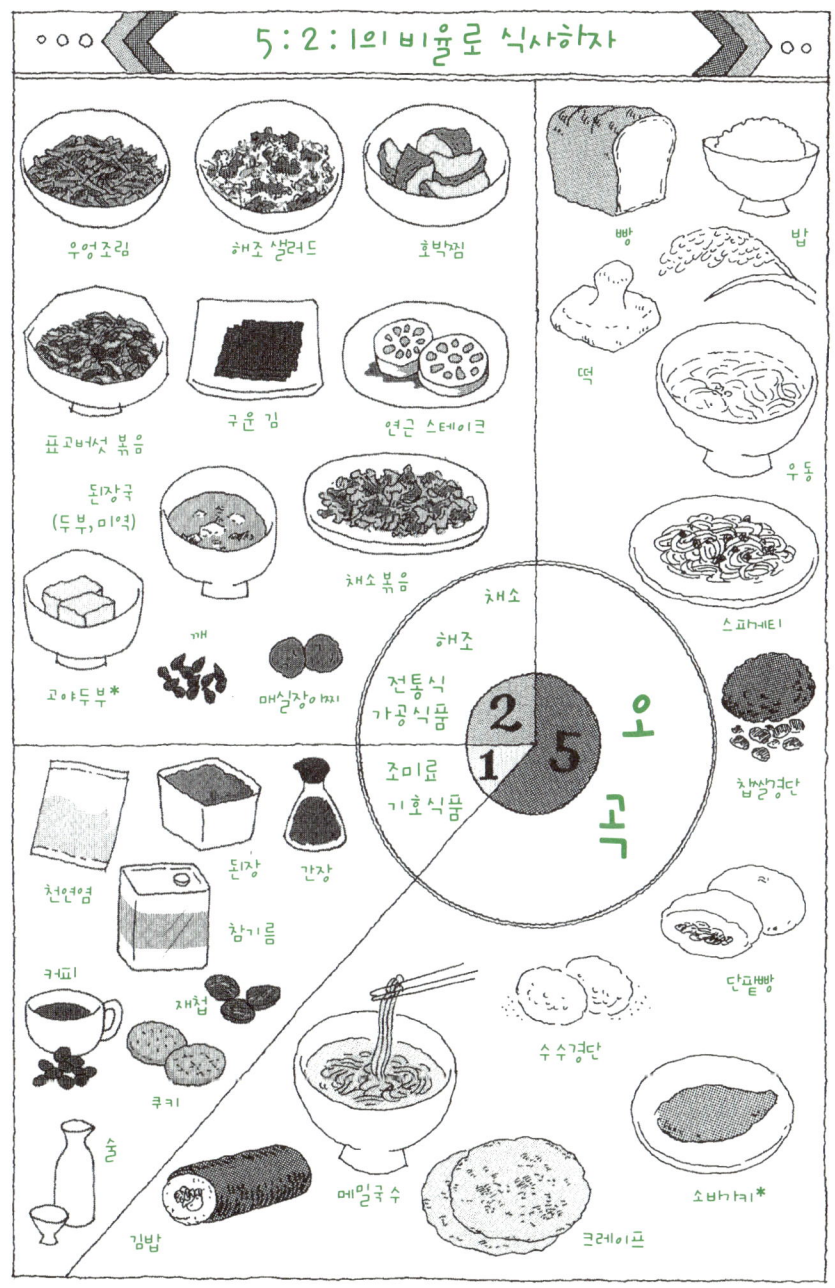

*고야두부 : 두부를 얼려서 말린 것
*소바가키 : 메밀가루를 뜨거운 물에 반죽한 것

중성 식품인 곡물이 가장 좋다

이번에는 음양의 관점에서 무엇을 먹어야 좋을지 살펴보자.
 인간은 생물 중에서는 동물이므로 양성에 속한다. 양은 음을 끌어당긴다는 음양의 법칙을 생각하면, 인간에게 맞는 것은 같은 양성인 어류나 육류가 아니라 음성인 식물이 되는 셈이다. 식물 중에서도 음에도 양에도 치우치지 않는 중성을 섭취하는 것이 중요하다.
 물론 극양(極陽)인 육류를 먹고 나서 극음(極陰)인 아이스크림이나 열대과일을 먹는 경우도 음양의 균형을 이룰 수 있다. 그러나 음양이라는 시소의 균형은 일단 무슨 일이 생기면 크게 흔들려 그 반동으로 시소에 타고 있는 사람이 떨어지게 된다. 따라서 극음과 극양으로 이루어진 균형은 매우 위험하다고 봐야 한다.
 반면에 음양 시소의 가운데쯤에 있는 중성 식품을 많이 먹으면, 설령 다른 요소 때문에 시소가 한쪽으로 기울어도 원래 상태로 돌아가는 것이 수월하다.
 식물 중에서도 중성에 속하는 것은 곡물이다. 곡물은 세포를 지나치게 이완시키거나 긴장시키지 않고 적당한 균형으로 활력을 불어넣어주므로 어떤 체질에도 맞다. 사실 곡물에는 인간에게 필요한 영양소, 당질, 지질, 필수아미노산 등이 이상적인 비율로 들어 있고, 미네랄의 균형도 체세포와 거의 비슷하다.
 곡물이야말로 인간에게 가장 적합한 식품이다. 치아의 구조, 음양의 관점, 영양 균형 등 이 모든 사항이 인간은 곡물을 섭취하는 동물이라는 것을 알려주고 있다.

인류가 지금과 같은 현생인류가 된 것은 곡물을 먹기 시작한 후다. 나무열매를 먹고 살던 원시인이 어느 순간부터 나무열매보다 아래에 있는 양성의 곡물을, 그것도 불이라는 양성을 사용해 먹기 시작했다. 그 결과 뇌가 커지고 발달하게 되었다. 알다시피 뇌의 영양원은 포도당뿐이다. 우리 인간의 뇌를 이렇게 키워준 것은 곡물이 갖고 있는 바로 이 양질의 포도당인 셈이다.

첨가물이나 영양 강화 식품은 필요하지 않다

매크로바이오틱, 즉 곡물채식으로 대표되는 자연식이 유행이다. 이것은 매우 바람직한 현상이지만, 자연식은 특수한 사람을 위한 특별한 식사가 아니다. 자연식이라는 말은 거꾸로 뒤집으면 현대식은 자연식이 아니라는 의미다. 인간이라는 동물이 먹는 밥이 '자연식'이 아니라니, 더 이상하지 않은가?

앞에서 이야기했듯이 인간에게 가장 자연스러운 식사는 동물성보다는 식물성, 그것도 곡물을 절반 이상 섭취하는 것이다. 이때 체크해야 할 중요한 항목이 또 있다. 바로 화학물질이나 화학 처리의 폐해다.

현재 시중에서 유통되는 식품에는 채소나 과일 같은 신선식품을 제외하면 거의 모두 식품첨가물이 들어 있다. 기름이나 소금, 설탕은 화학 처리되어 나오고 된장이나 간장도 천연 양조가 아닌 것이 대부분이다. 흰쌀이나 밀가루와 같이 정백 처리로 소중한 미량 영양소가 깎여 나간 식품도 많다. 이러한 식품의 공통점은 식품이 원래 가지고 있던 '생명력'이 사라지고 그 대신 자연계에는 존재하지 않는 화학물질이 들어 있다는 것이다.

　오랜 시간을 거치는 동안 우리 몸에는 자연에서 나는 것들을 소화·흡수·배설하는 작용이 자연스럽게 프로그래밍되었다. 하지만 최근 수십 년 사이에 폭발적으로 늘어난 화학물질에 대해서는 우리 몸은 속수무책일 수밖에 없다.

　현재 우리는 1인당 연간 약 4킬로그램의 식품첨가물을 섭취하고 있다고 한다. 첨가물은 극단적인 음의 힘이 작용해 생리 기능을 망가뜨리고, 독소가 되어 체내에 머무르면서 우리 몸을 파괴한다.

　따라서 되도록 자연 그대로의 식재료, 무농약으로 재배한 쌀과 채소를 구입해 가정에서 조리하는 것을 기본 원칙으로 삼자. 특히 시판 중인 부식(반찬류)이나 과자류에는 첨가물이 잔뜩 들어 있다. 화학 처리된 것은 사지 말고 된장이나 간장도 천연재료로 양조한 것을 선택하자.

　몸에 좋다는 영양제나 건강 보조식품을 먹는 것도 신중해야 한다. 예를 들어 항산화작용으로 주목받고 있는 비타민 E는 비타민 C나 효소 등 다른 물질의 도움이 없으면 제 기능을 하지 못한다. 이것은 모든 영양소에 적용된다. 영양소는 한 가지만 먹어서는 거의 의미가 없다.

　유기적으로 연결이 되어야 영양소도 생명력을 발휘한다. 여러 가지 영양소가 균형을 이루며 '생명력'이라는 에너지로 연결되어 있는 식품을 먹어야 그 영양소가 피가 되고 살이 되는 것이다. 자연이 키운 것을 그대로 먹는 의미는 바로 여기에 있다.

自 · 然 · 治 · 癒 · 力

풍토에 맞는 식품과 그 역할

곡물 · 콩류 · 감자류
현미는 이상적이고 완전한 영양식품

인간이 살아가는 데 가장 많이 필요한 영양소는 체내에 들어와 에너지로 바뀌는 당질이다. 이 당질을 우리는 쌀이나 감자류 같은 녹말에 의지해왔다. 농사를 짓기 시작하면서부터 조상 대대로 보리나 잡곡 등의 곡물과 콩류, 감자류를 주식으로 먹어왔다. 그중에서도 현미에 함유된 당질은 체내에서 천천히 흡수되어 효율 높은 에너지원이 된다. 같은 당질이라도 혈당치를 급등시키는 설탕이나 과당과는 달리, 장기나 호르몬, 신경계를 상하게 할 염려가 없고, 섭취 칼로리(당질)의 20% 이상을 소비하는 대식가인 뇌에도 적격이다. 뇌가 건강하게 성장하고 제대로 활동하기 위해서는 뇌의 에너지원인 당질을 안정적으로 공급하는 것이 가장 중요하다.

한 가지 재미있는 사실은 곡물에 함유된 당질의 비율은 약 70%인데,

이것은 인간에게 필요한 전체 영양소 가운데 당질이 차지하는 비율과 같다는 것이다. 즉 인간은 주식으로 곡물을 섭취하고 약간의 채소와 소금이 있으면 충분히 살아갈 수 있다.

하지만 이것은 정백하지 않은 곡물에 한해서 통하는 얘기다. 곡물은 생명이 그대로 담겨 있는 씨앗이다. 통째로 먹으면 모든 영양소를 생명 시스템 그대로 섭취할 수 있지만, 일부가 깎여 나가면 영양 균형이 깨지고 영양소도 제 역할을 하지 못한다.

예를 들어 우리가 뭔가를 먹으면 체내 대사 과정에서 반드시 산이 발생한다. 우리가 오랫동안 먹어온 현미도 에너지를 만든 후 이산화탄소와 물을 생성한다. 하지만 이들은 폐와 신장에서 호흡과 소변으로 배출되므로 우리 몸에 남지 않는다. 반면에 흰쌀은 도정 과정에서 여러 가지 영양소가 깎여 나간다. 당연히 대사를 돕는 비타민 B_1도 격감하므로 젖산 등의 노폐물이 남게 된다.

곡물을 정백하지 않고 통째로 먹으면 몸에 부담을 주지 않으면서 뇌에 충분한 영양을 골고루 공급하고, 질병의 원인이 되는 노폐물도 남기지 않게 된다. 장수 마을로 유명한 파키스탄의 훈자마을 사람들은 총 섭취 칼로리의 75%를 통밀이나 현미 같은 전립곡물에서 얻는다고 한다.

곡물에는 한 알의 씨를 뿌리면 자손을 3000배나 늘릴 정도의 생명력이 있다. 콩도 같은 힘을 가진 씨앗이며, 감자나 고구마도 껍질째 땅속에 묻어놓으면 번식한다. 하지만 도정이나 정백을 하면 영양가도 줄어들 뿐만 아니라 우리가 식품에서 가장 필요로 하는 '생명력'도 제거된다. 우리는 바로 이 점에 주목해야 한다.

대지에 단단히 뿌리를 내리고 햇빛과 바람을 맞으며 자라는 벼를 보고 있으면, 물과 흙, 태양, 공기 등 우주의 모든 에너지가 거기에 응축되어 있는 듯한 느낌이 들 것이다.

흰쌀이 잃어버린 것

현미를 뿌리면 싹이 트지만 정백한 흰쌀에서는 싹이 나오지 않는다. 생명력이 없기 때문이다. 당연히 영양소도 천지차이다.

다음 그림을 보면 현미에는 영양소가 균형 있게 배합되어 있지만 쌀겨를 벗겨낸 흰쌀은 영양소가 현미와는 비교도 안 될 정도로 줄어든 것을 알 수 있다. 탄수화물(당질)은 별 차이가 없지만, 단백질, 지방, 섬유질을 비롯해 각종 비타민과 미네랄은 크게 감소한다.

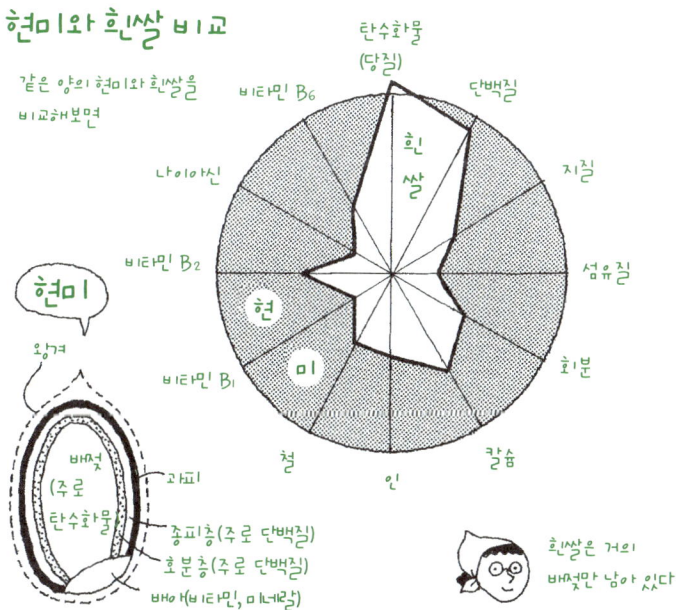

쌀(米)을 하얗게(白) 하면 粕(찌꺼기)라는 글자가, 쌀(米)을 건강하게(康) 하면 쌀겨(糠)라는 글자가 된다. 이처럼 한자를 보면 그 의미를 단번에 파악할 수 있다. 옛날 사람들은 쌀을 정백하면 쌀겨와 배아(쌀눈)에 가득 들어 있는 영양소도 함께 깎여 나간다는 것을 알고 있었던 것이다.

쌀겨나 배아에는 효소, 비타민과 미네랄, 식이섬유 등 우리 몸의 각 기능을 조절하는 성분이 많이 들어 있다. 효소는 우리가 먹은 음식을 대사하는 데 반드시 필요한 요소이며, 비타민과 미네랄은 효소를 돕거나 호르몬과 자율신경을 조절하는 기능을 한다. 섬유질은 몸에 좋은 균을 늘리고 유해물질은 끌어모아 장 청소를 해준다. 또한 쌀겨에는 중금속을 배출하는 작용을 하는 피트산 등도 함유되어 있다.

그런데 흰쌀은 이러한 성분이 상당히 소실된 상태다. 가장 큰 문제는 대사가 제대로 되지 않아 피로물질인 젖산이 만들어진다는 점이다. 중성인 현미와 비교하면 흰쌀은 몸에 부담을 주는 산성 식품으로 전락하고 만다.

어째서 현대인은 완벽하게 균형 잡힌 영양과 효능이 있는 현미를 굳이 불완전하고 생명력도 없는 흰쌀로 만들어 먹는 것일까? 자연이 배합해준 그대로 가공하지 않은 상태에서 먹도록 하자. 완전한 곡물만이 가진 놀라운 힘을 부디 느껴보길 바란다.

현미밥에 된장국과 채소절임, 깨소금이면 완벽하다

곡물계의 전지전능한 존재인 현미에도 약간 부족한 것이 있다. 인간이 체내에서 합성할 수 없는 필수아미노산 가운데 하나인 리신이다.

하지만 이것을 보완해줄 방법이 있다. 밥과 된장국이라는 최고의 조합이 그것이다. 된장의 원료인 콩에는 쌀에 부족한 리신이 풍부하게 들어 있기 때문이다. 게다가 콩을 발효해 된장이라는 형태로 바꿈으로써 여러 가지 건강 효과도 볼 수 있다.

또한 매실장아찌 같은 발효식품에는 유기산이 많이 함유되어 있어 쌀의 소화흡수를 돕는다. 특히 대사 기능이 떨어지는 흰쌀에는 매실장아찌가 환상의 짝꿍이다.

현미가 먹기 부담스러운 사람은 우선 매실장아찌나 김치를 곁들인 현미죽이나 발아현미로 시작해보자. 약간 질게 지은 현미밥은 맛이 아주 좋다. 그래도 힘들다면 현미보다는 도정을 좀 더 한 쌀(3분도, 5분도, 7분도)이나 보리밥, 미량요소가 풍부한 잡곡이나 콩을 섞은 밥으로 대신한다. 그리고 매실장아찌나 채소절임을 곁들여 되도록 현미에 가까운 영양 균형을 이루도록 해보자.

현미는 우리 몸에 필요한 만큼의 단백질과 지방, 비타민, 무기질을 갖고 있으므로, 흰쌀과 달리 육류나 어류 같은 반찬이 아쉽지 않다. 현미밥에 된장국, 채소절임이라는 조합만으로도 필요한 영양분을 충분히 섭취할 수 있기 때문이다. 이때 밥을 꼭꼭 씹어 먹으면 뇌가 활성화되는 효과까지 기대할 수 있다. 여기에 깨소금을 곁들여 한층 더 조화로운 식단을 완성해보자.

뿌리채소
식물의 뿌리가 체질을 강화한다

지구의 중심을 향해 뻗어가는 뿌리채소는 음양의 법칙으로 말하면 양성에 해당한다. 영양 면에서는 비타민과 미네랄이 풍부하고 탄수화물과 섬유질도 많이 함유되어 있다. 식물이 갖고 있는 여러 가지 영양분을 열매로 맺게 하는 부분이므로 영양 균형 역시 탁월하다. 특히 좋은 혈액을 만드는 재료가 많이 함유되어 있다. 또한 땅속에 박혀 있으므로 흙의 에너지가 집약된 식품이라고도 할 수 있다.

양성의 힘으로 세포를 다잡아 식물의 기초를 다지는 한편, 강한 양성이 심 부분에 붙잡아놓은 강한 알칼리성 성분(음성)으로 대사를 촉진해 노폐물과 독소를 배출시키는 작용도 뛰어나다.

대표적인 뿌리채소는 우엉, 무, 당근 등이다. 지금이야 제철이 따로 없지만, 원래 우엉은 봄과 가을, 무와 연근, 당근은 가을에서 겨울 사이가 가장 맛있다. 기본적으로는 몸을 따뜻하게 하는 작용을 하므로 추운 계절에 가장 맛있게 느끼게끔 되어 있는 것이다.

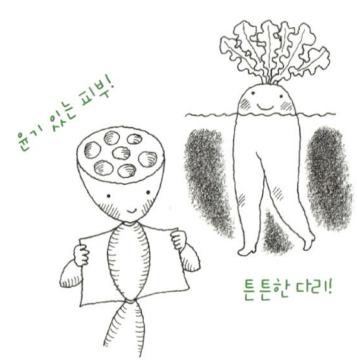

주목할 점은 뿌리채소와 인간의 다리의 연관성이다. 인간에게 다리는 제2의 심장이라고 불릴 정도로 건강과 깊은 관련이 있다. 하반신을 단련하는 것이 건강을 유지하는 비결이라고 말하는 것도 이 때문이다. 인간의 다리를 식물에 비유하면 땅속의 뿌리에 해당한다. 뿌리가 단단히 박혀 있어야 꽃이 피고 열매를 맺듯이, 다리도 우리 몸의 토대와 기초를 만든다. 재미있는 사실은 뿌리채소를 먹으면 하반신이 튼튼해지고 섭취한 식품을 에너지로 전환하는 힘도 강해진다는 점이다.

한편 뿌리채소의 껍질은 인간의 피부에 해당한다. 껍질은 채소를 보호하는 기능을 하므로, 껍질을 벗기거나 쓴맛을 우려내지 않고 그대로 먹으면 피부가 튼튼해진다. 껍질 쪽에 비타민과 미네랄, 섬유질이 많은 것도 껍질이 얼마나 유익한 부분인지 말해준다. 겉껍질만 벗겨낸 현미와 마찬가지로 뿌리채소도 껍질을 벗기지 말고 그대로 먹도록 하자.

특히 운동량이 적어 하반신이 약하고 냉증이 있는 현대인에게 뿌리채소는 아주 중요한 식품이다. 계절에 상관없이 여러 가지 식재료와 배합해 음양의 균형을 맞춰서 먹도록 하자. 장 기능을 조절하고 체질을 강화하고 개선하는 데도 큰 도움이 될 것이다.

제철채소와 제철과일
하늘이 내려준 선물

온난하고 비도 충분히 내리는 대부분의 아시아 지역에서는 별다른 노력을 하지 않아도 나무와 풀이 쑥쑥 자란다. 농작물도 마찬가지다. 철마다 나는 채소나 나무열매는 하늘이 내려주는 선물이다.

'제철'에 난 채소나 과일은 다른 시기보다 영양가가 높고 맛도 가장 좋다. 그 계절에 필요한 태양빛과 공기, 대지의 힘을 최대한 흡수하기 때문일 것이다. 따라서 우리 몸이 그 계절을 건강하게 견뎌내는 데도 제철 식품은 최적이라 할 수 있다.

예를 들어 이른 봄에는 대사를 촉진해 우리 몸에 쌓인 독소를 배출시키는 나물들이 산과 들에 지천이고, 한여름에는 몸을 식혀 더위를 잘 견디게 해주는 가짓과 작물이 풍성하다.

우리 장 속에 살고 있는 미생물에도 제철 식품은 중요한 역할을 한다. 계절에 따라 활약하는 미생물이 다르기 때문이다. 가령 봄에는 봄철 식품을 먹어야 봄의 미생물이 가장 활발하게 활동한다. 철따라 제철 음식을 섭취해야 장 속의 좋은 균이 제대로 활동하는 것이다.

제철채소와 제철과일에는 효소가 듬뿍 들어 있는데, 효소는 소화흡수를 돕고 장내 세균의 활동도 원활하게 한다. 원래 제철 작물의 역할은 몸과 기후풍토를 조화시키고 음식이 몸에 맞도록 조정하는 것이다.

예를 들어 채소를 먹으면 대사 단계에서 만들어지는 산독(酸毒)이 부쩍 완화된다. 특히 육류나 어류를 먹을 때 채소나 과일이 갖고 있는 소화효소나 섬유질이 없으면 불필요한 찌꺼기나 독소가 몸속에 잔뜩 쌓인다. 따라서 적어도 육류나 어류의 3배 이상의 채소를 먹는 것이 좋다.

채소 중에서 곁들이기도 좋고 영양학적으로도 추천할 만한 것은 카로틴과 칼슘이 많이 함유된 채소다. 유채, 브로콜리, 양배추, 양파, 호박, 배추, 파, 소송채 등은 항산화력도 강하므로 많이 먹는 것이 좋다.

단, 요즘 채소는 대부분 화학비료나 농약을 사용하고 하우스에서 재배하는 등 자연의 섭리에서 크게 벗어나 있다. 화학농법으로 재배한 채소는 비타민, 미네랄의 함유량과 생명력이 유기농법이나 오가닉 농법(3년 동안 농약이나 화학비료를 쓰지 않은 땅에서 키우는 것)으로 재배한 채소에 한참 못 미친다. 제철에 수확한 노지 작물과 하우스 재배 작물을 비교해도 마찬가지다.

섭취 방법에만 주의를 기울일 것이 아니라, 자연농법으로 재배한 제철 작물이 더 많이 보급되도록 신경 써야 할 것이다.

한편 과일은 그 지역에서 수확한 것(예를 들어 사과나 귤, 감 등)을 적당량 먹으면 된다. 과일에는 몸에 좋은 성분도 많이 들어 있지만, 과당이나 음성 요소도 많아 지나치게 많이 먹으면 오히려 몸에 해로울 수 있다.

해조류
독소를 배출해서 몸을 정화시킨다

일본이나 한국은 유럽과 달리 산성 토양이 많아 식수나 식물에 알칼리성 성분이 부족하다. 이러한 환경의 편향을 보완하고 우리의 식탁을 건강하게 해주는 식품이 있다. 바로 해조류다. 해조류에는 알칼리성 미네랄뿐만 아니라 섬유질, 비타민, 요오드와 각종 유효 성분이 풍부하게 들어 있다.

바다는 모든 생명의 고향이므로, 바다에서 자라는 해조류에 생명에 필요한 것들이 잔뜩 녹아 있는 것은 당연한 일이다. 그중에서도 다시마는 육상식물의 2배가 넘는 90종류의 미네랄이 들어 있으며, 천연 맛 성분인 글루탐산나트륨도 풍부하다.

해조류에는 고혈압을 예방하고 혈중 콜레스테롤 수치를 낮추며, 장 속을 깨끗이 해 변비를 해소할 뿐만 아니라 방사선이나 유해한 중금속 배출을 돕고, 암세포의 증식을 멈추거나 딱딱한 종양을 부드럽게 하는 등 우리 몸에 유익한 효능이 아주 많다. 또한 해조류 특유의 점액질은 상처 난 내장을 부드럽게 보호해주므로, 내장 상태가 좋지 않은 사람에게 특히 효과가 있다.

그 밖에도 현대인에게 부족하기 쉬운 칼슘이 듬뿍 들어 있는 톳, 비타민이 풍부하고 조혈 작용을 하는 김, 간 기능을 돕고 성호르몬의 분비를 촉진하는 미역 등 여러 가지 해조류를 이용해 식단을 풍성하게 구성해보자. 해조류는 전반적으로 콩과 함께 요리하면 음양과 영양 균형이 잘 맞는다.

건조 · 가공품
건조시키면 갑절로 커지는 식품의 힘

무말랭이, 말린 표고버섯, 곶감 등 전통적으로 내려오는 가공식품에는 햇볕에 말려 보존한 것이 많다.

식품을 건조하면 여러 가지 이점이 있다. 우선 수분이 날아가므로 쉽게 상하지 않는다. 태양 에너지를 흡수해 맛도 깊어지고 단맛과 감칠맛이 증가할 뿐만 아니라, 비타민이나 그 외의 영양소도 응축되거나 합성되는 등 좋은 쪽으로 작용하는 변화가 많이 일어난다.

음양의 관점에서도 건조식품은 아주 뛰어난 식품이다. 음성 식품을 양성으로 바꿀 수 있기 때문이다.

앞에서 언급한 건조식품 외에도 녹두에서 당면, 밀에서 밀기울이나 글루텐, 콩에서 유바(콩물을 끓였을 때 표면에 생기는 얇은 막), 해조류에서 우무 등 여러 가지 가공식품이 전통적인 방식으로 만들어지고 있다.

두부 가공식품에는 열이나 기름으로 여분의 수분을 제거해 맛을 응축시킨 유부 등도 있다. 이것도 열이라는 양성을 첨가한다는 점에서 식품에 양성의 힘을 배가시키는 것이라 할 수 있다.

건조해서 가공한 식품은 장기간 보존할 수 있으므로 언제든지 손쉽게 이용할 수 있는 것이 장점이다. 또한 건조식품에는 현대식에는 부족하기 쉬운 비타민과 미네랄, 식이섬유가 풍부해 식단의 영양 균형을 맞추는 데 안성맞춤이다.

채소에 두부나 밀 가공품을 곁들이면 채소에 부족한 단백질이나 아연, 철분도 보충할 수 있다. 특히 냉증과 저혈압, 빈혈이 있는 사람은 무

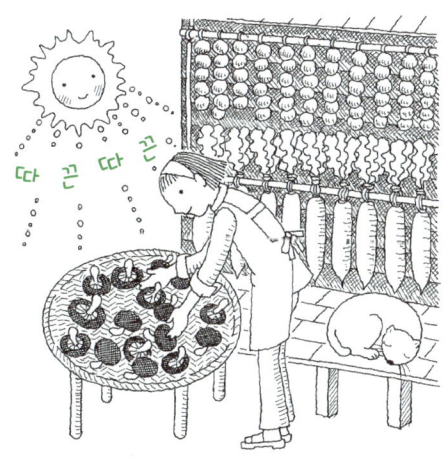

말랭이와 두부 가공품을 함께 먹으면 효과를 볼 수 있다.

　콩류나 해조류도 건조식품의 대표격이다. 오래전부터 내려온 조상의 지혜를 식생활에 적극적으로 이용해보자.

동물성 식품 · 유제품
에너지를 충전시키지만 노폐물이 쌓인다

인간은 아주 먼 옛날부터 사냥이나 채집을 하며 동물과 조류, 어패류 등을 먹어왔다. 그러나 치아의 구조로 짐작할 수 있듯이 결코 많은 양을 먹지는 않았다. 잔칫날과 같이 특별한 날 먹는 식사와 보통 때의 식사가 확연히 구분되었다는 것도 동물성 식사가 특별한 날의 성찬이었음을 말해준다.

　육류나 어류는 맛이 강하고 미각에 강렬한 만족감을 준다. 에너지 양도 많아 즉시 몸에 흡수되어 힘을 충전해주지만, 동시에 우리 몸에 해가 되는 노폐물을 남겨 혈액을 오염시킨다. 나는 이것을 은행에서 빌린 빚에 비유한다.

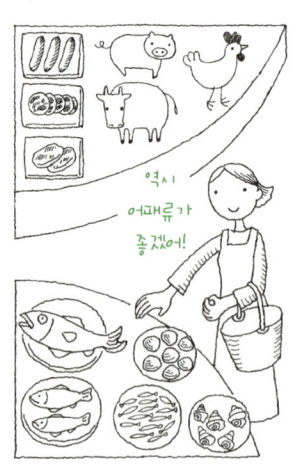

　동물식을 하면 일시적으로는 확실히 몸이 좋아진다. 하지만 그 뒤가 문제다. 완전히 대사되지 못하고 독소로 쌓인 노폐물은 오랫동안 몸속에 남게 된다. 동물성 식품을 먹을 때는 이 점에 주의해 처음부터 완전히 소화되는 방식으로 식사를 하는 것이 중요하다.

우선 동물성 식품의 섭취량은 식사 전체의 10%를 넘지 않도록 한다. 그리고 반드시 소화를 돕는 효소가 풍부한 채소나 해조류를 3배 이상 먹는다. 그다음으로 중요한 것이 '어떤 종류를 선택할 것인가'인데, 우리의 경우는 사방이 바다이므로 신토불이의 원칙으로 말하자면 육류보다 어패류가 자연스럽다. 그중에서도 손쉽게 구할 수 있고 통째로 먹을 수 있는 작은 생선이나 재첩 같은 조개가 적당하다.

또한 생선의 지방은 체내에서 간단하게 녹지만, 동물은 인간보다 체온이 높기 때문에 지방이 체내에서 쉽게 굳는 단점이 있다. 어류가 상대적으로 독소를 적게 남기는 셈이다.

동물성 식품을 먹을 때 가장 따져보아야 할 점은 사육 방식과 신선도다. 안타깝게도 현대의 가축 사육은 전부 인공적으로 관리되고 있다. 예를 들어 닭은 비좁은 닭장에 갇혀 항생물질이 들어간 사료를 먹으며 땅 한 번 밟지 못하고 햇빛 한 번 받지 못한 채 결국 도살되고 만다.

슈퍼마켓에 진열되어 있는 포장된 고기에는 발색제나 보존제가 뿌려져 있다. 시판되는 육류 대부분이 화학물질이나 호르몬제에 오염되어 있다고 보아도 무방하다. 양식 어류도 가축 환경과 별반 다르지 않다.

육류나 어패류에 사용되는 화학물질은 지방에 쉽게 녹아 체내에서 좀처럼 배출되지 않는다. 특히 자궁에 축적되기 쉬워 태아에 직접적인 악영향을 미친다.

따라서 조금 가격이 비싸더라도 자연 속에서 제대로 자란 '진짜'를 먹도록 하자. 이런 식품이라면 소량으로도 만족하게 될 것이다.

● **고온 살균한 우유는 건강 식품이 아니다**

유제품도 마찬가지다. 현재 시중에 판매되는 유제품은 대부분 자연스러운 생산 과정을 거치지 않아 생명력이 없다. 예를 들어 우유는 주로 고온에서 살균하는데, 이 경우 생우유의 풍미는 완전히 사라지고 미네랄과 단백질은 물론 효소까지 변질되어 전혀 다른 식품이 되고 만다.

인공적인 처리를 하지 않은 진짜 유제품, 즉 생우유나 이것으로 만든 요구르트, 버터, 치즈라면 어느 정도 즐기는 것도 괜찮다. 생명력이 있는 식품은 우리 몸에서 활발히 활동하며 여러 가지 균형을 유지해주기 때문이다.

하지만 칼슘을 섭취할 목적으로 우유를 마시는 것은 다시 한 번 생각해볼 문제다. 적어도 대량으로 유통되는 우유는 고온 살균 과정에서 칼슘의 흡수를 돕는 효소가 사멸된다. 우유 소비량은 반세기 전에 비해 수십 배나 증가했는데도 골다공증이 줄기는커녕 늘어나고만 있다. 동물성 단백질을 지나치게 섭취하면 반대로 칼슘이 몸에서 빠져나간다는 사실도 이제는 새로울 것이 없는 이야기다.

원래 우유는 송아지가 마시는 것이다. 적어도 아시아인의 경우는 유당(젖당) 분해효소가 있는 유아기를 벗어나면 우유를 마시지 않는 것이 좋다. 이후에도 우유를 계속 마시면, 키는 확실히 크겠지만 뼈가 튼튼해지지 않는다. 흔히 알고 있듯이 '우유=건강 식품'이 아니다.

현대인이 과거에는 없던 질병에 많이 걸리는 데는 매일같이 고기나 생선을 먹고 우유를 물처럼 마시며 간식으로 생크림을 듬뿍 얹은 케이크를 먹는 식생활에도 원인이 있다. 이를 예방하기 위해서는 적어도 동물성 식품이 우리 몸속에서 어떻게 소화되고 어떻게 작용하는지를 알고,

먹는 방법이나 선택에 더욱 주의를 기울여야 한다.

평소에는 소박한 식사를 하고 특별한 날에 한 번씩 만찬을 즐긴다면, 음식에 대해 감사하는 마음과 먹는 즐거움이 더욱 커질 것이다.

조미료 · 발효식품

된장과 간장, 술, 식초 등 우리가 오랫동안 사용해온 조미료에는 쌀이나 콩을 원료로 하는 양조식품이 많다. 이러한 식품은 발효 과정에서 맛이 숙성되고 몸에 좋은 성분도 많이 생성되는데, 이것은 시간과 미생물이 공동으로 만들어낸 자연의 산물이다.

하지만 현재 시중에 판매되는 대부분의 조미료는 자연스럽지 못한 형태의 양조 과정을 거치거나 화학적으로 합성된 것이다. 방부제나 살균제가 들어간 것도 많아 장 속의 좋은 균을 죽여 장내 환경을 엉망으로 만든다. 이래서야 발효식품의 의미가 없다.

전통 방식으로 만든 조미료는 음식의 맛을 살릴 뿐만 아니라 장 기능을 정상화하는 중요한 역할을 한다. 따라서 요리는 천연

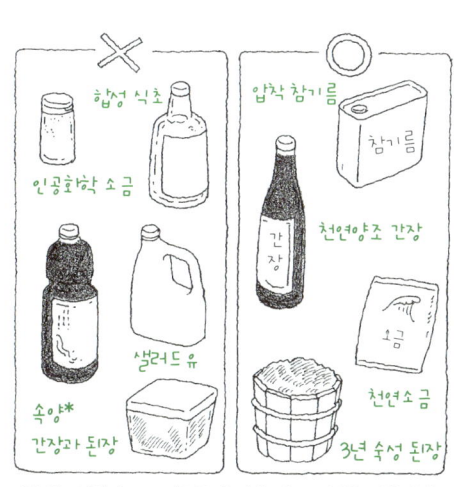

*속양 : 인위적으로 발효를 촉진해 양조 기간을 단축시킨 양조법

양조 조미료를 갖추는 것부터 시작하도록 하자. 물론 가격은 비싸지만, 많은 양을 사용하는 것도 아닌 데다 작은 사치로 음식이 훨씬 더 맛있고 몸도 건강해진다면 아낄 이유가 없다. 그야말로 일석이조인 셈이다.

된장

일본에서는 된장을 한자로 '味噌(미소)'라고 쓰는데, 예전에는 같은 발음이기는 하지만 身噲나 美噲로 표현하기도 했다. 맛이 좋을 뿐만 아니라 몸과 미용에도 최적인 식품으로 생각한 것이다.

된장의 주재료는 콩이지만, 사용하는 누룩에 따라 콩된장, 보리된장, 쌀된장으로 나뉜다. 된장 중에서 가장 단맛이 나는 것은 쌀된장의 한 종류인 백된장이며, 그다음으로 보통의 쌀된장, 보리된장, 콩된장 순이다. 음양으로 보면 단맛이 강한 된장일수록 음성이라 할 수 있다.

된장에는 질 좋은 단백질이 소화되기 쉬운 형태로 많이 들어 있다. 비타민과 미네랄, 불포화지방산도 풍부하므로 된장은 '질 좋은 혈액 재료 세트'라고도 할 수 있다. 된장의 유효균이나 섬유질이 장내 환경을 개선하므로 조혈 환경(혈액을 만들기 위한 환경)을 조성하는 데도 더할 나위 없이 좋다. 또한 종양의 발생을 억제하거나 산화를 막는 작용도 뛰어나다.

된장 특유의 맛이나 유효 성분을 원한다면 최소한 1년 이상 숙성시킨 것이 좋다. 재료도 유전자 조작의 염려가 없는 국산 콩과 천일염이어야 한다. 값이 싼 된장은 수입 콩이나 콩깻묵(콩에서 기름을 짜내고 남은 찌꺼기)을 사용하며, 화학소금, 표백제, 방부제 같은 약품도 잔뜩 들어 있으므로 먹지 않는 것이 좋다.

간장

간장은 콩, 쌀, 밀에 천일염과 누룩곰팡이를 넣어 발효, 숙성시켜 만든다. 천연의 아미노산이 음식의 맛을 깊게 하고 재료의 맛도 골고루 살아나게 해 세계적으로 만능 조미료로 사랑받고 있다.

간장의 좋은 점은 맛뿐만이 아니다. 간장에는 항산화물질이 많이 함유되어 있어 체내의 산화물질을 없애준다. 또한 간장의 효소나 염분은 위를 건강하게 해 신진대사를 촉진하고 활력을 되찾아주며, 혈액 순환과 조혈 기능을 돕는다.

하지만 이러한 작용은 된장과 마찬가지로 천연 양조간장에 국한된다. 시판되는 값싼 간장은 탈지 가공한 콩을 사용하는 것이 많은 데다, 맛을 내기 위해 설탕이나 합성알코올, 화학조미료 등을 첨가하기 때문이다.

천일염

바다는 생명의 근원이다. 바다에는 여러 가지 미네랄이 생명을 형성하기에 적합한 균형과 음양의 조화를 이루며 녹아 있다. 열 달 동안 태아를 보호하는 양수도 고대의 바닷물과 거의 비슷한 미네랄 균형을 이루고 있다.

소금은 이러한 바다의 주요 성분을 응축한 것이다. 천연의 간수 성분을 비롯해 수십 또는 수백 종에 이른다는 미량 미네랄이 함유되어 있어 우리의 생명 활동을 조화롭게 조절한다. 최근에는 너나할 것 없이 염분 섭취를 줄여야 한다며 소금을 나쁜 식품으로 취급하고 있지만, 바다에서 얻은 천일염을 적정량 섭취하는 것은 매우 중요한 일이다.

하지만 99% 이상이 염화나트륨이라는 화학 정제염은 이와는 완전히 다르다. 예전에 천일염을 녹인 물과 정제염을 녹인 물에 살아 있는 조개를 넣고 지켜본 적이 있었다. 천일염을 녹인 물에서는 조개가 기세 좋게 물을 뿜으며 호흡했다. 반면 정제염을 녹인 물속에 넣은 조개는 시간이 지나도 입만 조금 벌릴 뿐 어떤 움직임도 보이지 않았다.

이처럼 미량 미네랄은 생물의 생존에 없어서는 안 될 중요한 요소다. 같은 소금이라도 화학 정제염은 생명력을 없애는 소금, 천일염은 생명을 약동시키는 소금이다.

또한 좋은 소금을 넣으면 음식의 맛이 훨씬 잘 살아난다. 자극적으로 짜기만 한 화학 정제염과는 달리 천일염은 단맛이 있어 부드럽게 느껴진다.

식용유

튀기거나 볶거나 구울 때 사용하는 기름은 고열이라는 양성의 힘으로 음식을 맛있게 변신시키는 아주 뛰어난 조미료다.

식용유는 보통 지방분이 많은 식물의 씨앗에서 얻는데, 그중에서도 깨나 유채 씨의 기름은 쉽게 산화되지 않아 식용에 최적이다. 특히 정제하지 않은 기름에는 세포나 모세혈관을 튼튼하게 하거나 혈액을 깨끗하게 하는 레시틴을 만들어내는 성분이 함유되어 있다. 세포나 피부, 머리카락을 촉촉하게 하는 작용도 하므로 적절한 양을 섭취하도록 하자.

다른 조미료와 마찬가지로 기름도 자연에 가까운 형태로 짜낸 것이 좋다. 샐러드유나 튀김에 사용하는 기름은 질이 낮은 재료를 쓰는 경우가 많고 화학 처리와 고온 처리를 하기 때문에 자연 성분이나 향기가 변질되어 있다.

   제대로 압착해서 짜낸 참기름은 비싸지만 쉽게 변하지 않고 오랫동안 향미를 유지하기 때문에 오히려 낭비를 하지 않게 된다.

식초 · 맛술

식초는 원료에 따라 쌀식초, 현미식초, 과일식초, 매실식초 등으로 분류된다. 기름을 사용한 요리나 동물성 식품을 먹을 때 살균과 소화를 돕는 작용이 뛰어나므로 용도에 따라 적절하게 사용하면 도움이 될 것이다. 대부분의 식초는 음성이지만 매실초는 양성으로 작용한다.

   단, 초산(아세트산)을 물로 희석해 화학조미료나 감미료 등을 첨가한 합성 식초는 뼈까지 녹일 만큼 극음(極陰)으로 작용하기 때문에 주의하도록 한다.

   맛술의 한 종류인 미림은 자연의 담백함과 단맛을 요리에 더해주는 조미료로, 술과 마찬가지로 쌀과 누룩이 주재료다. 시중에 판매되는 제품은 미림을 흉내 낸 합성품이 대부분이므로 반드시 성분 표시를 확인하도록 하지. 제대로 만든 미림은 아주 적은 양으로도 요리에 깊은 감칠맛을 낸다. 단맛을 즐기는 사람이라면 설탕 대신 질 좋은 미림을 이용해 보자.

겨된장절임

겨된장절임(쌀겨에 소금물을 섞어 만든 된장에 채소를 절인 것)도 발효식품 중의 하나다. 쌀겨에 함유된 비타민과 미네랄, 각종 유효 성분이 미생물의 발효 작용으로 더욱 힘을 얻고, 함께 절인 채소에 이러한 성분이 배어들어 장내 환경을 건강하게 한다.

특히 흰쌀밥이 주식인 사람은 이것을 자주 먹는 것이 좋다. 현미식에 가까운 영양 균형을 유지해줄 것이다.

조리나 요리의 진짜 의미는?

우리는 왜 음식을 요리해서 먹는 것일까? 물론 요리(조리)를 해서 먹으면 더 맛있기 때문이다.

조리나 요리의 진정한 뜻은 자연의 섭리인 음양의 조화를 헤아려 균형을 맞추는 것이다. 즉 음양의 균형을 맞추는 것이 '맛'으로 연결된다.

음식은 불(火)이라는 양성을 가하면 맛이 좋아지고, 냄비에 끓일 때도 상승하는 힘을 가진 음성의 것을 가장 아래쪽에, 하강하는 힘을 가진 양성의 것을 가장 위에 놓으면 각각의 에너지가 중화되어 음식 맛을 더욱 좋게 한다.

요리 과정도 마찬가지다. 예를 들어 음식을 조릴 때는 보통 볶고 나서 물을 부은 다음 조린다. 여기에서 볶는 것은 양성의 힘, 물을 첨가하는 것은 음성의 파동, 그 후에 수분이 날아갈 때까지 조리는 것은 양성의 힘을 가하는 것이다. 음과 양이 교대로 반복되는 요리일수록 풍부한 맛이 나는 것은 이 때문이다.

또한 조미료 중에서도 소금은 각 재료의 음양 균형을 맞추는 역할을 한다. 간이 맞지 않으면 당연히 음식 맛이 없다.

맛있는 음식의 첫 번째 조건은 음양의 균형이 맞아야 한다는 것이다. 이것만 잘돼도 맛있는 요리가 탄생한다. 두 번째 조건은 냄비다. 두꺼운 철냄비나 질냄비를 사용하는 것이 좋다. 이렇게 하면 음식의 맛이 30% 정도는 업그레이드된다. 조림의 경우는 '바짝 조리는 것'도 맛있게 요리하는 비결이다. 재료를 조릴 때 나오는 국물이니 조미료가 음식에 완전히 배어들면 재료가 가진 영양분과 에너지도 잃지 않고 맛도 한결 좋아진다.

요리를 할 때도 이치에 맞는 합리적인 방식이 필요하다는 것을 잊지 말자.

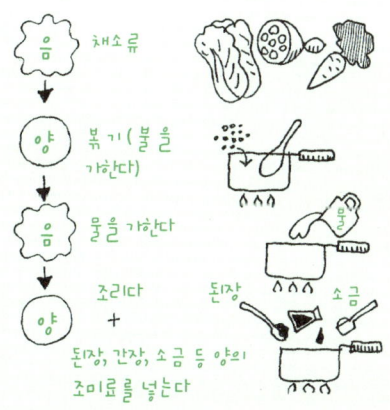

음식의 놀라운 힘 2

음양의 원칙은 육아에도 적용된다

우리 집에는 아들이 넷, 딸이 둘 있다.

  자식이 여섯이라도 부모의 눈에는 성격 차이가 한눈에 들어온다. 내가 느끼는 것은 아이들의 개성이나 기질은 계절의 음양, 풍토의 음양, 음식의 음양 등 모든 음양에 영향을 받는다는 것이다. 아이들을 키우면서 나는 음양의 의미를 깊이 깨닫게 되었고 엄청난 영향력을 느낄 때마다 놀라움을 금치 못했다.

  예를 들어 겨울에 태어난 아이는 에너지원을 축적하는 계절의 영향 때문인지 집중력과 지속력이 뛰어나고 주관이 뚜렷하다. 이를테면 '나는 나의 길을 간다' 타입이다. 반면 여름에 태어난 아이는 칼로리를 대사시키는 경향이 있어 많이 먹기는 하지만 순발력이 강하다. 협조성이 있어 사람들과 잘 사귀는 대신 주체성은 적은 편이다.

  또한 임신 중 엄마의 사고와 감성이 아이에게 어떤 영향을 주는지도 절실히 느낄 수 있었다. 경제적으로 안정된 상태일 때 태중에 있었던 아이는 성격이 온화한 반면, 여러 가지 문제로 힘들었을 때 가진 아이는 감정 기복이 심한 편이다.

  음식이나 먹는 방식도 마찬가지다. 몸이 좋지 않아 거의 반단식을 하면서 출산한 아이는 적게 먹는다. 아이의 음식 취향도 임신 중에 내가 좋아했던 음식과 완전히 일치했다.

  하지만 여섯 아이 모두 곡물채식으로 키운 덕분에 다들 건강하게 자라주었다. 병이 나거나 다쳐도 음식을 조절하고 생강습포에 토란파스, 매실간장엽차, 무탕 등을 먹이면 금세 나았기 때문에 육아도 한결 수월했다. 사리분별도 잘하고 형제간의 우애도 좋은 편이다.

물론 아이들이 커가면서 가끔 반항도 하고 "음식이나 음양으로 모든 것을 판단하는 방식은 이상하다"며 반기를 든 적도 있었다. 하지만 그러다가도 시험 전에 현미밥에 깨소금만 뿌려 먹는 식사(식양에서는 이것을 7호식이라고 부르며, 머리가 가장 맑아지는 식사법으로 여긴다)로 슬그머니 돌아갔다. 아이 역시 음식의 힘을 몸으로 느끼고 있었던 모양이다.
　부모가 되면 누구라도 자식이 밝고 정직하고 건강하게 자라기를 바란다. 아이의 체질은 엄마 배 속에 있을 때 절반 이상 정해진다고 하므로, 태어나기 전에 아이에게 좋은 환경을 만들어주는 것이 바람직하다고 본다.
　여러분도 음양이라는 우주의 섭리대로 우리가 살아가고 있다는 사실을 받아들이고 이를 육아에도 적용해보길 바란다. 그렇게 자란 아이는 틀림없이 인간의 사고방식이나 자신의 마음, 세상의 이치를 제대로 파악하는 어른으로 성장할 것이다.

음식의 놀라운 힘 3

하루 수백 번의 빈뇨에서 벗어나다

내게는 곡물채식 요리학교와 우주 법칙 연구회 일을 도와주는 스태프가 몇 명 있다. 이중에서 음식으로 몸을 완전히 회복한 사람이 있어 그의 체험담을 소개하고자 한다.

1976년생인 I군은 지금은 건강한 몸으로 자연식품점을 운영하고 있다. 하지만 유년기에는 창백하고 왜소한 데다 허약 체질이었다. 그래서 부모님은 I군에게 하루에 마른멸치를 스무 마리 가까이 먹였다고 한다.

하지만 이 정도 되면 동물성 칼슘 과다 섭취다. 결국 그는 방광이 지나치게 수축해 거의 1분에 한 번꼴로 화장실에 드나들어야 했다. I군은 그때를 이렇게 회상했다.

"초등학교에 입학한 뒤에도 거의 화장실에서 살았어요. 사실 소변도 거의 나오지 않았는데 말이에요. 거무튀튀한 액체가 한두 방울 나올 뿐이었죠."

2학년이 되었을 때는 거의 노이로제 상태가 되어 친구도 못 사귀고 학교도 제대로 갈 수 없었다. 당연히 성적도 바닥이었다.

그러던 중 농사를 짓던 I군의 아버지가 농약 중독으로 쓰러졌고, 이 일을 계기로 온 가족이 현미와 채소를 중심으로 한 곡물채식을 시작하게 되었다.

"처음에는 현미가 딱딱하고 맛이 없어 밥그릇을 내동댕이친 적도 있었어요. 그런데 시간이 갈수록 멸치가 맛없게 느껴지고, 학교 급식 때도 고기 같은 동물성 식품에는 자연히 젓가락이 가지 않아 죄다 남기게 되더군요."

멸치를 대량으로 먹었을 때 I군은 피부색이 검고 성격도 상당히 괴팍했다고 한다. 게다가 양성 과다 섭취는 방광뿐만이 아니라 색소세포에까지 영향을 미쳐 초등학교 저학년 때 이미 머리카락이 새하얗게 세었다. 그런데 식사를 바꾸고 몇 개월이 지나자 서서히 변화가 나타나기 시작했다. 화장실에 가는 횟수가 1시간에 한 번 정도로 줄었고 성적도 쑥쑥 올랐다. 백발도 눈에 띄게 줄어들어 I군의 어머니는 눈물을 흘리며 기뻐했다.

I군은 몸이 점점 건강해지자 덩달아 현미밥도 맛있게 느껴졌다고 한다.

"멸치로 양성 과다 상태가 된 탓에 몸속에는 나쁜 염분이 잔뜩 쌓여 있었던 거죠. 그러다가 현미와 채소로 음양의 균형을 되찾은 겁니다."

좀처럼 나을 기미가 보이지 않았던 I군과 농약 중독으로 쓰러진 아버지. 우울하고 어둡기만 했던 그의 가족도 두 사람이 곡물채식으로 건강을 회복하면서 웃음을 되찾고 다시 밝아졌다. I군은 이 모든 것이 곡물채식을 실천한 덕분이라며 이렇게 말했다.

"곡물채식이라는 식사법을 평생 동안 계속할 생각입니다. 요즘 저는 음양이라는 우주의 법칙을 공부하는 재미에 푹 빠져 있습니다."

Chapter 4

10년 젊어지는 밥상법칙

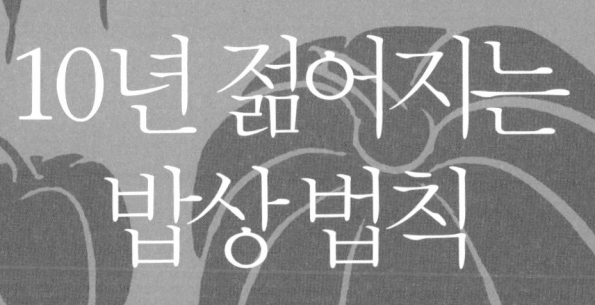

자연에서 나는 먹거리는 대부분
우리 몸을 치료하는 자연치유력을 갖고 있습니다.
계절의 에너지로 우리 몸의 생리를 조절하는 제철 식품,
체질 개선에 도움이 되고
음양의 균형을 맞춰주는 식품,
동물성 식품이나 술, 담배의 독성을
없애주는 식품 등
우리가 먹는 것들은 언제, 누가 먹느냐에 따라
종류와 먹는 방식이 달라집니다.
식품의 성질을 알고 거기에 맞게 제대로 먹는다면,
식품이 갖고 있는 힘은 최대한 발휘될 것입니다.

自 • 然 • 治 • 癒 • 力

계절에 맞게 먹는다

사계절이 뚜렷한 나라의 음식문화는 다른 나라의 음식문화에 비해 매우 섬세하고 다채롭다. 산과 들, 바다에서 철마다 나오는 먹거리 덕분에 식탁이 풍성해지고, 우리는 거기서 풍요로운 자연의 은혜를 마음껏 만끽할 수 있다.

제철 음식은 우리 몸의 리듬을 조절하는 역할도 해준다. 맛있고 건강해지는 식사법으로 계절의 변화가 가져다주는 즐거움을 누려보자.

봄철 식사법(2~4월)

봄은 모든 생물이 활동을 시작하는 계절이다. 우리 몸도 대지에서 싹이 돋아나듯 신진대사가 활발해진다. 그래야 추운 겨울 동안 축적된 지방이나 오래된 염분이 배출되기 때문이다.

즉 봄이라는 계절의 생리는 여분의 물질을 대사함으로써 새로운 에너지를 충전해 본격적인 활동을 준비하고, 곧이어 찾아올 더운 여름을 수월하게 보내기 위해 몸을 가다듬는 것이다.

봄철 먹거리의 대표주자는 얼어붙은 황량한 대지에서 푸른 싹을 틔우는 나물들이다. 일본에서는 칠초(七草)라고 해서 미나리, 광대나물, 쑥, 냉이, 별꽃, 순무, 무를 봄의 대표적인 나물로 꼽는데, 음력 1월 7일에 이것을 짓이겨 죽에 넣어 먹는 풍습이 있다. 겨울 동안에 부족했던 비타민을 보충하고 한 해의 건강을 기원하는 의미다.

음력 1월 초면 양력 2월에 해당하므로 봄을 느끼기에는 아직 이르다. 우리는 춘삼월(음력 3월)이 되어야 봄을 실감한다. 하지만 자연은 이보다 훨씬 더 일찍 봄을 맞이하기 시작한다. 물이 따뜻해지고 마른 잎과 눈 사이에서 풀들이 싹을 틔우는 순간, 봄은 이미 생명의 약동을 시작한 것이다.

이와 마찬가지로 우리 몸에서도 계절보다 일찍 변화가 시작된다. 예를 들어 겨우내 움츠려 있던 모공은 독소와 여분의 물질을 대사하기 위해 1월 말이나 적어도 2월 초가 되면 활짝 열린다. 보통은 대소변으로 불필요한 찌꺼기를 내보내지만, 이른 봄에는 활발해진 배설 작용이 모공까지 미치는 것이다.

이러한 대사를 촉진시키는 대표적인 식품이 바로 봄나물이다. 봄나물에는 딱딱한 대지를 뚫고 나오는 에너지가 응축되어 있다. 따라서 봄나물을 먹으면 우리 몸 구석구석까지 이 강력한 에너지가 흘러들어와 세포 안에서 꼼짝 못하고 있던 여분의 물질을 분해하고 배설시켜준다.

미나리, 쑥, 냉이 같은 봄나물은 특유의 쓴맛이 나는데, 이것은 성분으로 말하자면 강알칼리다. 이 쓴맛이야말로 봄철 식품의 생리이며, 혈액을 정화해주는 맛이라 할 수 있다. 하지만 봄나물은 음의 힘이 지나치게 강하므로 쓴맛을 우려내고 먹는 것이 좋다. 또한 너무 많이 먹으면 오히려 몸을 상하게 하므로 다른 식품과 적절하게 조합해서 먹도록 하자.

그 밖에 브로콜리와 양배추, 유채 등이 봄철에 특히 맛있다. 이런 채소는 꽃대가 잘 서는 타입이라 야생초와 마찬가지로 성장이 아주 빠르고 대사 작용도 뛰어나다. 하지만 식용으로 개량된 채소이므로 많이 먹어도 괜찮다.

대사를 촉진하는 또 한 가지 식품은 팥이다. 한 달에 두세 번 정도 팥죽이나 팥밥을 먹으면 신장의 기능이 좋아진다. 독소를 배출하는 데 더욱 효과를 볼 수 있다.

이른 봄 짜증 해소 메뉴

이른 봄이 되면 왠지 몸이 나른해지고 자주 짜증을 내게 된다. 그 이유

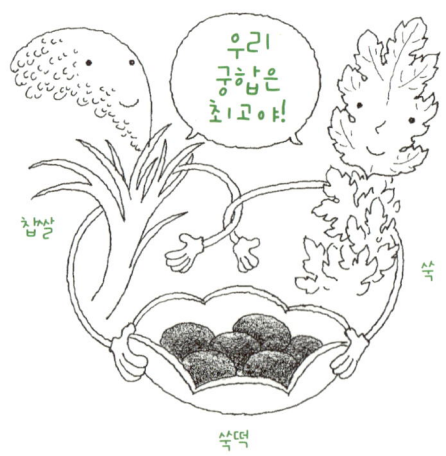

칼럼 4 같은 재료라도 계절에 맞는 조리법으로!

우리 몸이 건강해지는 식사법의 기본은 제철 음식을 먹는 것이지만, 조리법이나 풍미, 맛도 그 계절에 맞아야 한다.
봄에는 쓴맛, 여름에는 신맛, 가을에는 매운맛이 맞고, 겨울에는 기름기 있는 진한 맛이 어울린다.

[주식]
봄에는 계절의 향이 감도는 죽순밥이나 쑥떡, 가락국수, 여름에는 상큼한 완두콩밥이나 보리밥, 소면, 냉국수, 메밀국수가 어울린다. 가을에는 밤밥처럼 가을의 운치가 느껴지는 열매나 곡물을 섞어 밥을 지어보자. 겨울은 떡이나 죽처럼 몸을 따뜻하게 하는 음식이 어울린다.

[반찬]
같은 우엉이라도 봄에는 볶음이 좋고, 여름에는 매실을 같이 넣고 조려 먹어도 맛있다. 가을에는 맑은 장국에 넣어 먹고, 겨울에는 밤과 채소 등과 함께 푹 익혀 밥상 위에 올려보자.

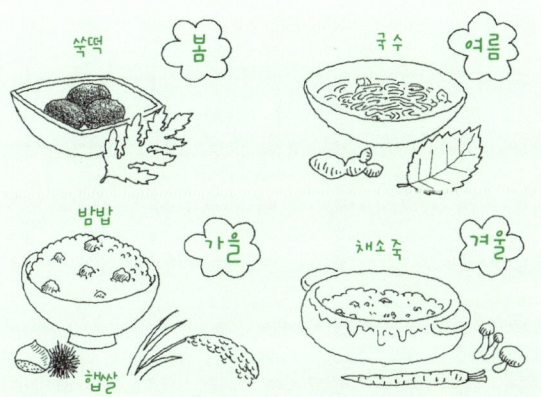
계절에 따라 주식도 이렇게 변화를 줄 수 있다

가 있다. 봄철에 우리 몸은 신진대사가 왕성해지므로 각 장기의 활동이 활발해진다. 그에 따라 신경계통도 움직이기 시작하는데, 장기와 신경의 활동이 완벽히 연동하지 못해 균형이 깨지기 때문이다.

원래 봄철은 독소를 배출하는 시기이므로, 우리 몸에서 독소가 완전히 빠져나갈 때까지는 컨디션도 안정을 유지하기 어렵다. 따라서 이 시기에는 축적된 지방과 염분, 여분의 단백질 같은 독소를 나물이나 채소의 엽록소로 계속 대사시켜 새로운 단백질과 녹말을 보충하고, 음이나 양 어느 한쪽으로 치우치지 않는 체질을 만드는 것이 중요하다. 이것이 결과적으로 짜증과 초조함을 해소시킨다.

쑥떡이나 쑥경단처럼 봄나물과 곡물을 조합해서 먹는 것도 좋고, 머위(강알칼리)와 두부(단백질)를 같이 볶거나 나물에 깨나 호두를 넣어 무쳐 먹어도 좋다. 채소나 나물 위주로 식단을 짜면서 여기에 3대 영양소인 탄수화물, 지방, 단백질을 곁들이는 것이 봄철 식단의 포인트다.

장마철 식사법

장마는 봄에서 여름으로 계절이 바뀔 때에 찾아오는데, 이때 우리 몸의 생리도 한창 변화를 맞게 된다. 이래저래 컨디션이 무너지기 쉬운 시기이므로, 곡물 위주의 식사를 하면서 몸의 균형을 유지하는 것이 건강을 지키는 비결이다.

쌀이 부담스럽게 느껴진다면 보리를 조금씩 섞어 먹어도 좋다. 채소류는 여름채소가 나오기 시작하지만, 아직 제철이 아닌 데다 몸을 차게 하는 작용이 너무 강하므로 먹지 않는 편이 낫다.

그렇다면 무엇을 먹어야 할까? 장마철에는 제철과일이나 채소가 적기 때문에 비타민과 미네랄, 식이섬유가 풍부한 건조식품이나 해조류를 적극 활용한다. 이중에서도 건조식품은 양성인 태양 에너지가 가득하므로 장마라는 음의 계절을 견뎌내기에 안성맞춤이다. 무말랭이, 깨, 콩 등을 다양하게 이용해보자.

특히 콩이나 두부를 가공한 식품에는 질 좋은 단백질이 풍부하므로 양성을 보충할 수 있다. 이른 봄에 섭취한 나물 등의 강알칼리 식품으로 몸속의 음성이 빠져나간 상태이므로, 이때 음양의 균형을 확실히 잡아두지 않으면 여름철 더위에 대항할 기운이 생기지 않는다.

한편 장마철은 찬장이나 냉장고에서 잠자고 있는 보존식품을 한꺼번에 처치할 수 있는 계절이다. 장마철 습기로 눅눅해진 건조식품이나 해조류는 여름에 뜨거운 열기를 받으면 즉시 품질이 떨어진다.

찬장 정리도 하고 장마철에 부족해지기 쉬운 영양도 보충할 겸 집 안에 쌓여 있는 식품들을 총동원해 장마철 식단을 꾸려보자.

장마철 건강 메뉴

장마철은 날이 개면 후덥지근하지만 밤에는 선선하거나, 비가 내리는 날에는 낮이라도 쌀쌀해서 의외로 기온차가 심한 계절이다. 푹푹 찌니 땀도 많이 나고 이 땀이 증발하면 체온이 갑자기 식는다. 체온 조절이 잘 안 되고 발한 작용도 제 기능을 하지 못하므로 감기에 걸리거나 배탈이 나기 쉽다.

이럴 때 먹으면 좋은 것이 매실장아찌다. 구연산(시트르산) 같은 유기산이 풍부하게 함유되어 있어 대사를 촉진해 위장의 상태를 회복시켜줄 뿐만 아니라, 장아찌의 염분이 양성으로 작용해 몸을 기분 좋게 긴장시켜준다. 또한 매실은 살균력이 뛰어나 식중독을 일으키기 쉬운 장마철에 상비약 노릇을 톡톡히 한다.

매실 과육을 섞은 상큼한 매실밥이나 채소매실무침, 매실샐러드, 정어리나 우엉을 넣은 매실조림 등 매실장아찌나 매실식초를 이용한 요리는 식욕을 돋우고 원기를 회복시켜주며 배탈을 예방하는 데 아주 효과적이다.

한편 장마철에는 여름채소를 반드시 익혀서 먹도록 한다. 자칫하면 탈이 날 수 있다.

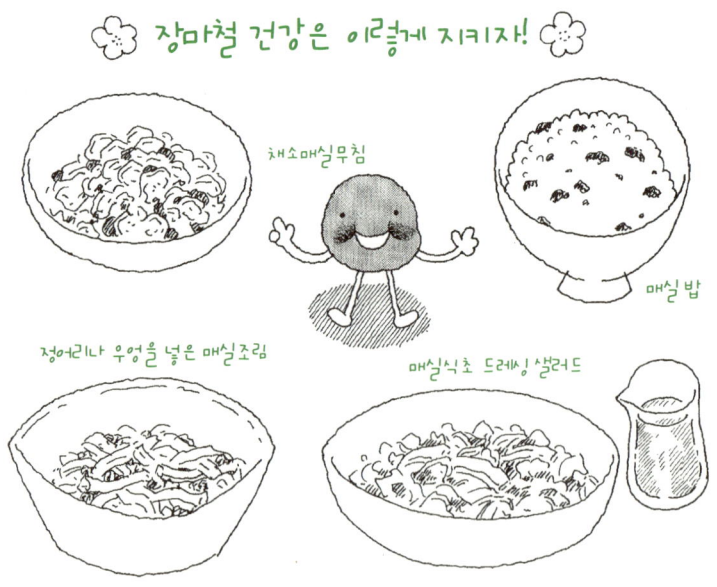

한여름 식사법 (7월 하순~8월 중순)

여름철에 토마토나 가지, 오이가 많이 나는 것은 우리 몸이 더위를 잘 견딜 수 있도록 배려한 자연의 선물이다.

여름채소의 공통적인 특징은 칼륨과 수분이 많다는 것이다. 칼륨은 몸속에 머물러 있는 양성(나트륨)을 줄이고, 수분은 혈액의 농도를 묽게 하므로, 몸이 차가워져 더위를 견디기가 수월해진다.

여름곡물도 마찬가지로, 초여름에 수확하는 보리나 밀은 쌀에 비해 음성의 힘이 강하다. 보리밥이나 밀가루로 만든 우동, 국수, 파스타, 빵처럼 식감이 가벼운 것을 여름철 주식(主食)으로 바꿔보자. 밥을 먹기 힘든 사람은 감자도 괜찮다. 두부도 여름채소와 마찬가지로 칼륨과 수분이 많아 여름에 알맞은 식품이다.

그렇지 않아도 더운 계절이므로, 칼로리가 높거나 양성이 강한 것은 적게 섭취해 몸에 부담을 줄이는 것이 여름철 건강 비결이다. 일본에는 칠석에 국수를 먹고 추석이 되면 오이와 가지로 장식하는 풍습이 있는데, 여기에는 이러한 자연과 풍토에 대한 이해가 담겨 있다고 생각된다.

여름철에는 음성이 강한 곡물과 채소를 중심으로 균형 잡힌 식사를 하도록 하자. 동물성 식품을 먹을 때는 식초를 이용하거나 무를 곁들이는 등 소화가 잘되도록 조리법에 특별히 신경을 쓴다.

더위를 이겨내는 메뉴

더운 여름에는 차갑고 수분이 많은 것이 맛있게 느껴진다. 하지만 이것도 지나치게 먹으면 위장 기능 저하, 식욕 부진, 나른함 등의 원인이 될 수 있다. 흔히 말하는 더위를 먹는 것이다.

안 그래도 여름 작물은 전부 음성인 데다가 어디를 가나 실내 냉방이 잘되어 있어 우리 몸은 지나치게 음으로 치우치게 된다. 땀으로 미네랄 성분이 계속 빠져나가므로 대사 활동까지 나빠지는 악순환에 빠질 수 있다. 이런 경우에는 매실장아찌나 초무침처럼 구연산이 풍부한 음식을 섭취해 대사를 촉진시킨다. 적절한 염분 보충도 중요하다.

매실장아찌나 매실식초를 이용해 드레싱이나 소스를 만들고, 오이나 수박을 먹을 때는 소금을 뿌려 먹는다. 신맛 나는 겨된장절임도 좋다.

또한 모순되게 들릴지도 모르겠지만, 여름이라는 양의 계절을 견디려면 양성 요소도 필요하다. 의식적으로 뜨거운 것을 먹거나 뜨거운 차를 자주 마셔 대사를 촉진하자. 식욕이 없다고 주스나 음료수 같은 것만 먹지 말고 하루에 한 번은 밥을 챙겨 먹는 것도 양성을 보충하는 방법이다.

아침에는 보리밥에 겨된장절임, 점심에는 참기름 양념장에 국수, 저녁은 조금 신경을 써서 여름채소볶음, 가지된장구이, 토마토 리조토, 데친 두부, 오이미역무침 등은 어떨까. 재료는 음성이지만 조리할 때 불을 이용해 양성으로 만들면 음양의 균형도 맞출 수 있다.

한편 갈증이 날 때는 수분보다 칼륨을 섭취한다. 여름채소를 먹

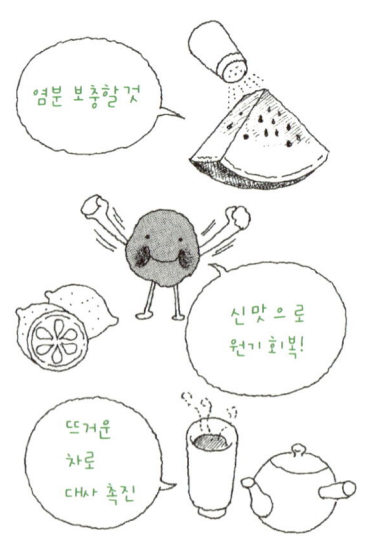

으면 갈증이 진정되므로 지나친 수분 섭취로 인한 몸의 이상을 예방할 수 있다. 또한 한여름에도 손발이 찬 사람은 몸이 여름의 생리로 바뀌지 않은 것이므로, 여름채소나 두부와 같이 몸을 차게 하는 음성 식품은 피하는 것이 좋다. 이런 사람은 우선 양성 식품을 먹어 체질부터 개선할 필요가 있다.

초가을 식사법(8월 중순 이후)

8월 말쯤 되면 바다에 해파리가 발생해 해수욕 시즌의 끝을 알린다. 낮 동안은 더워도 아침저녁은 한결 지내기가 수월해지면서 가을로 접어들기 시작하는 것이다. 따라서 우리 몸도 한발 앞서 가을 먹거리로 다가오는 가을을 대비하는 것이 좋다.

적어도 여름채소를 익히지 않고 그대로 먹거나 찬 음료수를 마시는 것은 그만두고, 푹 익힌 요리나 이 계절에 나는 토란, 고구마 등 양성이 강한 음식을 조금씩 늘려간다. 일찌감치 음양의 균형을 중성으로 돌려놓는 것이 가을을 산뜻하게 맞이하는 비결이다.

왜냐하면 가을에 찬바람이 불 때 몸속에 여분의 수분이 축적되어 있으면, 몸이 급격히 차가워져 감기에 걸리거나 컨디션이 무너질 수 있기 때문이다. 위장의 기능을 보강해 대사를 활발히 하고 양성 식품으로 세포를 긴장시켜 초가을을 건강하게 맞이하자.

원기 회복 메뉴

여름에 덥다고 음성 식품만 먹으며 보낸 사람은 9월에 접어들면 그 여파가 한꺼번에 몰려온다. 갑자기 머리카락이 많이 빠지고 무슨 일을 해도 금세 피곤해지는 등 여기저기서 이상이 나타난다. 위가 약해지고 소화력도 떨어지기 때문에, 이때는 소식을 하면서 몸을 따뜻하게 하는 음식을 늘려가는 것이 좋다.

 토란, 고구마, 연근, 우엉, 밤이나 메밀 등 초가을부터 수확하는 식품에는 탄수화물과 양성의 미네랄, 섬유질이 가득 들어 있다. 그렇다고 양성이 지나치게 강한 것은 아니므로 늦더위에도 견딜 수 있고 동시에 추위에 대비해 몸을 서서히 가다듬는 데 적절한 식품이다.

 우리는 이 시기에 달맞이를 하면서 경단을 먹는 풍습이 있는데, 경단을 만들 때 음성인 쌀가루를 이용한다는 점도 이 논리와 일치한다.

 경단 외에 밤밥이나 감자밥, 옥수수 알갱이가 들어간 밥 등 쌀로만 지은 밥에 비해 전분 성분을 가볍게 한 주식이 적당하다. 전분 성분이 가벼우면 먹기도 편하고 주식의 양을 늘려가기도 좋다. 이 시기에 수확하는 햇메밀도 가을철의 별미다. 부식으로는 뿌리채소나 토란을 듬뿍 넣고 끓인 맑은 장국이나 조림 같은 것이 맛있다.

 초가을은 몸을 따뜻하게 하

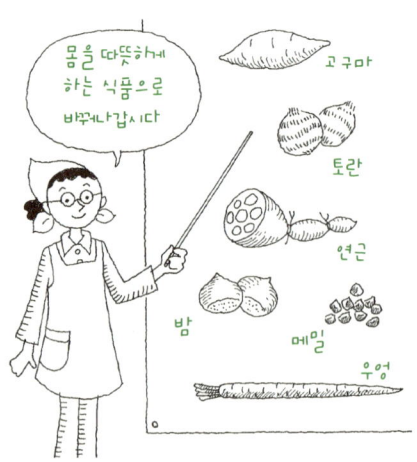

는 식품으로 바꿔나가는 것이 포인트다. 요리를 할 때도 살짝 데치는 것으로 끝내지 말고 충분히 시간을 들여 푹 익힌 음식을 늘려나간다.

가을철 식사법

높고 푸른 가을 하늘 아래 벼이삭이 영글고 콩깍지가 부풀며, 나무열매와 과일은 가지가 휘어지게 열린다. 땅속에서는 뿌리채소가 알알이 탐스럽고, 가까운 바다에서는 윤기 흐르는 물고기들이 이리저리 헤엄치고 있다.

보존할 수 있는 식품들이 많이 수확되므로 가을은 겨울을 대비한 비축의 계절이기도 하다. 또한 가을 작물은 쌀이나 콩처럼 말 그대로 피가 되고 살이 되는 것이 많다. 우리 몸을 만드는 재료로서는 최고이지만, 너무 맛있어서 그만 과식을 하게 되는 것이 단점이다. 아무리 몸에 좋은 것이라도 제대로 소화가 안 되면, 장 속에서 부패, 발효해 온몸에 독소로 돌아다니게 된다.

따라서 가을은 먹은 만큼 몸을 움직이는 것이 좋다. 대사가 활발해져 칼로리가 높은 가을 식품을 소화하는 데 도움이 되기 때문이다. 가을 동안 기초대사량을 높여두면 대사 기능이 약해지는 겨울에 대비할 수 있다.

흔히 과일은 몸에 무조건 좋다고 생각하지만, 과당이 많아 중성지방이 축적되기 쉽다. 몸을 차게 하는 작용도 하므로 무턱대고 많이 먹는 것은 좋지 않다. 제철과일인 귤이나 사과, 감 등을 적당하게 먹는 것으로 그치자.

육류를 먹을 때는 버섯류를, 삼치 같은 생선에는 무를 듬뿍 곁들여 먹으면 해독 효과를 볼 수 있다.

늦가을~겨울철 식사법(11월 하순~2월 초순)

겨울철에 어울리는 상징적인 음식 가운데 하나는 찹쌀을 찧어 만든 떡이 아닐까 한다.

음양의 법칙에서 음은 양을 끌어당기므로, 양에 음을 첨가하는 것보다 음에 양을 더하는 편이 결과적으로 양성도를 높이게 된다. 즉 멥쌀에 비해 음성인 찹쌀에 '찧는다'는 양의 힘을 더하면 밥보다 양성도가 높아지는 것이다.

떡의 또 한 가지 장점은 원래 갖고 있는 음의 힘도 간직하고 있어 지나치게 위축된 내장과 세포를 유연하게 펴주는 작용을 하는 것이다. 그런데 흰떡의 경우에는 이 작용을 기대하기 힘드므로 되도록 현미찹쌀을 쓰는 것이 좋다.

칼로리라는 '양성'을 충분히 보충하여 몸을 따뜻하게 하면서, 한편으로는 몸이 지나치게 움츠러드는 것을 막고 대사를 촉진하는 음의 힘도 불어넣어준다. 이것이 바로 겨울을 건강하게 보내는 식사법이다.

한겨울 보양 메뉴

겨울에는 국이나 죽, 냄비요리처럼 따뜻한 음식을 먹는 것이 기본이다.

열이 달아나지 않도록 갈분소스를 끼얹은 요리도 좋다.

이중에서도 가장 권하고 싶은 것은 냄비요리다. 국물을 많이 넣은 냄비에 파, 쑥갓, 배추 같은 채소나 우엉, 당근, 무, 연근 등의 뿌리채소, 버섯류, 해조류, 두부 등을 넣고 끓이면서 먹는 요리로, 여러 종류의 재료를 넣을수록 영양 균형 면에서 좋다.

냄비요리의 이점은 우선 열이라는 양성이 작용해 몸이 따뜻해지고 활성화되는 것이다. 음양의 재료를 모두 사용하므로 몸이 한쪽으로 치우치지 않고 대사도 촉진된다. 비타민과 미네랄, 섬유질이 풍부한 만큼 장청소에도 탁월하다.

서리가 내릴 즈음에는 배추와 파 등은 단맛이 깊어지고 뿌리채소도 다음 생명을 위해 양분을 저장하므로 더 맛있어진다. 겨울이야말로 냄비요리가 제격인 계절이다. 하지만 간이 짜면 염분 과다 섭취로 신장이 수축해 소변 횟수가 많아지므로, 간장이나 소금은 너무 많이 넣지 않도록 한다.

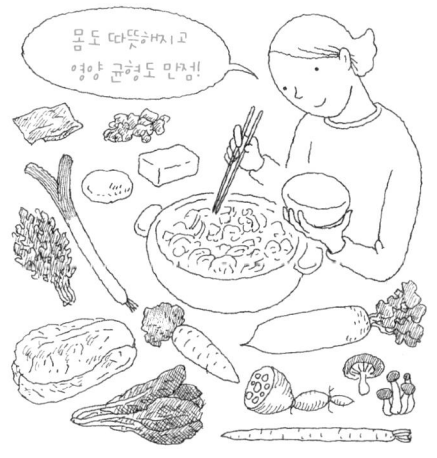

또한 겨울은 양성인 육류나 생선을 먹는 데 가장 적합한 계절이기도 하다. 냄비요리에 적당히 넣어 먹으면 별미다. 단, 이때는 소화제 역할을 하는 채소나 버섯류를 듬뿍 먹어 완전히 소화를 시키는 것이 중요하다. 순발력이나 고칼로리가 필요한 사람, 육체노동을 하는 사람은 별문제가 없지만, 정신노동을 하는 사람은 육류를 지나치게 많이 먹으면 소화불량이 될 수 있으므로 주의하자.

自 · 然 · 治 · 癒 · 力

생활습관병 예방은 식사에서부터

각 민족마다 고유의 음식과 식사법이 있다. 우리도 옛날에는 우리 풍토에 맞고 우리의 체질을 유지하는 음식문화가 숨 쉬고 있었다.

하지만 2차 세계대전 후 식생활이 급격히 서구화되면서 불과 수십 년 사이에 음식문화가 완전히 바뀌었다. 이렇게 짧은 기간에 식생활을 바꾼 민족은 드물 것이다.

1958년 인스턴트라면이 처음 등장한 이후 인스턴트식품과 첨가물이 잔뜩 들어간 가공식품이 끊임없이 출시되고 있다. 식탁의 주역이 곡물과 채소에서 육류와 유제품 등의 동물성 식품으로 대체되었을 뿐만 아니라, 식품 자체도 생명력 있는 작물에서 생명력 없는 공장 식품으로 바뀐 것이다.

학교급식도 입맛과 식성을 변화시킨 요인이다. 밥에서 빵으로, 된장국에서 우유로, 동물성 식품도 생선에서 육류와 달걀로 바뀌었다. 외식 산업도 발달해 오로지 맛만 추구하는 풍조가 만연하게 되었다.

식생활이 가정을 중심으로 이루어졌을 때는 가족 구성원 각자의 체질이나 건강 상태에 따라 식사 내용을 조절하여 균형을 맞출 수 있었다. 그러나 학교급식과 외식이 등장함으로써 음양에 관계없이 모두 똑같은 것을 먹게 되고 결과적으로 우리 몸은 더욱 한쪽으로 치우치게 되었다.

성인병이 점점 낮은 연령에서 시작되고 생활습관병이라는 이름으로 바뀐 것은 식사의 중심이 생명력 없는 식품들로 바뀐 데다 영양이 지나치게 풍부하고 화려한 식단 때문이다. 식생활의 급격한 서구화가 암이나 아토피 체질의 원인이 되고 여러 가지 생활습관병의 시작이 된 것은 확실하다.

세계 유수의 과학자들은 꽤 오래전부터 동물성 식품이나 정제식품, 식품첨가물 등이 현대병과 깊게 연관되어 있다고 지적했다. 주변을 둘러보면 병까지는 아니더라도 여러 가지 증상을 달고 사는 사람이 많다. 이러한 식품의 폐해는 몸뿐만 아니라 마음에도 악영향을 미치고 있다.

학교 폭력이나 교육의 붕괴, 따돌림 등 분노를 조절하지 못하고 무기력한 아이들이 급증하고 있는 것도 식생활에 문제가 있기 때문이다. 스트레스를 받기 쉬운 몸도 사실 빈약한 식생활이 만들어낸 결과인 것이다.

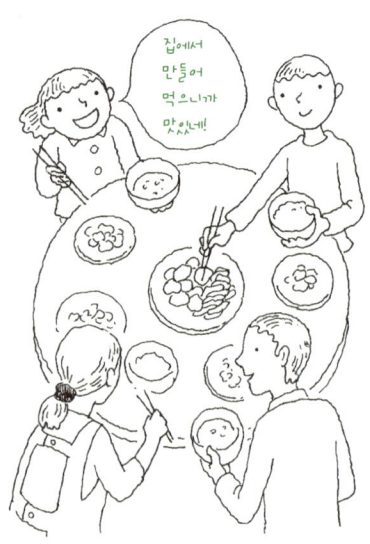

지금이야말로 우리의 식생활을 돌아보고 바로잡을 때다. 우리가 먹는 음식이 우리의 건강과 삶을 결정한다는 당연한 사실을 인식하고 생명력 넘치는 식단으로 되돌아

가자. 그렇게 한다면 우리 몸은 균형을 되찾고 체질도 개선될 것이다.

동양의학에는 '미병(未病)을 고친다'는 개념이 있다. 병이 나기 전에 나타나는 몸의 이상 증상을 치료하는 것이 중요하다는 것이다.

여기서는 미병의 대표적인 증상과 식품의 관계를 살펴보고, 그에 따른 식사법을 알아보기로 한다. 설명을 들었다면 그다음에는 실천하기만 하면 된다. 의사도 약도 필요 없고 그저 매일 먹는 음식으로 체질을 개선하는 쉽고 편한 건강법이다.

체질을 개선하는 식사법

● **혈당치가 높다 · 낮다**

혈당치라고 하면 당뇨병을 떠올리는 사람이 많을 것이다. 우리의 경우는 40세 이상 인구의 30%가 당뇨병이거나 그 예비군으로 추정되며, 이 수치는 매년 높아지고 있다. 또한 혈당치의 기복이 심해 정신이 불안정해지고 심한 경우는 정신장애로까지 발전하는 저혈당증도 계속 늘어나고 있다.

혈당치를 급격하게 높이거나 낮추는 대표적인 식품은 백설탕이다. 백설탕은 정제 단계에서 원래 사탕수수가 갖고 있던 비타민이나 미네랄 등의 미량요소가 제거된다. 남는 것은 포도당과 과당뿐으로, 이러한 단당류는 체내에 순식간에 흡수되어 혈당치를 급격히 상승시킨다.

그러면 뇌는 황급히 췌장에 인슐린을 분비하라고 명령한다. 인슐린에는 혈당치를 조절하는 기능이 있기 때문이다.

그런데 설탕으로 혈당치가 치솟으면 그것을 억제하고자 인슐린이 과다 분비된다. 그러면 이번에는 혈당치가 급격히 떨어져 뇌가 서둘러 당분 재보충을 명령하므로 단것이 몹시 당긴다. 이러한 악순환이 반복되다 보면 인슐린을 분비하는 췌장의 기능이 망가지고 만다. 결국에는 인슐린이 제대로 분비되지 않아 고혈당을 거쳐 당뇨병이 되는 것이다.

동물성 식품을 지나치게 많이 섭취할 경우에도 이런 일이 일어난다. 단백질이나 지방을 과다 섭취하면 췌장의 기능이 약해져 인슐린이 제대로 분비되지 않는다.

이처럼 설탕과 동물성 식품은 당뇨병과 깊은 관련이 있으므로 예방을 위해서는 일단 먹지 않아야 한다. 비만도 당뇨병의 원인이 되기 때문에 과식을 삼가고, 열심히 운동하는 것이 중요하다.

혈당치를 안정시키는 식품으로는 당분이 서서히 흡수되는 미정백 곡물이 가장 좋다. 소량의 현미밥을 꼭꼭 씹어 먹는다. 단, 찹쌀은 혈당치를 높이므로 주의한다. 뿌리채소나 푸른 잎채소도 혈당치를 낮추는 효과가 있다.

혈당치가 낮은 경우는 유부나 튀긴 두부처럼 아연이 많이 함유된 식품이나 해조류를 먹고, 간은 조금 강하게 한다. 단것이나 과일 섭취는 삼가고, 미정백 곡물 위주로 식사하는 것은 고혈당의 경우와 마찬가지다.

단것이 못 견디게 먹고 싶을 때는 호박이나 콩, 양파, 고구마 등 당분이 많은 재료를 사용한 요리로 대체한다. 설탕을 갑자기 끊는 것이 힘든 사람은 흑설탕을 소량 사용하면서 서서히 입맛을 바꾸는 방법도 있다.

음식 처방으로는 팥호박(295쪽)이 당뇨병에는 특효약이다. 마르고 체력이 약한 음성 체질은 팥호박에 다시마를 넣어 먹는다.

● 혈압이 높다 · 낮다

혈관 속을 흐르는 혈액이 혈관 벽을 누르는 힘을 혈압이라고 한다. 혈압이 높아지는 이유는 여러 가지가 있지만, 원인이 무엇이든 반드시 영향을 미치는 것은 과식이다.

혈액 속에 소화가 덜 된 음식물이 많아지면 혈액이 원활하게 흐르지 않아 우리 몸의 말초까지 피가 잘 전달되지 않는다. 이것을 해소하기 위해 심장은 펌프운동을 격렬하게 해 혈액량을 늘리고, 그 결과 혈관 벽이 압박을 받아 혈압이 올라간다.

또한 여분의 혈중 콜레스테롤이 산화해 혈관 벽에 침착하면 동맥경화를 일으키는데, 이것도 혈압 상승의 주요인이다.

고혈압이 계속되면 심장이 비대해지거나 동맥경화로 인한 여러 가지 생활습관병이 쉽게 발병한다. 하지만 혈압은 음식만 주의해도 어느 정도 떨어지므로, 우선 식사량을 줄여 혈액 속에 여분의 콜레스테롤이 축적되지 않도록 하는 것이 중요하다. 대식가는 몸의 각 조직에도 지방분이 쌓이는데, 이것도 혈관을 압박해 혈압을 높이는 원인이 된다.

표고버섯수프(287쪽)나 제1무탕(226쪽), 삼백초차(303쪽)로 여분의 지방이나 단백질을 연소시킨다. 과즙이나 채소수프(289쪽), 일시적으로는 청즙(243, 305쪽)도 효과적이다.

고혈압에는 염분의 섭취량을 줄여야 한다고 생각하는 사람이 많지만, 소금의 섭취와 상관없이 혈압이 변하지 않는 사람도 있다. 체질을 고려하지 않고 무조건 염분을 감량하다가는 몸에 필요한 미량요소가 부족해져 오히려 위험할 수 있다.

자신이 맛있다고 느끼는 정도가 몸에도 가장 알맞은 간이다(단, 간은 천연소금으로 한다. 정제염은 위험하다). 칼륨이 많은 채소를 먹으면 몸이 알아서 조절해주므로 걱정할 필요 없다.

하지만 염분을 섭취하면 혈압이 급격히 올라가는 사람은 염분의 양을 줄여야 한다. 신장의 기능이 떨어져 염분 배설이 제대로 안 되기 때문이다. 제2무탕(227쪽)이나 현미수프(222쪽), 채소수프는 이뇨 작용을 돕고, 표고버섯수프나 삼백초차는 대사를 촉진한다. 결명자차(249쪽)도 혈압을 낮추는 효과가 있다. 물론 그렇다고 해서 지나치게 많이 섭취하는 것은 좋지 않다.

한편 저혈압의 경우는 혈압이 낮아도 건강하게 생활할 수 있다면 전혀 문제될 것이 없다. 아침에 일어나기가 힘들고 머리가 멍하니 개운하지 않다면 심장의 기능이 약해져 있을지도 모르므로, 심장(양성의 장기)을 건강하게 하는 양성 식품을 많이 먹도록 한다. 아침에 일어나면 소금엽차(247쪽)나 간장엽차(247쪽), 매실간장엽차(251쪽)로 염분을 보충한다. 주식은 조혈을 돕는 식품 중심으로 하고, 된장을 이용한 요리를 늘리도록 한다. 수분이나 과일, 향신료 등 몸을 차게 하거나 혈액을 묽게 하는 식품은 먹지 않는다. 또한 혈액을 오염시키는 설탕이나 화학첨가물은 섭취하지 않는다. 이것만으로도 몸 상태가 확연히 달라질 것이다.

● **LDL 콜레스테롤, 중성지방 수치가 높다**

건강검진에서 특히 신경 쓰이는 항목 가운데 하나는 콜레스테롤 수치다. 나쁜 콜레스테롤이라 불리는 LDL 콜레스테롤 같은 지방이 지나치게 늘어나면, 고지혈증이 되어 동맥경화가 진행되고 심근경색이나 뇌경색을 일으킬 위험이 높아진다.

동맥경화가 일어나는 것은 혈액 속 여분의 콜레스테롤이 활성산소와 결합해 과산화지질을 만들어내고, 이것이 혈관 벽에 달라붙기 때문이다. 혈관 벽이 두꺼워지면 혈액의 흐름이 나빠질 뿐만 아니라 혈관의 탄력성도 떨어지므로, 자칫하면 혈관이 끊어져 출혈이 일어날 수 있다. 이를 예방하는 데는 물론 식사 개선이 가장 좋은 방법이다.

과식을 삼가고, 특히 지방이나 단백질이 많은 동물성 식품은 적게 먹는다. 또한 해조류나 녹황색 채소, 뿌리채소를 충분히 섭취해 여분의 콜레스테롤을 대사시켜야 한다.

나쁜 콜레스테롤 수치가 높은 사람은 청즙이나 표고버섯수프, 제1무 탕을 마시고, 감귤류 등 신맛이 강한 것을 많이 먹는 것이 좋다. 여하튼 병이나 노화의 원인이 되는 과산화지질을 만들어내지 않도록 하는 것이 무엇보다 중요하다.

또한 지방 섭취량이 많으면 단백질과 결합한 리포단백질의 양이 늘어난다. 리포단백질은 신장의 필터를 막히게 하고 간에도 나쁜 영향을 미친다. 간의 해독 작용, 신장의 배독 작용(독을 내보내는 작용)을 약화시키는 것이다.

한편 동물성 지방이나 설탕은 중성지방의 원인이 된다. 내장 비만이나 뇌동맥경화를 예방하기 위해서도 이 두 가지는 삼가는 것이 좋다.

● **위가 약하다, 식욕이 없다**

식사를 하고 나면 속이 거북할 때가 있다. 위액의 분비가 줄어 위의 소화력이 약해졌기 때문이다.

이럴 때는 미정백 곡물을 중심으로 식사를 해보자. 먹을 때는 꼭꼭 씹어 침을 충분히 섞어주는 것이 포인트다. 죽으로 먹을 때는 우엉이나 채소를 달게 조려 넣는 등 알칼리성 식품을 첨가한다. 매실장아찌나 매실간장엽차로 위액의 분비를 촉진하는 것도 좋다.

단것은 위액의 분비를 멈추게 하므로 적어도 상태가 좋아질 때까지는 먹지 않는다. 스트레스도 위에는 좋지 않다. 따라서 스트레스가 쌓이지 않도록 기분전환에도 신경을 쓴다.

한편 장 상태가 좋지 않은 사람은 거의 대부분 배가 차다. 장은 냉기를 가장 싫어하므로 차가운 주스나 아이스크림, 음성 식품을 지나치게 많이 먹거나 에어컨을 계속 틀어놓는 것은 좋지 않다. 음의 성질을 가진 것은 장에 바로 나쁜 영향을 미친다. 따뜻한 음식, 양성 식품으로 우선 몸과 장을 따뜻하게 하자.

장의 상태가 좋지 않을 때는 점성이 있는 식품을 먹어본다. 끈적끈적한 성분이 장벽의 상처를 부드럽게 덮어주고 동시에 장벽에 영양분을 공급해 체내에 흡수되기 쉽도록 도와준다. 갈분을 사용한 요리나 갈분암죽, 갈분조림(258쪽), 찹쌀 요리 등이 좋다.

장내 세균이 좋아할 만한 식품(정제하지 않고 식이섬유가 풍부한 것), 특히 톳곤약(293쪽)은 매끼마다 조금씩 먹는다. 매실장아찌나 된장국도 장을 건강하게 하는 최고의 식품이다.

위장은 어떤 문제가 있어도 통증 같은 뚜렷한 자각증상이 잘 나타나지 않기 때문에 그냥 지나치기 쉽다. 하지만 소화흡수를 관장하는 생명력의 기본이 되는 장기다. 이곳이 약해지면 결코 건강해질 수 없다. 폭음이나 폭식을 삼가고 식사를 할 때는 위에 부담을 주지 않는 것을 첫 번째로 생각한다.

● 체온이 낮다

인간의 정상 체온은 36.5℃ 전후지만 요즘은 체온이 35℃대인 사람도 드물지 않다. 체온이 낮으면 효소 활성이 약해지고 장 속의 좋은 균도 제대로 활동하지 못하기 때문에 몸 전체의 기능이 떨어진다. 이것은 불임으로도 연결된다.

저체온의 주된 원인은 다음 세 가지로 생각할 수 있다. 첫 번째는 설탕 등 몸을 차게 하는 식품의 과다 섭취다. 두 번째는 우리 몸의 근육을 적게 사용하여 열이 발생하지 못하는 것이다. 즉 운동 부족이 원인이다. 세 번째는 이 근육을 만드는 간이 화학물질 등에 의해 약해져 있기 때문이다. 에어컨이나 난방장치의 보급으로 우리 몸이 원래 갖고 있는 체온 조절 센서가 제대로 작동하지 못하게 된 것도 원인이 될 수 있다.

체온을 정상치로 되돌리려면 음식의 힘을 빌리는 것이 가장 좋은 방법이다. 체온을 높이는 식품은 뭐니 뭐니 해도 곡물이다. 정백하지 않은 곡물을 중심으로 볶음된장(269쪽)이나 된장국 등 된장을 이용한 요리를 매일 먹도록 하자.

당연한 말이지만 몸을 차게 하거나 혈액을 묽게 하는 음성 식품은 금물이다. 설탕이나 과일, 여름채소, 수분이 많은 식품 역시 최대한 삼간다.

한편 저체온 상태에서 동물성 식품을 먹으면 안 그래도 소화가 잘 안 되는 단백질이나 지방이 소화불량을 일으켜 불필요한 독소나 피로물질이 남는다. 체온이 올라가 건강해질 때까지는 이러한 식품도 먹지 않는 편이 좋다.

● **빈혈이 있다**

빈혈은 혈액 속에 철분이 부족해 몸속 구석구석까지 산소가 충분히 운반되지 못하는 상태를 말한다. 사실 철은 간에 저장이 가능해 수명이 다한 적혈구가 파괴된 뒤에도 골수에 재흡수되는 성질이 있기 때문에, 지극히 일반적인 식사를 한다면 빈혈이 생기는 경우는 없다.

그런데도 철분이 부족하다는 것은 현재의 식사가 형편없다는 얘기다. 따라서 현대의 빈혈 치료는 철은 물론 철 이외의 미량요소까지 포함해 혈액 전체를 건강하게 하는 방향으로 생각해야 할 것이다.

과격한 다이어트를 하고 있다면 지금 즉시 그만두길 바란다. 밥에 녹황색 채소가 듬뿍 들어간 반찬과 된장국이라는 기본 식단만으로도 다이어트와 철분 보충 효과를 충분히 볼 수 있다.

혈액을 많이 만들어내야 하는 임산부나 출혈성 궤양 같은 병이 있는 사람은 철분이 많이 함유된 식품을 의식적으로 먹는 것이 좋다. 현미, 밀배아, 톳, 미역, 깨, 무말랭이, 낫토, 콩가루 같은 식품에 철분이 많이 함유되어 있다.

간 등의 동물성 식품이 철분 흡수에 좋다고 하지만, 동물성 식품은 혈액을 오염시키고 다른 미네랄을 배설시키는 단점이 있다. 철뿐만 아니라 여러 가지 요소를 골고루 갖춘 질 좋은 혈액을 만드는 것이 중요하다. 또한 수분 과다는 혈액을 묽게 하므로 음료수는 목이 마를 때만 마시도록 한다.

● **간 · 신장의 기능이 약하다**

간은 우리 몸의 피와 살이 되는 식품을 해독하고, 신장은 대사가 끝난 음식물을 걸러내어 소변으로 내보내는 중요한 장기다.

간이 약하다는 것은 지금 우리가 먹고 있는 식품에 농약이나 화학물질, 동물성 식품에 의한 독소가 많다는 의미다. 식품 외에도 우리를 둘러싼 생활환경, 공기, 집, 의복, 식기, 조리 기구 등 거의 모든 것이 오염되어 있다. 여기에서 나오는 독소가 전부 간으로 모이는 것이다.

한편 신장에는 주로 정제염과 동물성 단백질이 영향을 미친다. 동물성 단백질은 식물성 단백질보다 분자가 작아서 아미노산으로 분해되기 전에 장벽으로 흡수되어 오히려 신장의 막을 막히게 한다. 또한 화학소금은 대부분 염화나트륨이므로 미네랄 균형을 무너뜨린다.

인간은 기아에는 강하지만 포식에는 속수무책이다. 현대처럼 과식하기 쉬운 환경에서는 혹사당한 장기가 회복할 틈이 없다.

식사를 할 때는 공복 상태에서 천천히 꼭꼭 씹어 먹는다. 공복도 아닌데 식사시간이 됐다고 습관적으로 먹는다면 몸에 부담을 주게 된다. 양은 조금 모자라는 정도가 좋다. 독소가 적은 식품을 선택하는 것도 중요하다. 되도록 질 좋은 유기농 재료를 구입하도록 하자. 간에는 배추처럼 색이 흰 채소가, 신장에는 현미수프나 채소수프, 채소주스 등이 좋다.

암 체질, 아토피 체질

● **암이나 아토피는 식원병**

극음인 설탕과 극양인 동물성 식품 같은 식재료를 일반적으로 사용하다 보면 몸에도 극음과 극양 증상이 모두 나타난다.

몸 바깥쪽은 음성 과다로 팽창해 비만이나 피부 트러블이 일어나고, 몸 안쪽은 양성 과다로 경직되어 동맥경화나 종양이 생긴다. 이처럼 음식 때문에 발병하는 질병을 식원병이라 하는데, 그중 대표적인 것이 암과 아토피다.

몸에 축적된 독소도 우리 몸에 크게 영향을 준다. 독소가 늘어나면 신장이나 간 기능이 약해져 온몸에 악영향이 미친다. 혈액의 질도 나빠지므로 세포 대사가 정상적으로 이루어지지 않아 이상 세포가 쉽게 만들어진다. 이것이 암세포다.

아토피도 지나치게 축적된 독소가 일상적인 배출을 통해 다 해소되지 못하고 모공으로 나오는 현상이다. 이러한 독소는 동물성 식품이나 설탕, 화학물질을 과다 섭취할 때 몸속에 쌓인다. 육류나 생선, 유제품은 체내에서 에너지로 바뀔 때 반드시 노폐물을 남기며, 설탕은 적혈구를 파괴해 혈액을 망가뜨린다. 식품첨가물이나 농약 등의 화학물질도 배설 기능의 부담을 한층 무겁게 한다. 이 세 종류의 식품이 암이나 아토피로 대표되는 현대병을 일으키는 주범이다.

● **아토피 체질을 개선하는 법**

아토피를 일으키는 주된 알레르겐(알레르기 반응을 일으키는 항원)으로 꼽히는 것은 달걀과 우유다. 이것은 체내에서 동물성 식품이 소화되고 흡수되는 과정을 살펴보면 알 수 있다.

동물성 단백질 분자는 아미노산으로 분해되기 전에 장벽을 통과해 혈액 속으로 들어가 혈액을 오염시킨다. 또한 이종단백질(몸에 있어야 할 원래의 단백질과는 전혀 다른 구조를 가진 단백질)의 상태로 있기 때문에 적으로 간주되어 알레르겐이 된다.

　이러한 현상을 개선하려면 우선 알레르겐이 되는 식품이나 혈중 노폐물을 증가시키는 동물성 식품을 먹지 말고 곡물 위주의 식사를 해야 한다. 약해진 피부를 건강하게 하기 위해서도 채소(특히 뿌리채소)는 껍질째 먹는 것이 좋다. 곡물도 껍질을 제거하지 않은 미정백 곡물을 먹는다.

　그다음으로 신경 써야 하는 것이 대사를 원활하게 하는 것이다. 소식을 하고 화학물질의 섭취를 끊어 간이 받는 부담을 줄인다. 그리고 현미수프(222쪽)나 무즙을 넣은 현미수프(223쪽)로 배뇨를 촉진한다. 포인트는 알레르겐이나 독소가 되는 식품은 먹지 않고, 쌓여 있는 독소는 계속 배출하는 것이다.

　또 한 가지 중요한 점은 아토피가 생기지 않고 아토피에 지지 않는 체질을 만들기 위해 자연치유력을 키우는 것이다. 어릴 때부터 약과 예방주사를 달고 살면 면역력이 떨어진다. 근본적인 치료를 위해서는 알레르기의 원인이 되는 음식물을 장기간 먹지 않는 제거식(除去食)보다는, 면역력을 증강시키는 편이 바람직하다고 생각한다. 또한 아토피 자체가 본래 독을 배출하는 작용이므로, 그 독을 약으로 꼼짝 못하게 할 것이 아니라 상태를 지켜보는 것도 필요하다고 본다.

● **암 체질을 개선하고 암과 사귀는 법**

선상한 사람도 암세포를 갖고 있다. 그래도 문제가 되지 않는 이유는 암의 싹이 비정상적으로 난폭해지지 않는 한 발병하지 않기 때문이다. 암세포를 잠든 채로 놔두면 되는 것이다.

　현재 암에 걸린 사람도 마찬가지다. 더 이상 암세포를 증식시키지 않으면 된다. 그러기 위해서는 혈액의 질을 개선하는 것이 가장 좋은 방법이다. 암세포는 음성이므로 산소를 싫어한다. 그러나 건강한 혈액은 산소를 듬뿍 갖고 있기 때문에 암이 커지는 것을 막아준다.

질 좋은 혈액을 만들기 위해서는 식사의 질과 내용이 중요하다. 피를 만드는 데 가장 좋은 식품은 미정백 곡물과 된장이다. 된장은 장 속의 좋은 균을 늘리는 작용도 하는데, 이것이 항암 효과로 작용한다. 된장 원료인 콩을 비롯해 해조류, 채소류의 섬유질과 떫거나 쓴맛이 있는 식품도 항암 효과가 있다. 밥에 된장국, 채소 중심의 식단은 장내 환경을 건강하게 하고 질 좋은 혈액을 만드는 기본식으로 암을 예방하는 데 최적이라 할 수 있다.

암이 발병한 사람은 이미 전신에 독소가 쌓여 있는 상태다. 초기 단계라면 환부에 생강기름(237쪽)을 문질러 혈행을 촉진하거나, 생강습포(234쪽)와 토란파스(239쪽)로 독소를 빼내는 것이 도움이 된다. 밥을 먹지 못하는 사람은 현미크림(221쪽)을 먹는다. 요기가 될 뿐만 아니라 조혈, 독소 배출, 진통에 효과가 있다.

물론 암은 식사요법만으로 완치되기 힘들다. 그러나 항암제나 방사선 치료는 극음이므로 음과 음이 반발해 심각한 부작용을 일으킬 수 있다. 결국 암을 억제하는 것은 생명력에 달려 있다. 이를 위해서도 자연치유력을 활성화시키는 몸으로 만들어야 한다.

음식의 놀라운 힘 4

아버지의 당뇨병과 직장암을 극복하다

나의 아버지는 65세 때 당뇨병이 발병했다. 그때까지는 신경도 안 썼던 혈당치가 갑자기 높은 수치를 나타낸 것이다. 그 즉시 당뇨병의 특효약으로 알려진 팥호박을 매끼마다 반 공기씩 먹도록 했다. 동시에 곡물과 채소 중심의 식사를 시작했다.

이러한 식사와 처방을 한 달쯤 계속했을까. 어느새 혈당치가 거짓말처럼 정상으로 돌아와 있었다. 단지 그것밖에 한 게 없는데도 당뇨병 적신호가 사라진 것이다.

그러고 나서 아버지는 79세에 다시 병을 얻었다. 암이었다. 한밤중에 숨 쉬기가 힘들다며 바깥으로 뛰쳐나가는 바람에 한바탕 난리가 났는데, 그다음 날 장 주변에 주먹만 한 응어리가 있는 것 같다고 했다. 병원에 갔더니 직장암이었다. 온 가족이 모여 회의를 한 결과 다들 내 방식에 희망을 걸어보겠다고 해서, 그때부터 매일 하루에 네 번씩 생강습포와 토란파스를 붙였다.

식단은 현미에 제철채소를 넣은 된장국, 우엉, 볶음된장, 깨소금 같은 식양의 기본식이었고, 아버지가 좋아하는 단것이나 술은 절대 금했다. 그 외에도 잉어된장국이나 매실간장엽차, 달걀간장 등을 수시로 드시게 했다. 이것을 두 달 정도 계속했다.

첫 번째 변화는 열흘쯤 지난 후에 나타났다. 아무리 생강습포를 붙여도 변화가 없던 환부에 드디어 붉은 기운이 퍼지기 시작했다. 피가 통하고 있다는 증거였다. 토란파스도 그즈음부터 독소를 빨아들이기 시작했다.

환부에는 먼저 두드러기가 났는데, 이 무렵부터 한밤중에 신음소리를 내며 괴로워하는 일이 줄었다. 두드러기 다음은 검은 색소였다. 토란파스가 독소를 뽑아내 그것이 사라지면 다시 새로운 독소가 몸속에서 빠져나왔고, 이것이 수도 없이 반복되었다.

  갈분조림을 먹지 않으면 멈추지 않았던 설사도 식사요법을 시작하고 한 달 정도 지났을 때부터 서서히 그 횟수가 줄어들었다. 응어리도 한 달 반 정도 지나자 자연스럽게 사라졌다. 환부의 피부가 깨끗해지면서 완치됐다고 느낀 것은 반년 후였지만, 응어리는 요법을 시작하고 두 달도 채 지나지 않아 완전히 사라진 것이다.

  나는 오래전부터 음식으로 병이 낫는 것을 봐왔기 때문에 아버지의 암도 나을 거라는 확신이 있었지만, 그래도 역시 기뻤다. 식양을 알게 된 덕에 아버지의 병도 고칠 수 있어서 진심으로 다행이라고 생각한다.

해독 & 독을 중화시키는 식사법

두툼한 스테이크, 지방이 많은 참치 뱃살과 뱀장어, 버터와 달걀, 생크림을 듬뿍 올려놓은 화려한 케이크……. 사람들이 맛있다고 즐겨 찾는 이런 음식은 안타깝게도 우리 몸에는 별로 도움이 되지 않는다.

왜냐하면 동물성 단백질이나 동물성 지방은 우리 몸속에서는 소화되기 힘들고 대사 과정에서 노폐물을 많이 남기기 때문이다. 이 노폐물이 산성 독이 되면서 여러 가지 질병을 일으킨다. 그래도 여전히 고기와 생선이 먹고 싶고 달걀과 우유를 포기할 수 없다면, 다음과 같은 식사 규칙을 반드시 지키도록 한다.

첫째, 동물성 단백질이나 동물성 지방을 완전히 연소시킬 수 있도록 소화효소 작용을 하는 식품을 함께 먹는다. 일반적으로 양성인 산성 식품은 음성인 알칼리성 식품과 함께 먹으면 연소가 잘된다. 생선요리에 무를 곁들여 먹는 식습관이 좋은 예다. 또한 회는 항상 고추냉이와 함께 먹는데, 고추냉이도 단백질을 소화시키는 효소와 해독 작용을 하는 살균 성분이 있는 음성 식품이다. 예부터 허브나 향신료를 귀하게 여긴 것도 동물성 식품의 맛을 좋게 할 뿐만 아니라 해독 작용을 하기 때문이었다.

음식물의 독소나 화학물질을 몸 밖으로 배설시키는 식이섬유의 역할도 중요하다. 식이섬유를 많이 함유하고 있는 채소류, 해조류, 콩류, 전립곡물(미정백 곡물) 등은 식단에 항상 포함시키는 것이 좋다.

또 한 가지 중요한 것은 꼭꼭 씹어 먹는 것이다. 이것은 동물성 식품뿐만 아니라 모든 음식에 해당한다. 씹을 때 분비되는 침에는 소화효소가 잔뜩 들어 있다. 성질도 알칼리성이므로 음식에 함유된 산성 성분을 중화하는 데 도움이 된다. 또한 침에는 식품첨가물이나 활성산소를 제거하는 힘이 있다. 침으로 암세포가 사라진 것을 보여준 실험이 한때 화제가 된 적도 있다.

다시 정리하면, 소화효소 작용을 하는 식품을 식단에 포함시키고, 해독 작용이 있는 향신료와 허브를 곁들인다. 식이섬유가 많이 함유된 식품을 항상 같이 먹고, 먹을 때는 꼭꼭 씹어 먹는다. 또 한 가지 덧붙이면 동물성 식품의 양은 전체 식품의 10% 정도로 그친다. 이 다섯 가지 규칙을 지키면 몸에 부담을 주지 않는 건강한 식생활을 즐길 수 있다.

단, 몸 상태가 좋지 않을 때는 소화력도 떨어져 있기 때문에 육류나 생선은 아예 먹지 않는 편이 좋다.

여름철 보양식으로 장어구이를 먹는 사람이 많은데, 사실 아무런 근거가 없다. 게다가 더위를 먹었을 때는 장어 기름이 몸에 부담을 줄 수 있다. 노년층이나 몸이 허약한 사람은 배탈이 나기 쉬우므로 오히려 좋지 않다. 이러한 음식은 위장 상태가 좋고 건강할 때 먹어야 제 맛을 느낄 수 있다.

● **육류 먹는 법**

동물성 지방은 몸속에서 쉽게 굳기 때문에 그만큼 소화효소가 더 많이 필요하다. 3배 이상의 잎채소, 무, 감자와 함께 먹는 것이 기본이며, 표고버섯수프(287쪽)나 토마토에 콩류, 콩나물, 사과 등을 곁들이면 더욱 좋다. 육류를 튀길 때는 반드시 레몬즙을 뿌린다. 상큼하고 맛도 훨씬 좋아진다.

종류별로 살펴보면, 쇠고기에는 감자·브로콜리·피망이, 닭고기에는 표고버섯이나 파·후추·마늘 등의 향신료가, 돼지고기에는 생강이 잘 어울린다. 닭은 체온이 40℃ 이상으로 가장 높으므로 음성이 아주 강한 식품을 곁들여야 한다. 돼지는 체온이 인간과 가장 가까운 38℃대다.

동물성 식품에 가장 맞지 않는 것은 설탕이다. 동물성 단백질과 동물성 지방에 설탕을 가미하면 암 체질이 되기 쉽다.

● **생선 먹는 법**

기본 원칙은 육류와 같다. 채소와 해조류를 듬뿍 먹는 것이다. 바닷가 근처에서 재배하는 귤도 생선과 궁합이 좋다. 여기에 해독 작용을 하는 향신료를 곁들인다.

음양으로 보면 근해에서 잡히는 생선이 작은 양성이라면, 원해에 사는 생선은 큰 양성이라 할 수 있다. 이에 맞게 향신료의 음양도도 바뀌게 된다.

예를 들어 돌돔이나 감성돔처럼 얕은 바다의 바위틈에 사는 생선에는 양하, 삼치처럼 연해에 분포하는 생선에는 무가 적당하다. 여기에서 좀 더 떨어진 곳에 사는 가다랑어에는 생강, 원양이나 심해에 사는 참치 등에는 고추냉이가 어울린다. 빨리 산화되는 고등어는 음성인 식초로 산화를 억제한다.

새우나 게, 오징어, 굴 등도 식초에 절이고 잉어는 식초된장 소스로 무친다. 뱀장어에는 산초가 제격이다.

참고로 고추냉이는 생고추냉이가 아니면 효과가 없다. 튜브에 들어 있는 것은 서양고추냉이를 착색 가공한 것이다. 우리가 향신료를 곁들이는 것은 제대로 된 맛과 효과를 기대하기 때문이므로, 고추냉이도 진짜를 사용하는 것이 좋겠다.

● **유제품 먹는 법**

20세기 이후 섭취량이 수십 배나 증가한 것이 바로 유제품이다. 하지만 우리의 체질이나 생리가 아직 유제품의 소화흡수에 따라가지 못하고 있으므로, 적당한 선에서 즐기는 것이 좋다.

유제품 역시 가공되거나 여러 가지 첨가물이 섞인 것이 많다. 예를 들어 치즈는 고온 살균 등으로 가공된 우유가 아니라 소에서 짜낸 그대로의 생우유를 천연 효소를 이용해 만든 것이 진짜 치즈다. 버터나 치즈를 이용한 요리에는 알칼리성(음성)인 버섯을 곁들인다.

● **설탕 먹는 법**

안타깝게도 설탕은 해독법이 없다. 설탕은 혈액 속의 칼슘이온을 감소시키고 적혈구를 파괴하는 무서운 작용을 하기도 한다. 또한 전기를 통과시키지 못하게 하므로 뇌신경의 신호 전달을 정지시킨다. 공부를 아무리 열심히 해도 야식으로 단것만 먹다가는 모든 것이 물거품이 될 수 있다. 행동이 둔해져 교통사고 위험도 높다.

설탕으로 인해 뇌신경이 둔해졌을 때는 밥이나 갈분조림과 같이 질 좋은 탄수화물에 깨소금을 뿌려 먹으면 증상이 개선되는 경우가 있다.

그래도 단것이 먹고 싶어 못 견딜 때는 흑설탕으로 바꿔보자. 흑설탕에는 비타민과 미네랄이 함유되어 있으므로 소량이라면 큰 해가 없을 것이라고 생각한다. 쌀로 만든 진짜 물엿을 조금 이용하는 것도 좋다.

● 담배와 술

담배의 니코틴은 산소를 교환하는 폐의 필터를 막아 산소 부족 상태로 만든다. 된장은 니코틴을 씻어내므로, 담배를 피우는 사람은 된장국이나 된장찌개를 매일 먹는 것이 좋다.

술을 좋아하는 사람은 간이 지쳐 있으므로 무엇보다 간을 강화하는 음식을 챙겨 먹어야 한다. 술을 마시기 전에는 재첩을 넣은 된장국을 마시고, 숙취에는 감 등 비타민 C가 많이 함유된 것이 도움이 된다.

소주나 청주와 궁합이 맞는 것은 천일염이다. 알코올(음성)의 독을 소금(양성)이 중화해주기 때문이다. 술안주로는 소금 간을 한 나물류나 채소조림 등이 좋다. 술안주로 동물성 식품을 먹으면 술도 산성, 동물성 식품도 산성이므로 몸이 더욱 산성 체질로 기운다.

술을 먹을 때는 이왕이면 정제해서 음성이 더욱 강해진 증류주보다 양조주를, 양조주 중에는 쌀을 원료로 했다는 점에서 양성도가 높은 청주가 좋다. 적은 양의 청주는 혈액 순환을 좋게 한다. 질 좋은 쌀로 빚은 술을 적당히 즐기는 정도라면 건강에도 도움이 될 것이다. 와인은 음성이 강하므로 육류나 생선에 어울린다.

임신기 & 모유 수유기 식사법

● 임신을 했다면

단 하나의 수정란이 3킬로그램의 신생아가 되어 세상에 나오기까지 걸리는 시간은 약 280일이다. 이 기간 동안 태아의 생명을 지탱하는 것은 엄마가 공급하는 영양이다. 엄마가 먹는 모든 것이 아기의 피가 되고 살이 되며 체질의 기초가 된다.

태어난 아이가 건강하고 밝게 자라기를 바란다면 임신 가능성이 있는 여성은 평소부터 식생활에 신경을 써야 한다. 특히 임신 여부를 알 수 없는 임신 초기에 먹은 것들은 아기의 뇌와 눈, 심장, 간 등 주요 장기의 형성과 발달에 중대한 영향을 미친다. 엄마에게는 고작 하루에 불과하지만 아기에게는 진화에 비견될 정도로 긴 시간일 수 있다. 하루하루를 소중히 여기고 태아를 위해 식사에 더욱 신경을 써야 한다.

건강한 아기를 출산하는 데는 역시 곡물이 최고다. 하지만 질 좋은 혈액을 만드는 것은 어디까지나 현미나 잡곡 같은 미정백 곡물이다. 전체 식사에서 절반은 밥으로 구성하고, 나머지는 제철채소와 해조류를 천연 조미료로 조리한다.

동물성 식품은 혈액에 독소를 남기므로 태아한테도 오염된 혈액이 가게 된다. 화학물질로 인한 오염 문제도 심각하다. 호르몬이나 항생물질을 투여한 육류나 우유를 먹으면, 그 독이 자궁이나 태반에 농축되어 혈액을 통해 아기에게 악영향을 미친다.

이것은 육류 같은 동물성 식품에만 국한되는 것이 아니라, 착색료나 화학조미료, 방부제 등의 화학첨가제 전반에 해당된다. 화학물질에 의한 오염은 치명적일 수 있으므로, 시판 중인 과자나 가공식품은 피하고 곡물채식으로 식단을 완전히 바꾸자. 곡물채식은 다이옥신 같은 환경호르몬 오염을 상당 부분 막을 수 있다. 현미의 쌀겨, 녹황색 채소의 엽록소, 채소류와 해조류의 섬유질에는 다이옥신 등의 화학물질이나 중금속을 배출시키는 작용이 있기 때문이다.

엄마의 생각도 아기에게는 음식물이다. 임신 중에는 스트레스를 쌓아두지 말고 밝고 긍정적으로 생각하자. 걱정이 많으면 혈액이 산화하고 이것이 태아에게 그대로 영향을 미친다.

여담이지만 곡물채식을 하는 사람은 거의 대부분 순산한다. 출산이 옛날과는 비교도 안 될 정도로 힘들어진 것은 육식을 하거나 자연스럽지 않은 생활을 한 결과다. 곡물과 채소가 중심이 된 본연의 식사를 하면 인간이 본래 갖고 있던 생리와 본능이 되돌아와 출산하는 힘도 자연히 넘쳐흐른다.

● 모유 수유 중의 식사법

아기는 태어나서 몇 개월 동안 오직 모유를 통해서만 영양을 공급받는다. 따라서 엄마가 기름지거나 단것, 육류나 생선 등을 많이 먹으면 모유의 질이 나빠져 아기가 그것을 제대로 소화흡수하지 못한다. 면역력도 약하기 때문에 여러 가지 문제를 일으킬 수 있다. 동물성 식품을 먹으면 엄마도 짜증이 많아지고 정신적으로 불안정해진다.

엄마의 식습관이 어느 한쪽으로 치우쳐 있으면, 아기는 싫다는 신호를 보내게 마련이다. 예를 들어 콩을 지나치게 많이 먹으면 음성인 단백질을 과다 섭취하게 되므로 모유가 떫어지고 아기 몸에 습진이 잘 생긴다.

엄마가 먹는 음식이나 먹는 습관은 아기에게 즉시 영향을 미친다. 엄마의 식생활이야말로 모유의 양이 충분한지, 아기가 모유를 잘 먹고 잠도 잘 자는지를 판단하는 기준이 된다.

● 젖을 떼고 나면

아기는 생후 1년이 지나면 젖당 분해효소가 거의 없어지므로, 모유는 더 이상 필요하지 않다. 대신 녹말 분해효소인 아밀라아제가 급증하므로 곡물을 부드럽게 해서 먹이도록 한다. 이유식은 체중이 6~7킬로그램(생후 5~6개월)이 되면 시작한다.

과즙이나 채소수프, 또는 맑은 된장국물을 백탕으로 2배 희석해서 먹여보자. 서서히 미음이나 죽, 삶은 우동, 으깬 호박이나 으깬 감자 등으로 바꿔 '빨아 먹는 식사'에서 '씹어 으깨는 식사'로 이행시킨다. 이것이 아기의 자립으로 이어진다. 음식의 간은 성인의 절반 정도, 딱딱한 정도는 잇몸으로 으깰 수 있는 정도가 적당하다.

시중에 판매되는 이유식에는 첨가물이나 효소가 들어간 것이 많으므로 성분표시를 확실히 살펴보고 안전한 것을 선택한다. 또한 케이크나 아이스크림처럼 단맛이 강하거나 맛이 진한 것은 피한다. 먼저 싱거운 맛부터 길들여 재료의 맛을 알게 하고 제대로 된 미각을 길러주는 것이 좋다.

유제품이나 동물성 식품은 소화력이 약한 유아한테는 너무 버겁다. 우유도 본래 송아지가 먹는 것이다. 몸은 빨리 커질지 모르겠지만 뇌 발달은 수반하지 않는다. 물처럼 마시기보다는 간식으로 조금만 먹도록 한다.

기본적으로는 어른이 먹는 것을 먹기 쉽게 만들어주는 정도로 충분하다. 그리고 스스로 먹을 수 있게 되면 같은 식탁에서 어른과 같은 것을 맛보는 즐거움을 가르쳐주자.

어릴 적 식습관이 평생 간다

일본은 2005년에 먹거리 교육의 중요성을 인식하고 식육기본법(食育基本法)을 제정했다. 아이가 어릴 때 먹는 음식과 식습관이 일생을 좌우한다는 사실을 깨닫게 된 것이다.

아이들에게 급증하고 있는 생활습관병은 물론, 분노를 조절하지 못하거나 참을성이 없고 무슨 일에도 무기력하며 무관심한 경향은 모두 지금의 식생활 상태를 반영하는 것이다. 그중에서도 가장 큰 문제는 서구화되고 외래화된 식생활이다. 동물성 식사를 하면서 매일같이 첨가물이 잔뜩 들어간 과자나 주스, 케이크나 쿠키 같은 것을 먹고 있다.

이렇게 균형이 깨진 식사를 하면 처음에는 피곤하고 나른한 증상만 느끼지만 나중에는 뇌까지 이상하게 만들 정도로 심각한 문제를 일으킨다. 그 대표적인 현상이 폭력이다.

식품의 계절감이나 지역성이 사라지고 원래 모습이 전혀 상상이 안 될 정도로 완전히 변형된 합성식품이나 가공식품이 범람하는 것도 문제다. 혀끝만 만족시켜주는 겉치레뿐인 식품은 자극이 강해서 미각을 마비시키고 중독에 빠지게 하기 때문이다.

먹거리만 바뀐 것이 아니다. 식사 방법도 크게 변해 혼자 식사하는 사람이 늘고 이런 '나홀로'족을 위한 식당도 유행하고 있다. 외식도 훨씬 자주 하게 되었다. 이 때문인지 식사시간이나 환경도 달라져 온가족이 식탁에 둘러앉아 함께 식사하면서 대화를 나누는 일도 점차 사라지고 있다. 이를 바로잡지 않으면 가족의 건강과 행복 또한 보장할 수 없다. 제대로 된 식생활을 되찾는 일부터 시작해야 한다.

아이와 함께 간식을 만들거나 음식을 먹으면서 그 배경에 있는 자연의 여러 가지 이야기를 들려주는 것은 어떨까. 식(食)은 가족 간의 의사소통을 도모하는 가장 좋은 방법이다.

또한 식(食)은 우리의 체질과 성격까지 바꾼다. 다행히 아이들은 회복이 빠르기 때문에, 식생활을 바꿔주기만 해도 즉시 변화가 나타난다. 식생활의 기초만 제대로 다져주면 어릴 적 식습관이 평생 갈 것이다.

어느 한쪽으로 치우치지 않은 건강한 체질과 정신을 가진 아이로 키우려면 곡물과 채소를 중심으로 식생활을 하는 것이 좋다. 성장에 필요한 단백질은 쌀과 콩으로 충분히 섭취할 수 있다. 동물성 식품을 많이 먹으면 폭력적이 되기 쉽고, 단것을 지나치게 많이 먹으면 소극적이고 집 안에만 틀어박혀 있는 아이가 되기 십상이다. 수십 년 동안 많은 아이들의 병례를 지켜보면서 내가 내린 결론이다.

음식의 놀라운 힘 5

최고의 건강법은 음양의 균형을 바로잡는 것

우리 요리학교에는 앞에서 소개한 I군 말고도 곡물채식으로 건강을 되찾은 스태프가 한 명 더 있다.

이 T군이 스무 살이 되기 전의 일이다. 한동안 돈가스 집에서 아르바이트를 하며 매일 돈가스를 실컷 먹은 적이 있었는데, 그것이 원인이 되어 T군은 심각한 아토피에 시달리게 되었다.

"원래 알레르기 체질이어서 스테로이드제도 자주 사용했습니다. 그런데 상태가 급격히 악화되어 어찌할 바를 몰랐어요."

T군은 아는 사람에게 청즙과 현미식을 중심으로 하는 건강법을 소개받고 지푸라기라도 잡는 심정으로 시작해보았다고 한다.

"매일 2홉 정도의 현미밥과 날두부 한 모, 검은깨 페이스트에 생소금을 먹으라고 하더군요. 그리고 청즙, 물 2리터에 액상 마그네슘을 대량으로 마셨어요."

아토피 증상은 즉시 사라졌고, T군은 신이 나서 약 1년 정도 그 건강법을 계속했다고 한다. 그런데 액상 마그네슘 탓인지 영양분이 전혀 흡수되지 않아 34킬로그램까지 살이 빠졌다.

"키가 170센티미터였으니 말 그대로 뼈와 가죽밖에 남지 않았죠. 체력도 기력도 없어 이러다 죽겠구나 싶었어요. 그러던 차에 식양을 가르쳐주시는 이시다 에완 선생을 소개받았지요."

청즙과 대량의 물, 액상 마그네슘의 과다 섭취로 몸이 완전히 음성화된 T군에게 이시다 선생은 깨소금과 우엉, 톳, 팥호박 같은 양성 식품을 권해주었다. 그러자 한 달이 채 지나지 않아 체중이 40킬로그램이 되었고, 4개월 후에는 50킬로그램, 7개월 후에는 58킬로그램으로 완전히 정상 체중을 회복했다.

T군은 청즙과 액상 마그네슘은 동물성 과다, 양성 과다인 사람에게는 아주 효과적이지만, 체질이 바뀐 시점부터는 다른 식품으로 바꿔야 한다는 것을 깨달았다. 그리고 이렇게 빨리 몸이 건강해진 것은 어릴 적 시골에서 자라 패스트푸드점이나 편의점 음식을 먹지 않고 밥 위주의 식생활을 한 덕분이라고 생각하게 되었다.
"요즘 아이들은 어렸을 때부터 가공식품을 너무 많이 먹잖아요."
 대기업의 상술에 휘둘려 건강을 해치는 사람이 늘어나는 상황을 T군은 진심으로 걱정했다.

Chapter 5

이 증상에는 이런 처치를!

인간은 왜 병에 걸리는 걸까요.
모든 일에는 원인과 결과가 있습니다.
서양의학에서는 병이나 몸의 이상을
개별로 파악하지만,
식양의학에서는
무엇을 어떻게 먹었느냐의 연장선상에서
해답을 찾습니다.
이 장에서는
잘못된 식습관과 질병의 관계를 설명하고,
증상을 개선하려면 어떤 식품의 힘을 빌리면 좋은지,
응급처치와 치료법은 물론
식사할 때 유용한 힌트도 소개하고 있습니다.

自 · 然 · 治 · 癒 · 力

오염된 혈액이 모든 병의 원인

병의 징후나 이상 증상이 나타나는 곳에서는 대부분 '산화'를 볼 수 있다. 형태나 부위는 달라도 그 원인은 오염된 혈액, 즉 산화혈에 있기 때문이다. 예를 들어 산화혈이 머리로 올라가면 두통이나 현기증이 생기고, 어깨에 정체되어 있으면 어깨 결림이, 몸의 말단에 고여 움직이지 않으면 손발이 차가워지거나 손가락 관절이 아프다. 병명이나 증상은 달라도 원인은 전부 혈액의 오염에 있는 것이다.

산화혈은 그 사람의 약한 부분에 즉시 영향을 미친다. 두통이 있고 위가 아프다고 머리나 위에만 문제가 있는 것은 아니다. 여기에는 오염된 혈액이 같이 작용한다.

이 산화혈을 만들어내는 근본 원인이 바로 음식물이다. 식사 균형이 깨지거나 잘못된 식생활을 하면 몸속에 소화되지 않은 음식물이 머물게 되고 여기서 산독이 발생한다. 특히 산성 식품은 우리 몸속에서 완전히 연소가 되지 않거나 대사 이상을 일으키기 쉬워 산독의 주된 원인이 된다.

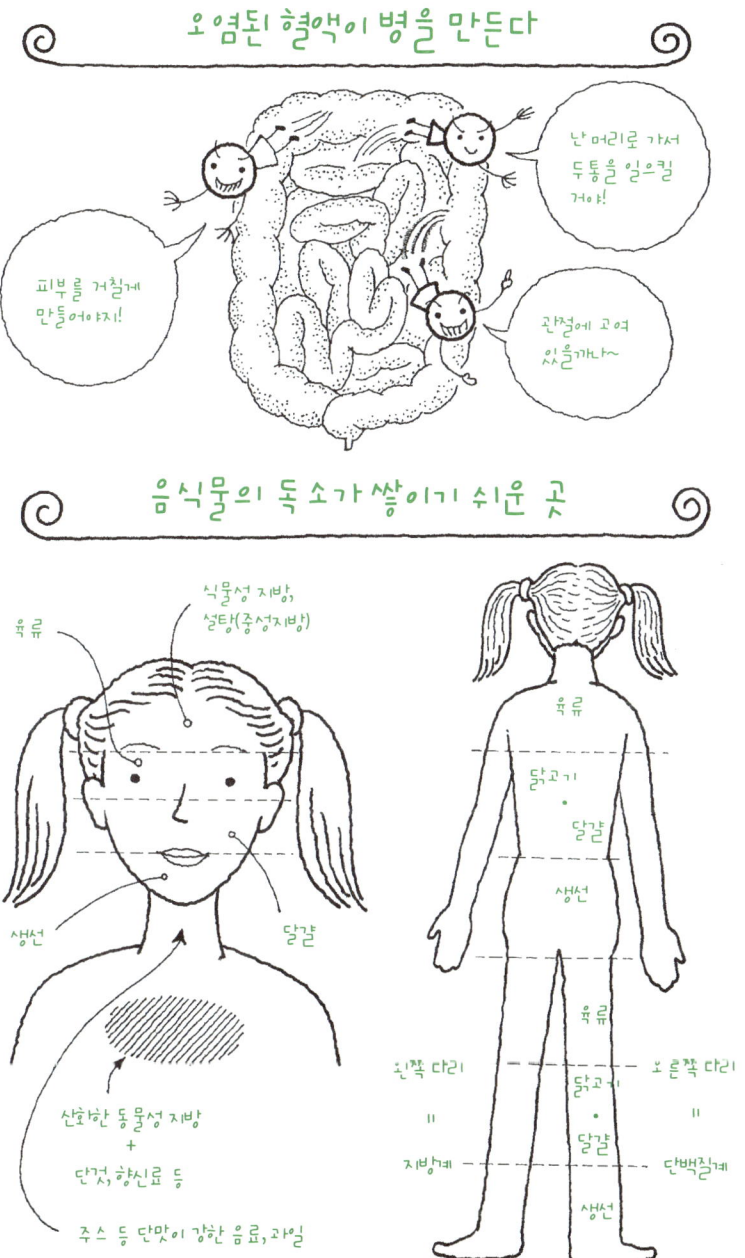

육류나 유제품 등 동물성 식품을 중심으로 하는 현대식이 좋지 않은 이유는 바로 여기에 있다. 대부분이 산성 식품이기 때문이다.

또한 고단백·고지방 식품이나 우리 몸에 꼭 필요한 미량요소가 소실된 흰쌀과 흰 빵, 백설탕 등의 정제식품, 화학첨가물이 많이 들어 있는 가공식품을 지나치게 많이 섭취하면, 소화가 제대로 안 돼 위장의 기능이 약해지고 해독이나 배설을 담당하는 간과 신장에도 부담을 주게 된다. 소화가 안 된 음식물이 그대로 장으로 내려가면 장내 환경도 나빠진다. 그 결과 독소나 남아도는 단백질과 지방분이 혈액 속에 잔뜩 유입돼 혈액이나 체액이 심각하게 산화된다.

영양소와 식품별로 산화 메커니즘과 병으로 진행하는 과정을 좀 더 자세히 살펴보자.

우선 동물성 단백질은 분해·흡수 단계에서 간에 부담을 줄 뿐 아니라 요산을 생성해 통증을 일으킨다. 신장의 필터도 막히게 하기 때문에 배설이 제대로 안 되고 몸속에 노폐물을 축적시켜 염증이나 종양의 원인이 된다. 장 속에 나쁜 균이나 독소를 늘리는 것도 동물성 식품의 특징이다. 게다가 남아도는 단백질은 칼슘에 달라붙어 칼슘을 몸 밖으로 내보내기까지 한다.

과다 섭취한 지방은 비만의 원인이 되거나 LDL(나쁜) 콜레스테롤을 늘려 과산화지방을 만들고 생활습관병이나 노화를 일으킨다.

백설탕은 적혈구를 파괴할 뿐만 아니라 위장의 기능도 떨어뜨린다. 대사 단계에서 비타민과 미네랄을 앗아가고, 장 속의 좋은 균을 죽여 미량요소를 새롭게 합성하는 능력까지 없앤다.

화학약품도 배설 기능을 약화시켜 몸속에 남아 세포의 돌연변이나 산화를 일으킨다. 장 속의 좋은 균을 죽이는 것도 치명적인 결점이다.

　이처럼 몸에 좋지 않은 식품을 지속적으로 과다 섭취하면, 소화가 안 된 음식물이나 노폐물이 늘어나 혈액 속에 산이 축적되면서 처음에는 피로를 느끼게 된다. 이것이 계속되면 독소가 몸속 여기저기에 쌓여 배설기관만으로는 해결할 수 없게 된다. 그 결과 기침이나 발열, 설사, 과도한 땀, 콧물, 습진이나 알레르기 같은 증상으로 나타나는데, 폭력이나 분노도 이러한 배설 작용의 한 형태다. 이렇게 해도 빠져나가지 못한 독소가 어느 한곳에 뭉치면 종양이나 암, 결석이 된다.

　또한 오염된 혈액은 우리 몸의 각 부분에서 비타민이나 미네랄을 빼앗거나 장과 골수의 면역시스템을 파괴하기 때문에 면역력이나 자연치유력도 떨어진다. 현대는 스트레스 과잉 시대이므로 걱정이나 분노 같은 마이너스(음성) 기운도 쉽게 쌓이는데, 이것 역시 산화나 면역력 저하를 불러일으키는 주된 원인이다.

　이처럼 모든 병은 혈액을 쉽게 오염시키는 식품의 과다 섭취로 혈액이 산화하는 것이 원인이다.

'산성 혈액'의 의미

체액이 산화하는 일은 있어도 혈액은 산화할 리가 없다고 생각하는 사람도 있을 것이다. 이 책에서는 오염된 혈액을 '산화혈'이라고도 부르는데, 이에 대해 보충 설명을 해두고자 한다.

　사실 혈액의 수소이온 농도지수(pH)가 산성이 되는 경우는 없다. 이 수치가 산성이라면 인간은 생명을 유지할 수 없다. 산이 증가하면 그것을 중화하는 기능이 즉시 작용하므로 인간의 혈액은 항상 약알칼리를 유지하게 되어 있다.

하지만 이것을 미시세계로 축소해서 생각하면 혈액의 산화도 있을 수 없는 일은 아니다. 산화는 전자를 잃은 불안정한 상태이므로 여기저기에서 음이온을 빼앗아 안정 상태를 유지하려고 한다. 뼈에서 칼슘 같은 알칼리성 미네랄이 빠져나가는 것도 산을 중화하는 안정제가 긴급하게 필요하기 때문이다.

이처럼 알칼리성 미네랄 등 몸에 부족한 물질을 쉽게 빼앗아가는 혈액, 또는 불필요한 물질이 지나치게 많아 오염되어 있는 혈액을 여기서는 '산화혈'이라고 부른다. 당연히 미네랄 균형이 나쁜 혈액도 산화혈이 되며(엄밀히 말하면 강알칼리화에 의한 발작도 있지만, 현대의 식사에서는 99.9%가 산화 방향으로 진행된다), 여분의 콜레스테롤이나 단백질이 잔뜩 들어 있는 혈액도 마찬가지다.

다른 말로 하면 산소를 각 장기나 말단의 세포에까지 충분히 공급하지 못하는 질 나쁜 혈액, 혈관 벽이나 장기, 세포에 여분의 영양분이나 노폐물이 쌓이게 하는 혈액이 산화혈의 정체다.

혈액은 장에서 만들어진다?

나쁜 먹거리와 잘못된 섭취 방법은 병의 원인이 되는 산화혈을 만든다. 여기서는 어째서 우리가 먹는 것이 직접적으로 혈액을 오염시키는 원인이 되고, 우리 건강에 이렇게까지 영향을 미치는지를 '장조혈설'로 설명하고자 한다.

장조혈설(腸造血說)은 지시마 기구오(1899~1978) 박사가 제창한 학설로, 자연의학계의 최고 권위자인 모리시타 게이치 박사도 이 설을 입증했다. 장조혈설을 간단히 설명하면 다음과 같다.

우리가 먹은 음식물은 소화되어 소장으로 보내진다. 이때 영양분은 소화액에 감싸여 장의 융모를 통과하는데, 이것이 그대로 적혈구로 변화한다. 지시마 박사는 이 적혈구가 순차적으로 백혈구, 지방, 근육 등 딱딱한 조직으로 변해간다는 사실도 지적하고 있다.

그는 또한 영양이 극단적으로 부족하거나 대량 출혈을 일으킨 뒤에는 우리 몸의 조직이 혈구로 되돌아가는 현상을 확인했다. 상처가 나을 때는 환부에 적혈구가 모여들어 피부를 재생해준다.

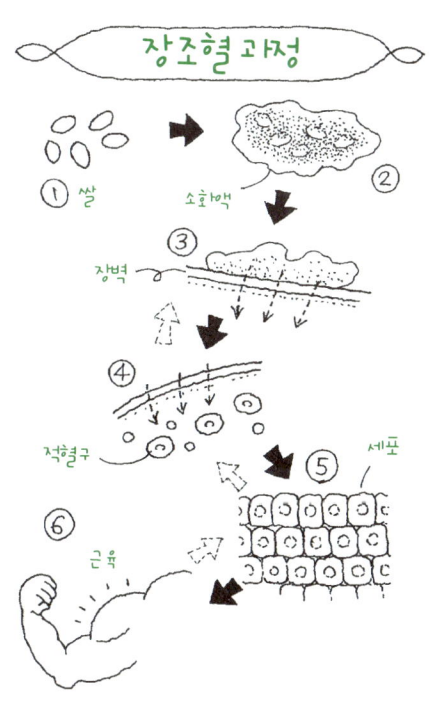

지금까지 정설로 알려진 골수조혈설은 이러한 현상을 설명할 수 없었다. 반면에 음식이 갖고 있는 음양의 힘을 이용해 병이나 증상을 치료하는 식양의학은 이 상조혈설과 관점이 일치한다.

장에서 흡수된 영양소는 그대로 혈액이 되고 세포의 재료가 된다. 그렇기 때문에 세포와 미네랄 균형이 같은 미정백 곡물을 중심으로 식사를 하고 아미노산 균형이 같은 밥과 된장국이라는 조합을 유지하면 최고의 혈액을 만들 수 있는 것이다. 질 좋은 이 혈액이 우리의 몸을 건강하게 만들어준다. 그야말로 우리가 먹은 것이 그대로 피와 살을 이루는 것이다.

반대로 염증이나 부종은 산화한 혈액이 원인이 되어 발생한다. 암세포 역시 적혈구가 파괴돼서 만들어진다.

병은 혈액이 오염되어 있다는 신호다. 어딘가 몸에 이상이 느껴진다면 먼저 식생활을 바꿔보자. 혈액을 정화해 건강한 피를 만들고 면역력을 높이는 식사법을 생각해보자. 몸은 틀림없이 음식으로 바꿀 수 있다. 이를 위해서도 음식의 힘을 바르게 인식하고 자신의 증상에는 어떤 식품이, 어떤 처방이 맞는지 알아두어야 한다.

이번 장에서는 누구나 한두 번씩 경험하는 일반적인 증상과 그에 맞는 처방을 소개하고자 한다. 처방 이론은 모두 "증상의 원인을 음식이 갖고 있는 음양의 힘으로 중화한다"는 개념을 바탕으로 하고 있다.

먹는 처방(내복처방)을 할 때 가장 중요한 사항은 증상의 음양을 파악하는 것이다. 체질과 연관된 경우도 있으므로, 자신이 음성 타입인지 양성 타입인지도 알아둘 필요가 있다(34쪽 참조). 몸의 외부에 대한 처방(외용처방)은 체질이나 증상의 음양은 묻지 않는다. 증상 자체의 경중으로 처방의 강도(사용하는 식품의 힘)를 조절한다.

한편 같은 증상이라도 처방법이 다양한 경우가 있다. 자신에게 효과가 있는 것은 어떤 것인지 시험해보고 몸의 소리에 귀를 기울이자.

열과 통증

열이 난다는 것은 그곳에 산화한 혈액이 응집해 있다는 말이다.
이때는 음성의 힘으로 열이라는 양성과 열의 근원인 바이러스를 분해해야 한다.
부종이 함께 나타나는 경우는 응집성(양성)이 음성을 끌어당겨 몸에 수분이 축적되기 때문이다.
또한 통증은 대부분 산화한 혈액이 제대로 순환하지 못해 환부나 신경을 압박해서 생긴다.
처치의 기본은 혈관을 넓혀 혈액이 잘 흘러가도록 하는 것이다.

발열

주원인으로 생각해볼 수 있는 것 ▶ 감기, 유행성 감기, 과식, 과로
감기로 인해 일어나는 증상 ▶ 폐렴, 중이염, 신우신염, 류머티즘성 관절염

건강할 때 우리 몸의 체온은 36.5℃ 전후인데, 이를 평열이라 한다. 여기서 1℃만 떨어지거나 올라가도 몸속의 효소가 제 기능을 하지 못해 세포나 혈액의 재생 능력이 떨어진다. 우리 몸이 항상 일정한 체온을 유지하려고 하는 것은 이 때문이다.
하지만 열이 날 때 바로 해열제를 찾는 것은 다시 한 번 생각해볼 문제다. 억지로 열을 내릴 것이 아니라, 열의 원인을 파악해 중화시킴으로써 열의 균형을 맞춰나가는 방법이 몸에 무리도 없고 근본적인 치료가 된다.
예를 들어 감기나 유행성 감기는 세균이나 바이러스에 의한 감염이 주원인이지만, 열이 나는 것은 몸이 병균을 물리치고자 하는 자기방어 반응이다. 즉 발열은 우리 몸의 균형이 무너지고 있다는 SOS 신호이자, 몸을 정상으로 되돌리려는 자연치유력의 일종이라 할 수 있다.
우선 무가 가진 음의 힘을 이용해 염증의 원인인 몸속의 여분의 열을 분해(소화)시키자. 생강의 '확장력'은 닫힌 모공을 열어 땀을 내게 하고 혈액 순환을 촉진해 정체된

혈행을 원활하게 한다. 염증을 일으키는 부분의 양성독, 즉 산화독을 음성의 힘으로 제거해 중화시키는 콩도 해열에 아주 효과적이다.

[발열의 음양 체크]
같은 발열이라도 유행성 감기처럼 갑자기 고열이 나는 것은 양성열이다. 반면에 열은 그다지 높지 않지만 왠지 기운이 없고 쉽게 피로해지는 경우는 음성열이다.
단, 복통이나 설사를 동반하는 고열은 각별히 주의해야 한다. 대장염이나 식중독(181쪽), 이질의 한 종류인 적리 등에 의한 음성의 고열일 수 있다. 체크포인트는 손발의 온도와 얼굴색이다. 손발이 차거나 얼굴이 창백하면 감기 이외의 발열을 의심해볼 필요가 있다.

・ 음양의 힘으로 몸의 균형을 유지하자! ・

미열(평열~38℃ 미만)
미열은 몸 상태가 좋지 않다는 신호다. 면역력이 떨어져 체력이 약해져 있으므로 소식으로 내장의 부담을 줄이고 몸을 쉬게 한다. 미열이 계속될 때는 심각한 병이 잠재해 있을 가능성도 있으므로 전문의에게 진찰을 받도록 한다.

● **재채기와 콧물을 동반하는 여름감기(몸이 차가울 때)**
된장을 아주 뜨거운 물에 풀어 파를 넣은 파된장탕이 잘 듣는다.

● **미열이 계속될 때**
신진대사를 촉진하는 매실간장엽차 ①, 몸을 따뜻하게 하는 현미수프와 갈분암죽을 마신다.

고열(38~39℃)
38℃ 이상의 열을 고열이라고 하며, 바이러스가 원인인 경우는 40℃ 가까이 올라가기도 한다.
고열이 계속되면 가장 먼저 뇌가 손상을 입으므로 해열이 최우선되어야 한다. 우선 제1무탕으로 해열과 발한을 촉진해 어느 정도 땀이 나면(약 40분 후), 두부파스로 양성독을 빼낸다. 그다음 두통이나 기침, 가래 등 각 증상에 대한 처치를 한다.

열은 왜 나는가?

① 장기가 붓는 경우
혈액의 산화에 의한 장기의 염증.
온몸에 산소가 부족한 혈액이 돌아다니고 있다.

② 세균이나 바이러스의 감염
이물질(적)의 침입 · 증식.
몸이 병균과의 싸움에서 이기지 못하고 약해지면, 혈액이 붕괴되어 만병의 원인이 된다.

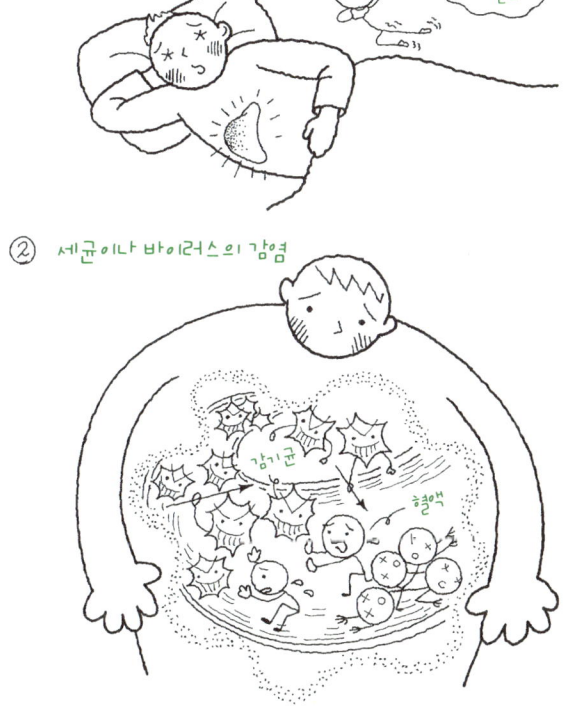

※ 감기에 특효약은 없다. 감기는 병명이 아니라 몸 상태가 나쁠 때 가장 먼저 나타나는 신호이기 때문이다. 큰 병으로 진행하기 전에 몸을 따뜻하게 하고 충분한 휴식을 취하자.

● 일단 고열부터 낮춘다
제1무탕을 마신 다음 두부파스로 열을 식힌다. 두부가 없는 경우나 열이 그렇게 높지 않을 때는 양배추 같은 잎채소를 사용한다.

● 두통을 동반할 때
표고버섯수프로 통증의 원인을 해소한다. 아픈 부위에 사과즙이나 생강기름을 발라 충분히 마사지를 해주는 것도 효과가 있다.

● 기침이나 가래를 동반할 때
연근탕으로 목의 부기를 빼준다.

[어린이나 고령자의 경우]
※ 외용처방은 성인과 같다.

● 일단 고열부터 낮춘다
무즙을 넣은 현미수프를 마신다. 현미는 몸 전체에 부드럽게 작용한다.

● 두통을 동반할 때
제1무탕 2번을 마신다.

● 기침이나 가래를 동반할 때
연근탕을 마시거나 사과갈분조림을 먹는다.

오한
뼈 마디마디가 쑤시거나 한기가 들고 몸이 뜨거운 증상은 전부 감기의 전조 증상이다. 매실간장엽차를 마시고, 생강 족욕이나 무시래기 족욕으로 몸을 따뜻하게 한 다음 충분히 휴식을 취한다. 혈액 순환이 좋아져 증상이 쉽게 진정된다.

● 내복처방	● 외용처방
파된장탕 … 298쪽	두부파스 … 244쪽
매실간장엽차 … 251쪽	잎채소파스 … 242쪽
현미수프 … 222쪽	사과즙 마사지 … 308쪽

무즙을 넣은 현미수프 … 223쪽
갈분암죽 … 257쪽
사과갈분조림 … 259쪽
제1무탕 … 226쪽
제1무탕 2번 … 227쪽
표고버섯수프 … 287쪽
연근탕 … 260쪽

생강기름 마사지 … 237쪽
생강 족욕 … 236쪽
무시래기탕 … 230쪽

두통

주원인으로 생각해볼 수 있는 것 ▶ 각 장기의 이상, 과식, 과음

일반적인 두통은 감기나 유행성 감기로 인한 것이 대부분이지만, 편두통이나 만성두통은 뇌의 각 부위와 연동하고 있는 장기의 상태가 좋지 않기 때문에 발생한다. 물론 머리에 산화독도 축적되어 있는 상태다.
정수리 부분의 통증은 장의 염증이 원인이다. 장 속에 나쁜 것들이 가득 차 있는 상태이므로 대변으로 내보내면 단번에 낫는다. 머리 옆쪽은 간과 연동해 있어 지방의 대사가 불완전한 경우 통증이 생긴다.
머리 뒤쪽에서 어깨에 걸친 둔한 통증은 신장이 단백질을 제대로 대사하지 못할 때 일어난다. 이러한 두통은 모두 지방질과 동물성 단백질의 섭취를 삼가고 이들을 연소시키는 처치를 하면 진정된다.
미간에서 관자놀이에 걸쳐 일어나는 쑤시는 듯한 신경의 통증은 단것이나 과일, 찬 것을 지나치게 많이 먹은 것이 원인이다. 미간은 위와 장에 연결되어 있다.
또한 현대인은 스트레스성 두통이 많은데, 여기에는 기분전환이 최고의 특효약이다. 단, 구역질이나 신경 마비 등을 동반하는 격렬한 두통은 뇌염이나 뇌출혈이 원인인 경우도 있으므로 반드시 의사의 진단을 받도록 한다.

[두통의 음양 체크]
음식에 지방분이 지나치게 많으면 간과 신장에서 충분히 처리하지 못해 혈액에 재흡수된다. 이러한 어혈로 인해 신경이 자극받아 환부가 부으면 조이는 듯한 통증이 발생한

다. 이것이 양성 통증이다.
한편 찬 것을 먹을 때 흔히 '띵하다'고 표현하는 울리는 듯한 미간의 두통은 음성 두통이다.

● 정수리 부분이 아플 때
제1무탕을 200㎖ 마신다. 장 속의 나쁜 것들이 빠져나와 머리가 개운해진다.
※ 유아, 고령자, 병약한 사람은 장에 부담을 주지 않는 무즙을 넣은 현미수프를 마신다.

● 머리 옆쪽이 아플 때
먼저 제1무탕을 200㎖ 마신다. 시간이 어느 정도 지나면 사과나 레몬 과즙, 그리고 표고버섯수프를 마신다. 이러한 것들은 지방을 분해·연소시켜 통증을 없애준다. 하지만 시간이 좀 걸리므로 느긋한 마음으로 계속 복용하는 것이 좋다.

● 머리 뒤쪽이 아플 때
하루에 한 번씩 제1무탕으로 신장을 막히게 하는 단백질을 소화시키고, 표고버섯수프로 머리 뒤쪽에 축적된 지방을 연소시킨다. 역시 여유를 갖고 느긋하게 복용하자.

● 미간에서 관자놀이가 아플 때
매실장아찌의 구연산을 이용해 대사를 촉진하고 양성인 소금으로 음의 통증을 완화한다. 기본은 매실간장엽차로, 어린아이나 고령자는 양을 좀 줄인다. 관자놀이에 매실장아찌를 붙여두는 것도 좋다.

● 과음으로 머리가 아플 때
감이나 녹차로 비타민 C를 보충해 체내에 쌓인 알코올을 분해한다.

■ 외용처방
어떤 타입의 두통이든 똑같다. 아픈 부위에 사과즙이나 참기름을 섞은 생강기름을 발라 충분히 마사지한다. 단백질이나 지방의 과다 섭취로 인한 산화독을 배출해준다.

[어린이 두통]
아이들의 장기는 거의 새것과 마찬가지다. 따라서 장기의 상태가 좋지 않아 두통이 생기는 경우는 드물며 대부분은 과식이 원인이다. 그러나 높은 열을 동반하는 두통은 수

막염이나 백혈병일 가능성이 있으므로 반드시 전문의에게 진찰을 받도록 한다.

● **과식으로 인한 소화불량에서 오는 두통**
사과는 뛰어난 소화제다. 사과 한 알을 반으로 잘라 한쪽은 갈아서 먹이고 나머지 한쪽은 즙으로 짜서 먹인다. 이때 갈아서 먹은 사과의 섬유질은 장내의 산화를 억제하는 쪽으로 작용하고, 즙(주스)은 신장에 작용해 막혀 있는 단백질을 제거한다.

● **내복처방**
제1무탕 … 226쪽
무즙을 넣은 현미수프 … 223쪽
표고버섯수프 … 287쪽
매실간장엽차 … 251쪽
사과 소화제와 해열제 … 308쪽

● **외용처방**
사과즙 마사지 … 308쪽
생강기름 마사지 … 237쪽
관자놀이에 매실장아찌 붙이기 … 255쪽

위장 장애

위장 장애를 일으키는 원인 ▶ 과식, 과도한 스트레스, 위산 과다
대표적인 위장 장애 증상 ▶ 위궤양, 위하수, 위아토니, 위염, 자율신경 실조증

위는 음식물이 가장 먼저 소화되는 곳이므로, 위장 장애는 보통 무엇을 먹는지, 아프기 직전에 무엇을 먹었는지를 보면 원인을 확실히 알 수 있다.
체증은 보통 과식이 원인이다. 위하수가 있는 사람도 체기를 잘 느낀다. 위가 쿡쿡 쑤시는 것은 위 점막이 헐어 염증을 일으키기 때문인데, 여기서 더 심해지면 궤양이 생겨 구멍이 난다.
위 속에는 소화를 위한 위산과 위벽을 보호하는 액체가 분비된다. 양적으로는 위산이 많이 분비되므로, 어쩌다가 이 균형이 무너지면 위산 과다가 되기 쉽다.
위는 자율신경의 영향을 크게 받는데, 음성 식품을 많이 먹으면 교감신경이 자극을 받아 소화가 잘 안 되고 위의 움직임이 둔해진다. 그 결과 점막을 보호하는 분비액이 격감해 제 역할을 거의 하지 못하게 된다. 또한 동물성 식품이나 짠맛이 강한 음식을

많이 먹으면 위산 분비를 자극해 위산 과다가 된다.
이 두 경우 모두 위산과 균형을 유지할 만큼 점막보호액이 분비되지 않아 위산의 작용이 계속 우세해지는 상태다. 이것이 결국 위궤양을 일으킨다. 이를 방지하기 위해서는 위 점막을 보호하는 식품을 먹어 위산과 점막보호액이 균형을 이루도록 해야 한다. 즉 부교감신경을 자극하는 성분이 들어 있는 식품을 먹는 것이다. 알칼리 성분이 풍부한 우엉, 톳연근이나 톳곤약 등을 매끼마다 조금씩 먹는다. 주식의 경우 죽처럼 부드러운 것은 침의 알칼리 성분이 들어가기 어려우므로 제대로 지은 밥을 꼭꼭 씹어 먹는 것이 좋다.
최근 들어 스트레스성 위염이나 위궤양이 증가하고 있는데, 이러한 증상에 가장 효과적인 것은 균형 있는 식사다.

[위장 장애의 음양 체크]
평소에 먹는 식사로 위장 장애의 음양을 알 수 있다.
동물성 식품을 자주 먹거나 짠 음식을 좋아하는 경우는 양성 위장 장애다. 급성 증상도 양성 타입이다. 반면에 단것이나 청량음료수, 술, 아이스크림, 화학첨가물이 잔뜩 들어간 가공식품을 많이 먹는 경우는 음성 위장 장애다.

• 음양의 힘으로 몸의 균형을 유지하자! •

● 과식에 의한 위통, 체증, 가슴 쓰림
간장엽차(양성의 위통)나 매실간장엽차(음성의 위통)로 소화효소를 공급한다. 무즙이나 사과를 먹는 것도 좋다.

● 위하수
달거나 신 음식, 과일을 지나치게 많이 먹어 조직이 전부 이완된 상태다. 양성 식품으로 세포를 긴장시켜주어야 하므로, 매일 매실간장엽차를 마신다.

● 위아토니
위가 확장되어 위 근육이 쇠약해진 상태를 위아토니라 한다. 위근쇠약증이라고도 한다. 내복처방으로는 무즙이 들어간 매실간장엽차를 마신다.

● 위궤양·위염으로 통증이 있는 경우
매실간장엽차를 마셔 헐어 있는 부분에 고여 있는 점액을 몸 밖으로 내보낸다. 음성인 경우는 간장을 진하게 탄다. 위산 과다(양성)인 경우는 차를 충분히 우려내 알칼리 성질을 강하게 한다.

● 위궤양, 위염으로 구역질이 나는 경우
소금엽차를 마신다.

● 스트레스 과다로 인한 위장 장애
매실간장엽차(음성의 경우), 간장엽차(양성의 경우)를 마신다.

● 위경련
간장엽차, 매실간장엽차, 소금엽차 등을 마신다.

■ 위궤양, 위염 등의 외용처방(공통)
모든 외용처방은 내복처방을 한 후에 한다.
우선 생강습포로 환부를 따뜻하게 한다. 혈액 순환을 도와 울혈이 있는 환부에 깨끗한 피가 모인다. 그리고 토란파스로 염증(궤양 부분)의 산성독을 빼낸다. 이 위에 구운 소금이나 삶은 곤약을 올려두면 더 빨리 낫는다.

● 내복처방
매실간장엽차 … 251쪽
간장엽차 … 247쪽
소금엽차 … 247쪽
무를 갈아 넣은 매실간장엽차 … 253쪽

● 외용처방
생강습포 … 234쪽
토란파스 … 239쪽

구운 소금 … 280쪽
곤약온습포 … 294쪽

● 식사처방
우엉연근당근조림 … 265쪽
톳연근 … 262쪽
톳곤약 … 293쪽

복통 · 설사

복통을 일으키는 원인 ▶ 과식, 편식, 식중독, 장티푸스, 장염, 십이지장궤양, 맹장염, 난소낭종, 자궁외임신
설사를 일으키는 원인 ▶ 과식, 식중독, 냉증

우리 몸에 필요한 영양분은 장에서 흡수된다. 장 상태가 좋지 않으면 좋은 혈액이 만들어지지 않는다. 건강의 열쇠는 혈액이 쥐고 있으므로, 장내 환경을 개선해 장 기능을 정상으로 되돌리는 것이 중요하다.

장의 이상은 보통 통증이나 설사의 형태로 나타나는데, 여기서는 설사 증상을 중심으로 설명하고자 한다.

설사는 과식이나 과음으로 인한 경우가 가장 많으며, 냉증에서 오는 경우도 있다. 위장 장애와 마찬가지로 한쪽으로 치우친 식사(극음, 극양)를 개선하고, 환부를 따뜻하게 해서 장 기능을 정상화한다. 십이지장궤양도 위궤양과 같은 연유로 일어나므로, 위장 장애 부분을 참조해서 처치하도록 한다.

한편 배가 심하게 아프거나 통증이 멈추지 않을 때, 고열이나 구역질을 동반할 때, 하혈이나 혈변이 있을 때는 심각한 병일 수 있으므로 반드시 전문의에게 진찰을 받도록 한다.

※ 오른쪽 하복부가 아플 때는 맹장염(충수염), 여성의 경우는 난소낭종이나 자궁외임신일 가능성도 있다.

[설사의 음양 체크]

양성 설사는 얼굴색이 붉고 손발이 따뜻하다. 대변의 색은 다갈색이나 누런색이다. 폭음폭식이 원인이므로 설사를 할수록 상태가 점점 좋아진다. 이것은 설사가 장 속에서 부패한 것들을 배출하는 정화작용을 하기 때문이다.

한편 음성 설사는 얼굴색이 창백하고 손발이 차다. 호흡은 빠르며, 대변의 색은 우중충한 황토색이나 녹변으로 점액질이 섞여 있다. 통증이 조금씩 있고 설사가 계속될수록 기운이 빠져나가 녹초가 된다.

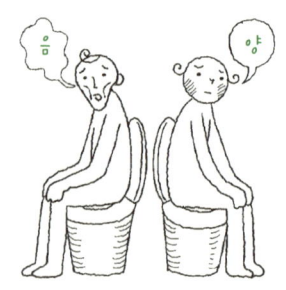

이것은 몸에 필요한 체액이나 영양분, 혈액을 만드는 재료가 빠져나가기 때문이다.

[장염의 음양 체크]
장염, 십이지장궤양의 음양 구분법과 처방은 위궤양과 같다. 140~141쪽 참조.

· ☯ 음양의 힘으로 몸의 균형을 유지하자! ·

● 양성 설사
매실간장엽차 ①을 마신 뒤 현미수프를 마신다. 육류나 생선을 자주 먹는 사람이 설사가 멈추지 않는 경우는 매실식초(256쪽)를 갈분암죽과 같이 마시면 동물성 독소가 중화된다.

● 음성 설사
매실간장엽차 ①로 신진대사를 촉진해 혈행을 좋게 한다. 채식을 자주 하는 사람이 설사가 멈추지 않는 경우는 갈분을 넣은 매실간장엽차를 마시거나 갈분조림을 먹는다. 설사가 심할 때는 매실장아찌 가루를 갈분조림에 감싸서 먹는다.

● 수용성의 심한 설사
매실간장엽차 1~2잔이나 갈분조림을 먹은 다음 푸른 잎채소를 겨자에 무쳐 먹으면 건강한 혈액이 장에 모인다.

● 십이지장궤양, 장염
위궤양과 같은 처치를 하고 식사에 주의한다(141쪽 참조).

● 설사로 인한 갈증
음성의 설사는 매실간장엽차 ①을, 양성의 설사는 현미수프를 마신다. 음성이든 양성이든 설사는 탈수 증상을 일으키기 쉬우므로 수분 보충에 신경 써야 한다.

■ 설사의 외용처방
음성, 양성 모두 내복처방을 한 후 배에 생강습포와 토란파스를 붙이고, 그 위에 구운 소금이나 데친 곤약을 대서 환부를 따뜻하게 한다. 무시래기 좌욕(설사가 심할 때는 전신욕)이나 생강 족욕도 좋다. 음성 증상이 나타날 때는 목욕물에 소금을 첨가한다. 외용처방의 포인트는 건강한 혈액을 장에 불러모아 장 기능을 정상으로 되돌리는 것이다.

● **내복처방**
매실간장엽차 … 251쪽
현미수프 … 222쪽
갈분을 넣은 매실간장엽차 … 253쪽
갈분암죽 … 257쪽
갈분조림 … 258쪽
매실장아찌 가루 … 254쪽

● **외용처방**
생강습포 … 234쪽
토란파스 … 239쪽
무시래기탕 … 230쪽
생강 족욕 … 236쪽
구운 소금 … 280쪽
곤약온습포 … 294쪽

목이 아플 때

목이 아플 때 동반하는 증상 ▶ 기침, 가래, 편도선이 붓거나 목이 쉼
목의 통증을 유발하는 원인 ▶ 목이 붓거나 목에 이상이 있는 경우, 기관지염, 폐렴, 폐암

기침이나 가래가 나오는 것은 목의 점막에 세균이 붙어 염증을 일으키고 있다는 신호다. 이러한 세균이나 가래(염증에서 나오는 분비물이나 세균의 사체 등)를 몸 밖으로 내보내려는 생리적 반응이 기침이다.
흔한 예는 감기 바이러스가 코나 입을 통해 폐로 들어가다가 목에 머무르는 경우다. 병원균 외에 먼지 같은 것도 목에 염증을 일으킬 수 있다. 하지만 가벼운 기침이나 가래라면 그다지 걱정할 필요가 없다. 사실 가래가 나온다는 것은 세균이 폐로 가기 전에 목에서 저지당했다는 의미다. 세균이 이곳을 그대로 통과한다면 기관지염이나 폐렴을 일으킬 수도 있다.
세균이 한창 위세를 떨치고 있을 때는 세균을 죽이기 위해 높은 열이 나거나 심한 기침이 계속 나오는 경우도 있지만, 세균이 죽고 나면 열이 내리고 기침이나 가래도 가라앉는다.
주의해야 할 것은 가래가 나오지 않는 마른기침(양성)의 경우다. 폐의 일부에 염증이나 암세포가 있으면 우리 몸은 헛기침을 해서 그것을 배출하려고 한다. 가벼운 기침이 계속된다면 검사를 한 번 받아보도록 한다.
또한 목을 혹사하거나 목에 염증이 있는 경우는 목이 쉬기도 한다. 목의 염증을 진정

시키는 데는 알칼리성 식품이 효과적이다.

[가래의 음양 체크]
가래의 음양은 가래 색깔로 판단할 수 있다. 무색에 물 같거나 점액성의 흰빛을 띠는 가래는 음성 가래다. 이 경우는 몸이 음성으로 치우쳐 있으므로 염분으로 중화한다.
가래가 누렇거나 푸른빛이 도는 경우는 몸이 세균에 감염되어 있다는 증거다. 동물성 식품을 많이 먹으면 세균에 저항하기 힘든 몸이 되므로 섭취량을 줄이도록 한다. 피가 섞여 나오는 경우는 중병일 가능성이 있으므로 각별한 주의가 필요하다.

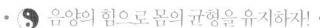
음양의 힘으로 몸의 균형을 유지하자!

● 목이 아플 때
소금엽차로 목 안을 헹군 다음 검은콩 삶은 물을 마시면 목의 부기가 빠진다. 파습포나 생강습포 후에 토란파스를 붙이는 것도 목 아픈 데 효과가 있다.

● 목이 아프고 목소리가 안 나올 때
연근탕으로 목 안을 헹군다. 심할 때는 검은콩 삶은 물을 마신 뒤 목에 생강주습포와 토란파스를 붙인다.

● 기침이 날 때
기침이 나거나 여기에 열이나 가래까지 동반하는 경우 연근탕을 마신다. 단, 열이 높을 때는 생강연근즙을 마신다.

● 가래가 끓는 음성 기침
연근 가루를 복용한다.

● 기침이 심하거나 멈추지 않을 때
연근 가루와 구운 다시마 가루를 함께 복용한다. 연근 가루와 다시마 가루의 비율은 성인의 경우 7 : 3, 아이들은 9 : 1이 적당하다.
외용처방으로는 목에서 기관지 부위까지 생강기름으로 마사지한다. 수축된 혈관을 풀어주어 호흡을 편하게 해준다.

● 목이 쉬었을 때
검은콩 삶은 물을 마시거나 이 물로 목 안을 헹군다.

● 편도선이 부었을 때
제1무탕으로 해열을 한 다음, 생강습포와 토란파스를 순서대로 붙인다.

● 내복처방	● 외용처방
연근탕 … 260쪽	소금엽차 … 247쪽
생강연근즙 … 261쪽	생강습포 … 234쪽
검은콩물 … 270쪽	생강주습포 … 238쪽
매실장아찌 가루 … 254쪽	토란파스 … 239쪽
연근 가루 … 263쪽	생강기름 마사지 … 237쪽
다시마 가루… 285쪽	
제1무탕 … 226쪽	

근육통 · 관절통

근육통의 원인으로 생각해볼 수 있는 증상 ▶ 류머티즘, 피로, 어깨 결림
관절통의 원인으로 생각해볼 수 있는 증상 ▶ 통풍, 류머티즘성 관절염, 관절염, 류머티즘 열

산독이 남는 식품을 많이 먹으면 혈액이 탁해져 순환이 제대로 되지 않는다. 또한 혈액 속에는 소화가 안 된 대사산물과 여분의 단백질, 지방이 떠돌아다니고 있는데, 이러한 물질들이 어느 한곳에 축적되면 그 부위가 딱딱해져 근육통이나 관절통을 일으킨다. 예를 들어 오염된 혈액이 근육에 들러붙어 혈행이 나빠지면 근육통이 생기며, 관절에 대사산물이 쌓이면 관절

통이 생긴다.

근육 부분에는 단백질이, 관절에는 지방이 쉽게 축적되는데, 특히 동물성 지방은 인간의 체온보다 낮으면 액화가 되지 않는다. 즉 관절의 윤활유가 굳어버리는 것이다. 이러한 동물성 지방이나 중성지방이 팔다리의 관절에 축적되면 류머티즘성 관절염이 생기는데, 심해지면 부위가 부어오르고 변형이 일어나며 피하결절(피부 밑에 생겨난 비정상적인 조직이 겉으로 솟아난 것)이 생긴다.

통풍은 단백질의 분해 과정에서 생성되는 요산이 신장에서 여과되지 않고 관절 부근에 계속 축적되면서 염증을 일으키는 질환이다. 발가락이나 발목 등이 빨갛게 부어오르고 격렬한 통증이 나타나는데, 90% 이상이 엄지발가락에서 발생한다.

이러한 질환을 피하기 위해서는 우선 동물성 식품과 중성지방을 만들어내는 백설탕, 흰쌀, 과일 등의 섭취량을 줄여야 한다. 간이 피로해도 같은 증상이 나타나므로 과식도 금물이다. 이러한 식습관은 체내에서 대사 이상을 일으킨다.

단, 고령자의 경우 보행이 힘들거나 앉을 때 무릎에 관절통을 느끼는 것은 노화 현상이므로 완치가 어렵다.

아이들에게 많이 나타나는 류머티즘 열은 감기가 나을 즈음 갑자기 열이 급격히 오르면서 관절이 붓고 통증을 느끼는 질환이다. 이때 관절통을 치료해두지 않으면 심장 판막증이 생길 위험이 있으므로 확실한 처치를 해두어야 한다.

[류머티즘의 음양 체크]
동물성 식품을 많이 먹는 사람은 양성 류머티즘으로, 통증이 우반신에 나타난다. 반면에 단것을 좋아하고 좌반신에 통증을 느끼는 사람은 음성 류머티즘이다.

· 음양의 힘으로 몸의 균형을 유지하자! ·

● **근육통**
제1무탕으로 소화가 안 된 단백질을 연소 · 분해시킨다.

● **관절통**
참기름무(무를 갈아 참기름, 간장과 섞은 것)로 대사를 촉진한다. 열이 있는 경우는 먼저 제1무탕을 마신다.

■ **근육통 · 관절통의 외용처방(공통)**

각 증상에 따라 내복처방을 한 뒤 생강습포와 토란파스를 순서대로 붙인다. 토란파스 위에 구운 소금이나 아직 열이 남아 있는 손난로를 대주면 혈액 순환이 더욱 원활해져 딱딱해진 환부가 풀어진다.

● 양성 류머티즘성 관절염
현미크림을 넣은 표고버섯수프로 지방을 분해시킨다. 열이 있는 경우는 제1무탕을 먼저 마신다. 통증이 심할 때는 무시래기탕이나 생강 족욕 같은 온열요법, 생강기름 마사지, 생강습포와 토란파스를 순서대로 붙인다.

● 음성 류머티즘성 관절염
말린 감을 우려낸 물에 현미크림과 소금을 조금 넣어 마시면 열이 내려간다. 통증에는 무시래기탕(소금 첨가)에 들어가거나 생강습포와 토란파스가 효과적이다.

● 통풍
제1무탕을 2~3잔 마신 뒤 발가락에 두부파스를 붙인다.

● 류머티즘 열
현미크림을 넣은 표고버섯수프로 열을 내린다. 통증에는 생강습포와 토란파스, 생강기름 마사지도 효과가 있다.

● 내복처방	● 외용처방
제1무탕 … 226쪽	생강습포 … 234쪽
참기름무 … 229쪽	토란파스 … 239쪽
현미크림 … 221쪽	생강 족욕·생강기름 마사지 … 236, 237쪽
표고버섯수프 … 287쪽	구운 소금 … 280쪽
	두부파스 … 244쪽
	무시래기탕 … 230쪽

* 현미크림이 들어간 표고버섯수프
물 3컵과 작은 크기의 말린 표고버섯 3~4장으로 표고버섯수프를 만든다. 표고버섯을 건져내고 현미크림과 소금을 조금 섞어 하루에 3번 나누어 마신다.

충치 · 치조농루

치통을 일으키는 원인 ▶ 충치, 치조농루 등의 치주질환, 감기 바이러스

치통은 대부분 충치나 잇몸에 문제가 있는 경우에 생긴다.
충치는 음식물이 입 속에서 부패해 치석이 되면 그곳에 충치균이 둥지를 틀고 산을 배출해 치아의 에나멜질이나 그 밑의 상아질이 녹는 질환이다. 이때 치아 속의 신경도 상하기 때문에 통증을 느끼는 것이다.
치석이 남지 않도록 양치질을 하는 것도 중요하지만, 음식물을 충분히 씹는 것만으로도 충치 예방에 상당히 효과가 있다. 음식물을 씹을 때 분비되는 침은 알칼리성으로 산을 중화해주기 때문이다. 채소 등의 알칼리성 식품을 먹으면 저절로 입 속이 청소되는 것도 같은 이유에서다.
단것을 많이 먹으면 충치가 생기는 것은 이러한 식품이 체내에서 산성으로 작용해 뼈나 치아에서 칼슘을 배출시키기 때문이다.
또한 산성 식품은 혈액을 묽게 해 세균에 대한 우리 몸의 저항력을 떨어뜨린다. 잇몸 속의 혈액이 산화하면 충치균에는 더할 나위 없이 좋은 환경이 되는 것이다. 뿐만 아니라 치아를 둘러싸고 있는 근육도 쉽게 곪아 치주질환(치조농루)을 일으킨다. 혈액이나 체액의 산화로 잇몸이 약해지면 치아를 붙들어주는 힘도 약하게 된다. 이 때문에 치아는 흔들거리다가 저절로 빠지는 상황에 이르게 된다. 잇몸의 신경이 이미 상할 대로 상하면 통증 같은 자각증상이 없기 때문에 이상을 느꼈을 때는 이미 치료 시기를 놓치는 경우도 있다.
감기 바이러스도 치통이나 잇몸 염증을 일으키는 원인 가운데 하나다. 이가 들뜨는 듯한 불쾌한 느낌이 들고 어깨부터 후두부에 걸쳐 둔한 통증이 있을 때는 감기 처방을 하도록 한다.

• ☯ 음양의 힘으로 몸의 균형을 유지하자! •

● **치통**
알로에나 양파를 잘게 썰어 아픈 쪽으로 씹거나 양파즙을 소독한 솜에 적셔 15분 정도 씹는다. 알로에나 양파의 살균력이 충치균의 활동을 멈추게 해준다.
가지꼭지 가루나 물에 탄 황백(황벽나무의 껍질) 가루를 입안에 머금거나 바위취를 비벼 그 즙을 아픈 이에 발라줘도 좋다. 하지만 이러한 처치는 일시적인 진통 효과에 그칠 뿐이므로, 증상이 심각해지기 전에 치과에서 제대로 치료를 받도록 한다.

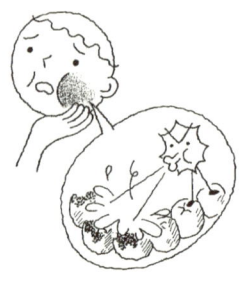

● 치주질환(치조농루)
강알칼리 식품으로 잇몸세포에 탄력을 준다. 증상이 심한 순으로 ① 가지꼭지 가루, ② 매실장아찌 가루, ③ 구운 다시마 가루를 입안에 머금는다. 잇몸 주변을 순환하는 혈액의 질이 좋아지고 살균 효과도 있다.
질경이 달인 물이나 찻잎을 볶아서 만든 호지차 등 알칼리성 음료로 입안을 헹구는 것도 좋다. 잇몸이 단단해지고 분홍빛을 띨 때까지 계속한다.

● 감기가 원인일 때
어깨부터 목에 걸쳐 염증이 있고 어혈이 쌓여 있는 상태다. 제1무탕으로 불순물을 연소시킨다.

● 내복처방
다진 양파, 양파즙 … 297쪽
가지꼭지 가루 … 291쪽
황백 가루 … 306쪽
매실장아찌 가루 … 254쪽
다시마 가루 … 285쪽
제1무탕 … 226쪽

● 치통 · 치조농루 예방을 위한 식사 어드바이스
이러한 질환은 칼슘이 극단적으로 부족한 것이 직접적인 원인이다. 달콤한 산성 식품을 최대한 줄이고, 혈액의 질과 세포의 탄력을 높여주는 곡물과 채소를 중심으로 식단을 개선한다. 천천히 꼭꼭 씹는 습관을 기르는 것도 중요하다.

요통

요통을 동반하는 증상과 질환 ▶ 각 장기의 이상, 돌발성 요통, 추간판 탈출증, 요추의 염증, 자궁암

요통은 크게 ① 간, 신장, 위, 자궁, 난소 등의 문제로 발생하는 통증, ② 뼈나 근육의 이상으로 발생하는 통증으로 나눌 수 있다. ①의 경우는 해당 장기를 치료해야 해결되지만, 돌발성 요통이나 추간판 탈출증, 요추의 염증 등으로 인한 ②의 경우는 적절한 처방을 해주면 낫는다.

예를 들어 돌발성 요통은 흔히 무리한 운동이나 무거운 것을 들 때 발생한다고 하지만, 자다가 몸을 약간 뒤척이는 정도로도 허리가 삐끗하는 경우가 있다. 이것을 생각해보면 돌발성 요통은 우리 몸의 균형이 깨진 것이 원인이라 할 수 있다. 따라서 등이 쉽게 뒤틀리고 그 결과 척추 뼈도 어긋난다. 뼈가 어긋나면 그곳에 나쁜 피가 고여 차가워지므로 악순환이 거듭될 수밖에 없다.

①에도 ②에도 해당하지 않는 까닭 모를 지속적인 요통은 자궁암이 원인일 수도 있으므로 반드시 검사를 받도록 한다. 또한 동물성 식품처럼 양성이 강한 식품을 많이 먹으면 허리나 등에 통증을 일으킬 수도 있다.

• ❥ 음양의 힘으로 몸의 균형을 유지하자! •

● **돌발성 요통, 추간판 탈출증 등으로 인한 요통**
매실간장엽차를 마신 후 생강습포와 토란파스를 순서대로 붙인다. 토란파스 위에 구운 소금을 올려 따뜻하게 해주면 더욱 효과적이다. 염증과 부기를 없애 건강한 혈액이 흐르도록 해주면 어긋난 척추 뼈가 원상태로 되돌아온다.
식사는 해조류 등으로 칼슘을 충분히 섭취하고 곡물채식을 한다.

● **요추의 염증이나 외상으로 인한 요통**
토란파스를 붙인다.

● **양성 식품의 과다 섭취로 인한 요통**
제1무탕을 마시고 식사 때는 무압으로 지은 현미밥이나 현미죽을 먹는다.

● **내복처방**
제1무탕 … 226쪽
매실간장엽차 … 251쪽

● **외용처방**
생강습포 … 234쪽
토란파스 … 239쪽

구운 소금 … 280쪽

치질·탈장

대변이 강한 산성이면 배변할 때 항문 부근의 점막이 상한다. 그 결과 점막이 붓고 염증이 생겨 출혈과 통증을 동반하는 것이 치질이다. 점막을 상하지 않게 하려면 알칼리성 식품으로 대변의 산성화를 막고, 섬유질이 많은 식품으로 대변의 양과 수분의 양을 늘려 배변을 원활히 해야 한다.

치질이 있으면 배변이 부담스럽고 귀찮아 자꾸 참게 되는데 이것이 탈장의 원인이 될 수 있다. 장을 조여주는 식사로 장의 탄력을 되찾아주도록 한다.

• ☯ 음양의 힘으로 몸의 균형을 유지하자! •

● **치질**
치질에는 지렁이요법이 효과가 있다. 큰 지렁이 3~4마리에 설탕을 뿌려 지렁이의 투명한 체액(강알칼리)을 모은다. 이것을 소독한 솜에 묻혀 치질 부위에 대주면 끝이다. 한 번으로도 즉시 효과가 나타난다. 그런 다음 환부에 토란파스를 붙여 염증을 가라앉힌다.

● **항문 열상**
환부에 토란파스를 붙인다.

● **탈장**
환부에 생강습포를 한 뒤(장이 외부로 빠져나온 경우는 이후에 참기름을 바른다) 원래 위치로 밀어넣는다. 식사처방으로는 톳곤약이 아주 효과적이다. 톳은 조직을 긴장시키고, 곤약은 장 속을 청소해준다.

● **식사처방**
톳곤약 … 293쪽

● **외용처방**
생강습포 … 234쪽
토란파스 … 239쪽

불쾌한 만성 증상

만성 증상은 미병(未病)의 신호다.
특별한 원인은 알 수 없지만,
그냥 내버려두면 증상이 점점 심해진다.
이러한 만성 증상에는 처방과 함께 체질 개선을 해야 한다.

자율신경 실조증

동반 증상 ▶ 머리나 허리·위가 무겁다, 어깨 결림, 복부 팽만, 불면, 짜증, 화를 참지 못한다, 전신의 권태감, 두통, 열이 쉽게 오른다, 냉증, 식은땀, 우울증, 불안, 건망증, 가슴 두근거림, 숨이 차다, 현기증, 식욕 부진, 구역질, 복통, 위염, 빈뇨, 야뇨증

우리 몸을 움직이는 데 관여하는 신경에는 ① 손발을 움직이거나 아픔을 느끼는 등 스스로 의식하거나 자각할 수 있는 뇌척수신경 계통과 ② 위장이나 심장 등 내장의 움직임을 무의식적으로 조절하는 자율신경 계통이 있다. 자율신경은 다시 교감신경과 부교감신경으로 나뉘는데, 이 두 신경의 균형이 깨지면 온몸이 나른하고 잠이 안 오거나 소화불량 등 여러 가지 불쾌한 증상이 나타난다. 이것이 자율신경 실조증이다.

자율신경 가운데 교감신경은 혈압이나 혈당치를 높여 혈액과 포도당을 근육과 뇌에 보내는 역할을 한다. 한편 부교감신경은 흥분하면 아세틸콜린을 분비해 심장 박동 수를 억제하고 소화를 촉진하는 방향으로 작용한다. 따라서 이른 아침부터 저녁까지는 몸을 자극하는 교감신경이 우위로 작용하고, 저녁부터 새벽까지는 부교감신경이 교감신경을 억제해 느긋하게 소화활동을 하거나 긴장을 풀고 휴식할 수 있게 한다.

이번에는 자율신경의 작용을 음양에 적용해서 생각해보자.

교감신경은 음성으로 작용한다. 이완하는 힘으로 혈관 벽을 안에서 바깥쪽으로 넓혀주기 때문에 결과적으로 혈관 내부가 수축해 혈압이 올라간다. 심장은 수축력이 약해져 혈액을 펌프질하는 여분의 힘이 필요해지므로 박동이 빨라진다.

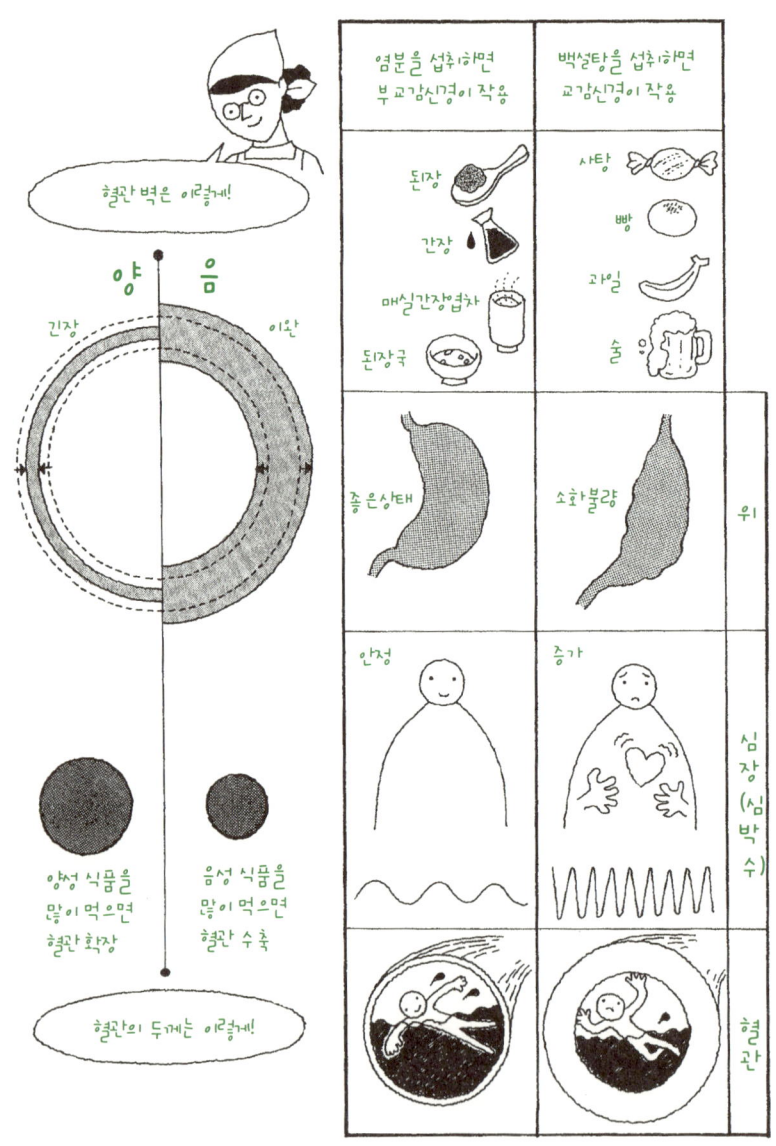

한편 부교감신경은 양성 작용을 한다. 심장의 혈관 벽이 조이는 힘으로 수축하므로, 혈관 내부가 넓어지고 한 번에 내보낼 수 있는 혈액의 양이 늘어나 박동도 안정된다. 늘어져 있던 위도 탄력성을 되찾으면서 소화활동이 원활해진다.

자율신경계의 작용은 생체리듬에 내장된 중요한 기능이다. 확장하고 수축하는 정반대 작용을 하고 끊임없이 균형을 맞추는 보완성이 있다는 점에서 자율신경은 음양과 그 원리가 같다.

● **자율신경은 불규칙한 생활이나 식습관에 약하다**

그렇다면 자율신경 실조증의 원인은 무엇일까?

첫 번째로 생각할 수 있는 것은 생체리듬의 이상이다. 불규칙한 수면 습관이나 식사시간 등 생활의 리듬이 흐트러지면 우리 몸의 생체리듬도 깨지기 쉬워 자율신경이 제대로 조절되지 않는다. 또한 스트레스를 쌓아두는 것도 신경활동에 큰 영향을 미친다.

식생활도 자율신경의 작용에 크게 영향을 미친다. 설탕이나 화학첨가물이 많이 들어간 과자뿐만 아니라 과일, 술, 청량음료 등 음성 식품을 많이 먹는 사람은 교감신경을 항상 긴장시킨다. 따라서 위장이 이완해 소화흡수 활동이 억제되거나 심장에 부담을 주어 가슴이 두근거리고 맥박이 빨라지거나 숨이 차는 증상이 나타난다.

교감신경이 지나친 자극을 계속 받으면 부교감신경에도 이상이 생겨 서로 보완해주며 유지하던 두 신경 사이의 균형이 깨져버린다. 현대인에게 많은 위장 장애나 심한 스트레스는 교감신경이 항상 우위가 되면서 부교감신경이 정상적으로 작용하지 못한 결과라 할 수 있다.

가장 좋은 방법은 어디를 어떻게 치료한다기보다, 생활리듬을 자연의 섭리에 맞게 되돌리고 식생활을 개선함으로써 교감신경과 부교감신경의 균형을 되찾는 것이다.

[교감신경과 부교감신경의 음양 체크]

예를 들어 상사에게 꾸중을 들었을 때 스트레스를 받고 있다고 느끼는 것은 교감신경(음성)이 우위로 작용하고 있다는 증거다. 반대로 의욕이 넘치는 사람은 부교감신경(양성)이 우위에 있는 경우다.

· 🍃 음양의 힘으로 몸의 균형을 유지하자! ·

● **교감신경이 계속 우위에 있을 때**

매실간장엽차를 마셔 위장의 작용을 활성화시킨다. 식사는 염분이 함유된 양성 식품 위주로 한다. 증상이 그리 심하지 않은 경우는 따뜻한 현미수프를 마셔 중성 체질로 되돌린다.

● 스트레스를 많이 받을 때
스트레스를 잘 느끼지 않는 체질로 바꾸기 위해서는 음성 식품을 멀리하고, 정백하지 않은 전립곡물 중심의 식사를 하는 것이 가장 좋다.

● 심신증
불안, 걱정, 분노 등의 감정이 자율신경과 내분비계에 이상을 일으키면 몸에 여러 가지 불쾌한 증상이 나타난다. 이것을 심신증이라 하는데, 중성인 곡물 섭취량이 적어 음과 양의 증상이 양극단으로 나타나는 것이라 할 수 있다. 따라서 무엇보다 곡물 중심의 식사를 하는 것이 중요하다. 현미수프나 죽, 면류 등 곡물이라면 무엇이든지 좋다.

● 신경의 피로를 해소하는 방법
기본은 장을 건강하게 하는 것이다. 생강습포를 한 후에 삶은 곤약으로 배를 따뜻하게 한다.

● 내복처방	● 외용처방
매실간장엽차 … 251쪽	생강습포 … 234쪽
● 식사처방	곤약온습포 … 294쪽
현미수프 … 222쪽	

● 식사 어드바이스
장이 제 기능을 하면 자율신경도 제대로 조절되므로 장을 건강하게 하는 식사가 기본이다.
동물성 식품이나 설탕이 많이 함유된 음성 식품은 삼가고, 곡물과 채소를 중심으로 규칙적인 식사를 하자. 비타민과 미네랄을 충분히 섭취하면 신경도 안정된다.

변비

변비로 인해 일어나는 증상 ▶ 여드름, 뽀루지, 대장암, 혈액 오염 등

변비는 대장의 기능이 떨어지거나 대변을 밀어내는 연동운동이 약해져서 생긴다. 흔히 '병은 장에서 만들어진다'고 하는데, 이것은 우리가 먹은 것이 장 속에서 부패해 유해물질이 발생하기 때문이다. 유해물질이 발생하면 혈액의 질이 나빠질 뿐만 아니라 온몸에 독소가 돌아다니게 되므로 장기나 세포의 기능이 떨어진다.

특히 산성 식품인 동물성 단백질이나 동물성 지방은 장 속의 나쁜 균이 아주 좋아하는 것들이다. 또한 가공식품에 많이 들어 있는 첨가물은 장 속에서 청소부 역할을 하는 좋은 균을 죽인다. 반면에 식이섬유는 독소나 화학물질을 몸 밖으로 배설시키는 작용을 한다.

따라서 식이섬유가 풍부한 식품으로 대변의 양을 늘려 독소가 발생하고 흡수되기 전에 몸 밖으로 배출시킨다. 독소의 발생원인 산성 식품은 섭취량을 줄인다. 식사는 오곡, 채소, 해조류를 중심으로 하면서 좋은 균을 늘리는 발효식품(된장, 김치 등)을 매일 섭취한다. 적당한 운동도 변비 예방에 도움이 된다.

[변비의 음양 체크]

배변이 불규칙하고 대변이 무른 사람은 장이 이완되어 대변을 밀어내는 힘이 약한 음성 타입의 변비다. 반대로 대변이 토끼 똥처럼 딱딱하고 동글동글한 데다 양도 적은 사람은 장이 지나치게 수축해 대변의 수분이 거의 다 흡수된 양성 타입의 변비다.

• ☯ 음양의 힘으로 몸의 균형을 유지하자! •

양성 변비

조이는 힘이 강한 양성 체질은 장도 지나치게 수축하는 경향이 있다. 안 그래도 장이 수축해 대변의 수분이 줄어들었는데, 장 속의 산화열로 남은 수분까지 빼앗겨 대변의 양이 감소하는 악순환에 빠진다.

따라서 섬유질이 많이 함유된 식품을 섭취해 대변의 양을 늘리고 식물성 기름으로 장의 긴장을 풀어주도록 한다.

● 음식으로 변비 해소를

식이섬유가 풍부한 소송채를 유부와 함께 초간장에 무르게 조린다. 참기름을 1큰술 마시는 것도 효과가 있다. 참기름 1~2큰술은 설사를 유발하는 하제로 쓰이기도 한다. 동물성 식품을 많이 먹으면 장 속에 산화열이 발생하므로 과식하지 않도록 주의한다.

음성 변비

고령자나 운동이 부족한 사람에게 많이 나타나는 변비로, 장 속에 수분을 잔뜩 머금은 대변이 가득 차 있다. 톳곤약, 팥다시마 등 식이섬유가 많이 함유된 음식으로 일단 장 속을 비운다. 염분을 보충하거나 삶은 곤약으로 배를 따뜻하게 해 늘어진 장에 탄력을 주는 것도 중요하다.

유아의 변비

어린아이의 경우는 사과 반쪽을 갈아 먹인다.

● 내복처방

참기름 하제 … 277쪽

사과 … 307쪽

● 외용처방

곤약온습포 … 294쪽

● 식사처방

톳곤약 … 293쪽

팥다시마 … 274쪽

● 변비를 해소하는 기본식

곡류, 감자류, 채소, 과일 등 식이섬유가 풍부한 식품을 많이 먹는다.

눈·코·귀·입의 이상

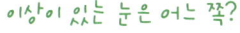

눈의 피로는 간의 피로가 원인이다.

동물성 단백질과 단것을 많이 먹으면 극양, 극음 두 요소가 혈액을 혼탁하게 해 눈에 산소가 부족하게 된다. 따라서 염증을 없애고 혈액 순환을 촉진해 눈에 산소를 보충하도록 하자.

최근에는 컴퓨터나 스마트폰을 장시간 사용하거나 콘택트렌즈 착용으로 인한 안구 건조증 환자도 늘고 있다. 눈을 혹사하고 있다고 생각되면 스팀타월을 눈 위에 잠깐 올려두자. 그것만으로도 혈행이 좋아져 피로가 풀린다. 식사를 할 때는 눈에 좋은 비타민 A가 풍부한 당근이나 호박, 소송채 등을 많이 먹는다.

[안과 질환의 음양 체크]

안과 질환은 칼로리 과다로 인해 일어나기도 한다.

왼쪽 눈에 증상이 나타나는 경우는 음성 식품을 많이 먹은 것이 원인이며, 오른쪽 눈에 증상이 나타나는 경우는 주식(양성 식품)을 많이 먹은 것이 원인이다. 또한 충혈 부위로 어느 장기의 상태가 좋지 않은지도 알 수 있으므로 주의해서 살펴본다(그림 참조).

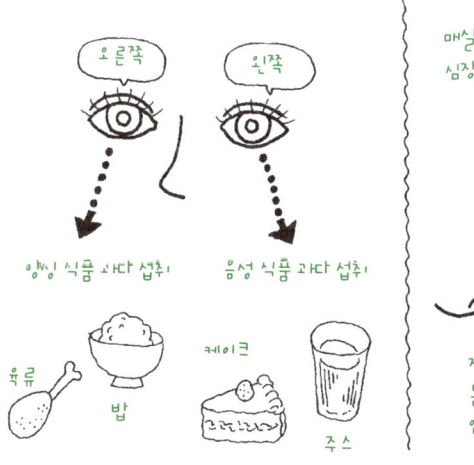

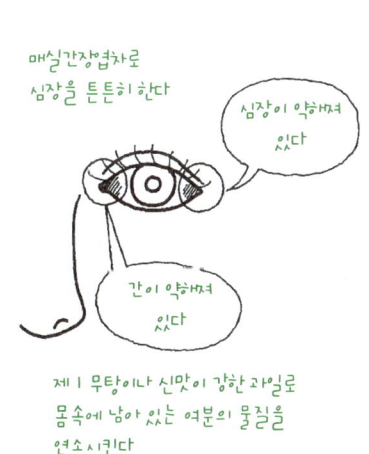

• ☯ 음양의 힘으로 몸의 균형을 유지하자! •

● **눈의 피로, 안구 건조증**
소금엽차로 눈을 씻어낸다. 눈꺼풀에 잎채소파스나 두부파스를 올려 염증을 제거하거나 스팀타월로 혈액 순환을 촉진하는 것도 좋다. 어느 것이든 기분이 좋은 쪽을 택하면 된다.

● **눈이 침침할 때**
소금엽차로 눈을 씻어낸다.

● **근시**
소금엽차로 눈을 꾸준히 씻고 단맛이 나는 음식을 피한다.

● **결막염**
2% 농도로 황백 가루를 녹인 물로 눈을 씻어낸다.

● 내복처방	● 외용처방
매실간장엽차 … 251쪽	소금엽차 … 247쪽
제1무탕 … 226쪽	황백 가루 … 306쪽
	잎채소파스 … 242쪽
	두부파스 … 244쪽

〈코〉

코는 호흡기관과 깊이 연관되어 있으므로 폐나 기관지를 건강하게 하는 것이 기본이다.

[코 질환의 음양 체크]
코도 오른쪽(양성), 왼쪽(음성)으로 증상의 원인을 나눌 수 있다. 오른쪽 코가 막히는 경우는 동물성 식품, 왼쪽 코가 막히는 경우는 단것을 지나치게 많이 먹어 연소되지 못한 물질이 축적된 상태다.

• ☯ 음양의 힘으로 몸의 균형을 유지하자! •

● **축농증**
소금엽차로 콧속을 씻어낸다. 식사할 때는 단것이나 흰쌀 등 음성 식품을 삼간다.

● **코피가 날 때**
땅콩이나 초콜릿 등 지방분이 많은 식품이나 음성 식품을 지나치게 많이 먹으면 코피가 나기도 한다.
지혈 효과가 있는 연근즙에 소금을 뿌린 후 솜에 적셔 콧구멍을 막는다. 후두부에 양배추 바깥쪽 잎을 대서 식혀주면 더욱 효과적이다.

● **콧물이 나올 때**
따뜻한 음료나 파된장탕이 잘 듣는다.

● **코가 막혔을 때**
파나 양파를 잘게 썰어 콧구멍에 넣는다. 특유의 자극 성분이 막힌 코를 시원하게 뚫어 준다.

● 내복처방	● 외용처방
파된장탕 … 298쪽	소금엽차 … 247쪽
	연근즙 … 261쪽
	잎채소 … 242쪽
	다진 양파 … 297쪽

〈귀〉

귀는 신장이나 장과 밀접한 관련이 있는 곳이다.
예를 들어 신장의 사구체에 동물성 단백질이 제대로 여과되지 않으면 염분이 배출되지 않아 노폐물이 역류한다. 날카로운 금속음이나 '웅 –' 하는 저음이 들리는 이명(귀울림)은 이러한 원인으로 발생한다. 이명은 외이염, 중이염, 내이염, 메니에르증후군, 빈혈 같은 질병이 있는 경우에도 나타날 수 있으므로 주의하자.

• ☯ 음양의 힘으로 몸의 균형을 유지하자! •

● **이명**
이명은 고막세포가 단백질 등으로 딱딱해져 진동음이 들리는 현상이다. 제1무탕이나 표고버섯수프로 여분의 동물성 단백질을 연소·분해시킨다. 사과 등의 과즙을 마시는 것도 좋다.

● **중이염**
제1무탕으로 신장과 장의 기능을 조절한다. 열이 날 때는 귀 주변에 토란파스나 두부파스를 붙인다.

● **메니에르증후군**
난청이나 이명과 함께 극단적인 현기증을 일으키는 병이다. 신장의 기능과 관련이 깊은 병이므로 제1무탕을 마신다.

● **내복처방**
표고버섯수프 … 287쪽
제1무탕 … 226쪽
사과 … 307쪽

● **외용처방**
토란파스 … 239쪽
두부파스 … 244쪽

〈입〉

입은 위 등의 소화기관과 연결되어 있다. 과식으로 소화가 안 된 음식물이 위에 머물러 있다가 염증을 일으키면 구내염, 구각염, 입 주변의 두드러기 같은 것이 생긴다. 또한 비타민이나 미네랄 부족도 이러한 증상을 일으키는 큰 요인이다. 정백하지 않은 곡물이나 채소, 과일을 껍질째 먹으면 몸에 필요한 미량요소를 충분히 섭취할 수 있다.

[구내염, 구각염, 입 주변의 두드러기 음양 체크]
시큼한 트림이 나올 때는 양성 과다인 경우로, 동물성 식품의 과다 섭취가 원인이다. 입 속에 자꾸 침이 고일 때는 음성 과다이므로 단것을 삼간다.

• 음양의 힘으로 몸의 균형을 유지하자! •

● **양성 과다인 경우**
무즙을 먹거나 과즙이나 토마토주스로 입안을 중화하거나 위장의 염증을 진정시킨다.

● **음성 과다 · 양성 과다가 모두 해당되는 경우**
소금엽차로 입안을 헹궈내 알칼리성으로 바꾼다. 심할 때는 가지꼭지 가루를 입안에 머금는다.

> ● **외용처방**
> 소금엽차 ⋯ 247쪽
> 가지꼭지 가루 ⋯ 291쪽
> ● **식사 어드바이스**
> 무즙, 과즙, 토마토주스 등 산화를 억제하는 음식을 먹는다.

불면

수면 장애로 인한 증상 ▶ 생체리듬 불안정, 신체 기능 저하

불면의 원인은 크게 ① 고혈압이나 동맥경화, ② 스트레스 과다, ③ 불규칙한 생활습관으로 나눌 수 있다. 치료법은 각 경우에 해당하는 원인을 제거하는 것이다.
신경이 날카로워져 밤에 잠을 이루지 못하는 사람은 동물성 위주의 식사를 하는 경우가 많고, 잠을 자도 몸이 개운하지 않은 사람은 생체리듬이 불안정하기 때문이다. 아무리 잠을 자도 피로가 풀리지 않고 몸이 나른한 것은 혈액이 묽다는 증거다. 규칙적인 생활이 중요하므로 일찍 잠자리에 드는 습관을 들이도록 하다. 건강한 혈액을 만들어주는 곡물을 중심으로 식사를 하고, 검은깨나 백합뿌리, 호두, 파 등 진정 효과가 있는 식품을 먹는 것도 효과가 있다.

[스트레스성 불면의 음양 체크]
사소한 일이 신경 쓰여 잠을 이루지 못하는 경우는 음성 불면, 지나친 피로로 뇌가 각

성해 잠이 오지 않는 경우는 양성 불면이다.

• ☯ 음양의 힘으로 몸의 균형을 유지하자! •

● **음성 불면**
깨소금엽차로 염분과 칼슘(양성)을 보충해 음성을 중화한다. 깨소금을 조금씩 집어 먹는 것도 좋은 방법이다.

● **양성 불면**
표고버섯수프를 마셔 머릿속을 차게 식힌다. 양파나 대파를 머리맡에 두는 것도 효과적이다. 양파나 대파에서 나오는 휘발성 물질(음성)이 신경을 안정시키는 작용을 하기 때문이다. 식사량을 줄이는 것도 좋은 방법이다.

■ **외용처방**
자기 전에 머리에 온습포를 한다. 혈액 순환이 촉진되어 뇌의 혈행이 좋아지므로 스트레스가 완화된다. 베개 위에 양배추 등의 잎채소를 2~3장 깔거나 진정 효과가 있는 허브를 주변에 두는 것도 좋다.

● 내복처방	● 외용처방
깨소금엽차 … 279쪽	다진 양파 … 297쪽
깨소금 … 277쪽	잎채소 … 242쪽
표고버섯수프 … 287쪽	

어깨 결림

어깨가 결린다는 것은 근육 속에 젖산 등의 피로물질이 쌓여 근육이 염증을 일으키고 부어 있다는 말이다.
어깨 결림은 산성 식품의 과다 섭취로 혈액이 혼탁해지거나 대사가 원활하지 않을 때 생긴다. 컴퓨터 앞에 같은 자세로 오랫동안 앉아 있는 것도 어깨 결림으로 이어지는 혈액 순환 장애의 원인이다. 또한 스트레스나 분노로 자율신경의 균형이 깨지는 경우도 대사가 원활히 안 돼 피로물질이 쌓이므로 어깨 결림을 유발할 수 있다.

어깨 결림은 간과 폐와 관련이 있는데, 간에서 해독 작용이 제대로 이뤄지지 않으면 피로물질이 쉽게 쌓이고, 호흡이 얕으면 온몸에 충분한 산소가 운반되지 않는다. 이를 해소하려면 대사에 필요한 비타민 B군을 충분히 섭취하고 산성 식품을 줄여야 한다. 천천히 심호흡을 하거나 리듬감 있는 가벼운 운동도 효과이다.

한편 어깨가 아프고 팔을 올리거나 뒤로 드는 데 어려움을 느끼는 사십견이나 오십견은 노화 현상이다. 혈액을 깨끗하게 하기 위한 내복처방(오른쪽 어깨가 아픈 사람은 제1무탕, 왼쪽 어깨가 아픈 사람은 무를 갈아 넣은 매실간장엽차를 마신다. 253쪽 참조)을 하면서 생강습포와 토란파스 처치를 꾸준히 계속해 대사 능력을 회복시킨다.

[어깨 결림의 음양 체크]

오른쪽 어깨가 결리는 경우는 양성 타입으로 동물성 식품과 밥을 많이 먹은 것이 원인이며, 왼쪽 어깨가 결리는 음성 타입은 단것이나 몸을 차게 하는 식품을 많이 먹은 것이 원인이다. 왼쪽 어깨에서 팔뚝에 걸쳐 통증이 느껴질 때는 협심증이나 심근경색일 가능성이 있으므로 주의한다.

• ☯ 음양의 힘으로 몸의 균형을 유지하자! •

● **전반적인 어깨 결림에**

생강습포만으로도 어깨가 상당히 편안해지지만, 토란파스까지 붙이고 그 위에 구운 소금이나 아직 열이 남아 있는 손난로 등으로 따뜻하게 해주면 혈행이 좋아진다. 생강기름 마사지도 좋다.

열이 나거나 등까지 뻣뻣해지는 경우는 먼저 제1무탕을 마시고, 두통이 있을 때는 표고버섯수프를 마신다. 목욕을 할 때 손끝, 발끝에서부터 시작해 심장 쪽으로 마사지를 해주면 혈액 순환이 원활해진다.

● **내복처방**	● **외용처방**
제1무탕 … 226쪽	생강습포 … 234쪽
표고버섯수프 … 287쪽	토란파스 … 239쪽
	생강기름 마사지 … 237쪽
	구운 소금 … 280쪽

냉증

냉증 때문에 일어나는 증상 ▶ 각 장기의 기능 저하, 생리불순, 빈혈, 불임증, 저체온증

냉증은 체온이 정상 범위보다 낮거나 손, 발, 허리 등 신체의 어느 부분이 유난히 차게 느껴지는 증상으로, 여성에게 많으며 특히 사춘기나 갱년기 때 흔히 나타난다. 최근에는 에어컨이 보급되면서 여름에도 몸이 차가운 사람이 늘고 있다.
냉증은 자율신경이 제대로 기능하지 않고 신진대사가 떨어져 혈액 순환이 원활하지 않는 등 여러 가지 요인이 겹쳐 일어난다.

[냉증의 음양 체크]
단것을 좋아하고 채소나 과일을 자주 먹으며 차나 주스 등 수분을 많이 섭취하는 경우는 음성 냉증이다. 혈액이 묽은 데다 피를 만들어내는 식품을 적게 먹기 때문에 냉증 증상이 나타난다. 얼굴색이 창백하고 움직임이 둔한 것이 특징이다.
한편 혈액이 산화해 점성이 높아진 탓에 온몸 구석구석까지 피가 돌지 않아 손발 등의 말단이 차가워지는 것은 양성 냉증이다. 마음만 먹으면 잘 움직이므로 운동을 하거나 반신욕, 족욕 등으로 혈액 순환을 개선한다.

• ☯ 음양의 힘으로 몸의 균형을 유지하자! •

● **음성 냉증**
몸을 차게 하는 식습관을 버리고 철저한 양성식으로 체질을 개선한다. 입욕제로 무시래기나 말린 쑥을 사용하고 입욕 전이나 후에 반드시 매실간장엽차나 간장엽차를 마신다. 민들레커피로 심장을 강화하고 진한 팥커피로 수독(水毒, 몸 밖으로 배출되어야 할 체액이 몸속에 머무르면서 유해 작용을 일으키는 것)을 빼내는 것도 효과가 있다.

● **양성 냉증**
무를 갈아 넣은 매실간장엽차나 간장을 넉넉하게 넣은 제1무탕을 마신다. 감귤류를 먹는 것도 좋다. 입욕제로 무시래기나 말린 쑥을 넣거나 생강 족욕으로 혈액 순환을 촉진한다.

> ● **내복처방**
> 매실간장엽차 … 251쪽
> 간장엽차 … 247쪽
> 민들레커피 … 300쪽
> 팥커피 … 272쪽
> 무를 갈아 넣은 매실간장엽차 … 253쪽
> 제1무탕 … 226쪽
>
> ● **외용처방**
> 무시래기탕 … 230쪽
> 쑥 … 302쪽
> 생강 족욕 … 236쪽

부종

부종은 노폐물을 품고 있는 수독이 몸속에 쌓여 몸이 붓는 증상이다.
우리 몸에 수분이 축적되는 이유는 무엇일까? 우선 과식이나 과음으로 신장의 기능이 떨어지면 수분이 잘 배출되지 않는다. 또한 칼륨 함량이 높은 음성 식품을 많이 먹으면 나트륨과 칼륨의 균형이 깨져 세포 사이에 수분이 쉽게 고이게 된다. 이러한 탈염 상태는 심장에 악영향을 미쳐 심장으로 정맥혈을 돌려보내는 힘을 약화시키므로 몸의 말단이 붓게 된다.
부종을 치료하려면 우선 그 원인이 신장에 있는지 심장에 있는지를 알아야 한다.
아침에 눈이 붓고 몸이 나른한 경우는 신장이 원인이다. 저녁이 되면 위쪽에 있던 수분이 아래쪽으로 내려가 다리가 붓는다. 이 경우는 폭음이나 폭식을 피하고 신장을 보호해야 한다.
반면 아침에 손등이나 발등이 붓거나 가슴이 두근거리고 숨이 쉽게 차는 경우는 모세혈관의 혈액 순환이 원활하지 않다는 증거다. 심장이 약해져 있는 것이다. 이 경우는 수분이나 칼륨이 많이 함유된 채소, 향신료는 삼간다.

[신장에 원인이 있는 부종의 음양 체크]
발이 차고 낮에 소변이 잦은 경우는 음성 타입, 발은 차지 않고 밤에 소변이 잦은 경우는 양성 타입이다.

• ☯ 음양의 힘으로 몸의 균형을 유지하자! •

● 신장이 원인인 경우
　① 음성 부종
　팥다시마로 배뇨를 촉진한다. 대사를 활발하게 하는 무시래기 좌욕(소금 첨가)도 좋다.
　② 양성 부종
　이 경우는 염분 과잉 섭취 경향이 있으므로 팥호박으로 배뇨를 촉진한다. 제2무탕도 효과적이며, 무시래기 좌욕(소금 무첨가)으로 땀을 배출시키는 것도 좋다.

● 심장이 원인인 부종
극양성인 떫은맛(감꼭지 달인 물)으로 근육을 수축시켜 정맥혈을 심장으로 되돌린다. 심장을 강화하는 데는 달걀간장이 좋다.

● 내복처방	● 식사처방
제2무탕 … 227쪽	팥다시마 … 274쪽
감꼭지 달인 물 … 310쪽	팥호박 … 295쪽
달걀간장 … 312쪽	
● 외용처방	
무시래기탕 … 230쪽	

전립선 비대증

50세 이상의 남성에게 흔히 나타나는 배뇨 장애는 대부분 전립선 비대증이 원인이다. 비대해진 전립선이 요도를 압박해 배뇨에 문제가 생기는 것이다. 소변을 눠도 시원하지 않는 등 여러 가지 불쾌한 증상을 동반하는 일종의 노화 현상이다.
방광이나 신장의 기능 저하도 배뇨 장애와 관계가 있는데, 생선의 과잉 섭취로 염분양이 많은 경우는 신장이 약해지기 쉽다. 게다가 이 경우는 생선 단백질과 나트륨이 결합해 몸속에 남게 되므로 세포나 혈액의 신진대사도 저하된다.
배뇨에 문제가 있으면 아무래도 소변 속에 노폐물이 쌓이기 쉬운데, 이 노폐물이 전립선을 자극해 염증을 일으킨다. 따라서 배뇨를 촉진해 노폐물을 배출하고, 소화제로 여분의 단백질을 분해하면서 칼륨의 힘으로 염증을 진정시킨다.

전립선 비대증은 방광염을 일으키기 쉬우므로 빨리 치료하는 것이 좋다.

• ☯ 유앙의 힘으로 몸의 균형을 유지하자! •

● **소변이 잘 안 나오고 잔뇨감이 있을 때**
제2무탕이나 현미수프로 배뇨를 촉진한다.

● **열을 동반하는 경우**
먼저 제1무탕으로 몸속에 남아 있는 노폐물을 연소시킨 다음 40분 후에 제2무탕을 마신다. 제1무탕의 단백질 분해효소가 발열을 진정시키는 작용도 한다.

■ **외용처방**
생강탕으로 좌욕을 하면 신진대사가 원활해진다. 내복처방 후에는 생강습포와 토란파스로 염증을 진정시킨다.

● **식사할 때 주의할 점**
무를 이용한 요리는 늘리고 염분이 많이 들어간 요리는 제한한다. 과일 등 산성이 강한 식품은 배뇨할 때 통증을 유발하므로 역시 삼가는 편이 좋다.

● 내복처방	● 외용처방
제1무탕 … 226쪽	생강 좌욕(족욕과 같은 방법) … 236쪽
제2무탕 … 227쪽	생강습포 … 234쪽
현미수프 … 222쪽	토란파스 … 239쪽

복부 팽만

이상 발효를 일으키는 원인 ▶ 설탕과 동물성 식품의 과다 섭취, 장내 세균총의 균형이 무너짐
복부 팽만으로 인한 증상 ▶ 온몸에 독소가 퍼져 두통, 피로, 무기력의 원인이 된다

소화가 안 된 음식물이 장 속에서 이상 발효해 가스가 차서 배가 부풀어오르거나 심한 통증을 호소하는 사람이 많다. 이것은 장 속에 사는 나쁜 균 때문이다. 장 속에 설탕이나 동물성 식품이 들어오면, 나쁜 균은 신이 나서 이들을 부패(분해)시키고 발효 가스와 독소를 내보낸다.

독소를 품은 가스가 장을 가득 채우면 배가 부풀어올라 팽만감을 느끼게 되고, 이 가스가 장의 구부러진 부분을 통과할 때 통증이 발생한다. 독소를 품은 가스는 복부에 불쾌한 느낌만 주는 것이 아니다. 장벽에서 혈관으로 흡수되어 온몸으로 퍼져나가 두통이나 피로, 무기력 같은 증상을 일으킨다. 따라서 좋은 균이 우세한 장내 환경이 유지되도록 식사에 신경을 써야 한다.

우선 소화하는 데 시간이 오래 걸리고 독소를 배출하는 동물성 식품이나 몸을 차게 해서 체내효소의 활성을 억제하고 좋은 균을 약화시키는 설탕의 섭취를 줄인다. 그리고 소화효소를 보충해 음식물이 소화되지 않은 채로 몸속에 남아 있는 일이 없도록 한다. 어쨌든 장 속을 깨끗하게 유지하는 것이 중요하다.

위하수가 있는 경우도 식후에 바로 복부 팽만감을 느끼게 되는데, 위하수는 극음 증상이므로 식사를 양성으로 바꿔야 증상이 개선된다.

• ☯ 음양의 힘으로 몸의 균형을 유지하자! •

● **배가 부풀어오르고 아플 때**
매실간장엽차처럼 따뜻하고 소금기 있는 것을 마신다. 염분이 들어가면 가스의 발효가 진정된다. 그리고 무시래기 좌욕이나 생강습포, 곤약온습포 등으로 배를 따뜻하게 한다. 장 활동이 활발해질 것이다.

● 내복처방	● 외용처방
매실간장엽차 … 251쪽	무시래기탕 … 230쪽
	생강습포 … 234쪽
	곤약온습포 … 294쪽

식은땀

땀이 많이 나는 것은 대부분 비만이나 과식에 의한 칼로리 과다가 원인이다. 적은 양의 식은땀이라면 걱정할 필요 없다. 피로가 쌓였을 때도 땀이 잘 나지만 이 역시 일시적인 현상이다.

하지만 가슴 부근에 진땀을 흠뻑 흘린다면 병원에서 진찰을 받아보는 것이 좋다. 폐결핵 등의 흉부질환이 의심되기 때문이다. 진땀은 극음성 증상으로, 진땀이 난다는 것은 극단적으로 염분이 부족한 상태를 의미한다. 따라서 음성 식품은 먹지 말고 염분을 보충해주어야 한다.

• ☯ 음양의 힘으로 몸의 균형을 유지하자! •

● **땀을 많이 흘리는 사람**
비만이나 과식을 해소한다.

● **피곤할 때 흘리는 식은땀**
체력을 회복해 체온 조절이나 발한 기능을 정상으로 되돌린다.

● **진땀을 흘릴 때**
굴된장, 굴튀김 등 나트륨 함량이 높고 조혈 작용이 뛰어난 식품을 먹는다.

● 식사처방
굴요리 … 313쪽

과로

건강을 해칠 정도로 피로물질이 쌓인 상태를 과로라고 한다. 과로는 현대사회에서도 심각한 문제가 되고 있다. 최근에는 만성피로를 호소하는 어린이도 늘고 있다고 한다.

과로를 해결하는 방법은 피로물질을 축적시키지 않고 피로를 잘 느끼지 않는 체질로 만드는 것이다.

피로물질에는 음식물에 의해 발생하는 것과 스트레스에 기인하는 것이 있다. 음식물이 몸속에서 불완전연소를 하거나 균형이 깨진 식사를 하고 생명력이 약한 정백식품을 먹으면 피로물질이 생긴다. 대사가 잘되고 균형 잡힌 영양분을 섭취하려면 곡물이나 채소 등을 가공하지 않고 통째로 먹는 것이 좋다.

'생각의 불완전연소' 도 피로물질을 만들어낸다. 스트레스를 받거나 기분이 가라앉을 때는 몸을 한 번씩 크게 움직여보자. 산소를 충분히 들이마시게 되므로 몸과 마음의 연소효율도 높아질 것이다.

피로를 잘 느끼지 않고 스트레스를 받지 않는 몸을 만드는 것도 중요하다. 식사 균형을 바로잡으면 어떤 요인에도 크게 좌우되지 않는 체질이 될 것이다.

• ☯ 음양의 힘으로 몸의 균형을 유지하자! •

● **피로를 느낄 때**
우선 간장엽차, 매실간장엽차로 혈액 순환을 촉진해 피로물질이나 그 원인물질의 연소를 돕는다. 그리고 구연산이 풍부한 감귤류로 지방도 대사시킨다. 그다음은 느긋하게 탕 속에 몸을 담그고 몸과 마음의 긴장을 풀어준다. 배를 따뜻하게 하면 장 활동이 활발해져 대사가 촉진된다.

● **식사 어드바이스**
완전 연소하는 식품(정백하지 않은 곡류)을 중심으로 식사한다. 피로물질을 쌓이게 하는 정백식품이나 동물성 식품은 최대한 제한한다.

● **내복처방**
간장엽차 … 247쪽
매실간장엽차 … 251쪽
귤 … 309쪽

무좀

무좀은 발가락 사이가 흐무러져 가렵거나 발바닥 한가운데나 가장자리에 작은 물집이 생기고, 발바닥 전체가 각질화로 두꺼워지는 등 그 증상이 다양하지만 원인은 하나다. 곰팡이의 일종인 백선균이 피부에 침입해서 생기는 것이다.

몸에 수분이 쉽게 축적되는 사람이나 술이나 산성 식품을 좋아해 몸이 산화하기 쉬운 사람은 무좀 예비군이다. 사무실에 근무하는 여성 중에도 무좀으로 고생하는 사람이 많은데, 하루 종일 신발을 신고 있으면 발에 땀이 차서 곰팡이균이 번식하기 좋은 환경이 되기 때문이다.

무좀을 완치하려면 우선 곰팡이균이 좋아하는 습기를 제거하고 피부가 산성이 되는 것을 막아야 한다. 전립곡물이나 채소 중심의 식사로 산성 체질을 개선하고, 흡수성이 좋은 자연 소재로 만든 양말을 신거나 맨발로 있는 시간을 늘려 발을 건조시킨다.

• ☯ 음양의 힘으로 몸의 균형을 유지하자! •

● **무좀에 걸렸다면**
첫째도 살균, 둘째도 살균이다. 생강탕에 잠시 발을 담근 후 생강기름으로 마사지한다. 이것은 생강의 살균 성분과 참기름의 항산화 효과와 알칼리성 성분을 이용한 처방법이다. 양파즙이나 마늘즙을 발라주는 것도 살균에 효과적이다.

● **외용처방**
생강 족욕 … 236쪽
생강기름 마사지 … 237쪽
양파즙 … 297쪽

빈뇨 · 야뇨증

빈뇨나 야뇨증으로 일어나는 증상 ▶ 방광염, 신우신염

빈뇨는 괄약근이 느슨해져 소변을 방광에 저장하지 못해 화장실에 자주 가게 되는 증상이다. 배뇨 횟수로는 하루에 10회 이상인 경우다. 빈뇨의 주된 원인은 단것이나 과일 등 조직을 이완시키는 음성 식품의 과다섭취. 냉방 등으로 몸을 차게 하는 환경도 혈관의 탄력을 없애 방광이나 신장의 세포를 이완시킨다.

아이들에게 많은 야뇨증은 방광이 지나치게 수축해 소변을 저장하지 못하는 양성 타입과 방광을 조여주는 힘이 약해 참지 못하고 소변이 바로 나오는 음성 타입이 있다. 양성 타입은 보통 초등학교에 들어갈 때쯤이면 자연스럽게 사라지므로 너무 예민하게 반응할 필요 없다. 부모가 지나치게 의식하면 오히려 잘 낫지 않는다.

[야뇨증의 음양 체크]
피부색이 검고 작지만 단단한 체격을 가진 사람에게서는 양성 타입의 야뇨증이 나타난다. 반면에 몸에 힘이 별로 없고 손이 축축한 경우는 음성 타입의 야뇨증이 나타난다.

• ☯ 음양의 힘으로 몸의 균형을 유지하자! •

● 음성 야뇨증, 빈뇨
양성 식사로 바꿔 세포의 활력과 탄력을 되살리고 신장과 방광의 기능을 회복시키는 것이 우선이다. 현미밥에는 반드시 깨소금을 뿌리고 톳연근, 톳곤약, 팥다시마를 먹는다. 오후부터는 수분을 삼가며 괄약근을 조여주는 훈련도 도움이 된다.

● 양성 야뇨증
구운 찰떡으로 지나치게 긴장한 조직을 이완시킨다. 이때 소금을 첨가하거나 표면을 태우면 양성 방향으로 작용하므로 주의한다. 아이들은 심리적 원인으로 야뇨증이 생기는 경우도 많으므로, 자기 전에 애정을 듬뿍 담아 스킨십을 해주면 안정감을 느낀다.

■ 공통처방
무시래기 좌욕으로 냉증을 해소한다. 볶은 비자나무 열매를 자기 전에 먹는 것도 아주 효과적이다. 성인은 10알, 아이들은 5알 정도 먹는다.

● **외용처방**
무시래기탕 … 230쪽

● **식사처방**
깨소금 … 277쪽
톳연근 … 262쪽
톳곤약 … 293쪽
팥다시마 … 274쪽

기관지천식

기관지천식은 기관지가 이물질에 과민하게 반응해 경련이나 염증 등을 일으키면서 호흡이 곤란해지는 항원항체 반응의 일종이다.
음성 식품을 과다 섭취하면 기관지의 점막이 약해져 탄력이 떨어지는데, 이것이 기관지천식을 일으키는 주원인이다. 이러한 상태에서 점막의 분비물이나 이물질이 들어오거나 쌓이면 기관지는 이것을 빨리 밖으로 내보내려고 한다. 가벼울 때는 기침으로 끝나지만 발작이 일어나면 기관지의 기도가 더욱 좁아져 숨 쉴 때마다 '쌕쌕' 소리가 난다.
이를 완화하려면 우선 식생활에서 염분을 보충해주어야 한다. 우엉 같은 채소를 기름에 볶아 간장으로 조려 먹으면 미량미네랄이 보충돼 체질 개선에 도움이 된다. 해수욕을 하거나 바깥 공기를 자주 쐬어주어 목이나 기관지의 점막을 튼튼히 하는 것도 중요하다.

[천식의 음양 체크]
천식은 기침 상태로 음양을 구분할 수 있다. 숨을 잘 들이마실 수 없는 경우는 음성 천식, 숨을 깊이 내쉴 수 없는 경우는 양성 천식이다.

· ☯ 음양의 힘으로 몸의 균형을 유지하자! ·

● **음성 증상에는**
매실간장엽차를 마신다.

● 양성 증상에는
연근탕을 마신다. 발작이 격렬할 때는 연근탕을 마신 후에 무를 갈아 넣은 매실간장엽차를 조금 마신다.

● 음양 증상이 같이 나타나는 경우
숨을 잘 들이마실 수도, 깊이 내쉴 수도 없는 경우도 있다. 이처럼 음양 증상이 동시에 찾아올 때는 매실간장엽차와 연근탕을 번갈아 마신다.

■ 전반적인 기침 증상에
잘 익은 금귤을 약한 불에 삶아 하루에 2~3알 먹으면 증상이 진정된다. 그리고 환부에 생강습포와 토란파스를 순서대로 붙여 일종의 울혈 상태를 완화시킨다. 발작이 심할 때는 가슴뿐만 아니라 등에도 같은 처치를 해준다.

● 내복처방
매실간장엽차 … 251쪽
무를 갈아 넣은 매실간장엽차 … 253쪽
연근탕 … 260쪽
금귤 기침약 … 309쪽

● 외용처방
생강습포 … 234쪽
토란파스 … 239쪽
● 식사처방
우엉연근당근조림 … 265쪽

가슴 두근거림 · 호흡 곤란

가슴 두근거림이란 심장 박동이 느껴지는 증상이며, 호흡 곤란은 숨이 차고 숨 쉬기가 힘든 증상이다. 가만히 있을 때나 약간의 운동만 했을 뿐인데 이러한 상태가 되는 사람은 특별한 주의가 필요하다. 심장이나 폐 등에 문제가 있는 경우가 많기 때문이다.
호흡기는 인체 중에서는 음에 해당하므로 내복처방으로는 양성 식품을 먹는다. 외용처방으로 가슴에 생강기름 마사지를 해주면 기관이 넓어져 한결 편해진다. 심호흡도 도움이 된다.

・ 음양의 힘으로 몸의 균형을 유지하자! ・

● 호흡 곤란 증상
매실간장엽차나 간장엽차로 가볍게 염분(양성)을 보충한다. 그런 다음 잠시 안정을 취하면 증상이 진정된다.

> ● 내복처방
> 매실간장엽차 … 251쪽
> 간장엽차 … 247쪽
>
> ● 외용처방
> 생강기름 마사지 … 237쪽

과식증·거식증

과식증이나 거식증은 최근에 급격히 증가하고 있는 증상이다. 날씬해지고 싶은 욕망으로 인해 발생하는 경우가 많은데, 무리한 다이어트가 식사와 몸의 균형, 자율신경의 기능을 무너뜨려 음식을 거부하는 거식증으로까지 발전한다.
그렇게 되면 스스로 기분이나 식욕을 조절할 수 없게 되고 억눌러왔던 심리에 대한 반동도 생겨 이것이 과식증으로 이어진다. 낮 동안에는 음식을 입에 대지 않다가 밤이 되면 남몰래 먹는 경우가 많은데, 음식을 먹었다는 죄책감으로 먹은 것을 토해낸 후 배 속이 비면 다시 뭔가를 먹는 악순환이 계속된다. 먹은 것을 토해낼 때 몸에 필요한 체액도 같이 빠져나가므로 몸은 더욱 쇠약해지고, 자신에 대한 혐오감도 증폭해 정신적인 충격이 점점 커진다.
치료 방법은 마음가짐을 달리하는 것 외에는 없다. 흥미를 가질 수 있는 대상이나 삶의 보람을 찾거나 인간관계로 기분전환을 해본다. 그리고 주변 사람들에게 자신의 증상을 솔직하게 털어놓고 도움을 구한다. 인생의 목적이나 사람들 사이의 애정, 배려 같은 양성 요소를 만드는 것이 매우 중요하다.

[과식증·거식증의 음양 체크]
거식증은 음성, 과식증은 극양 증상이다. 두 증상 모두 죽음으로 이어질 수 있는 위험이 있으므로, 신뢰할 수 있는 전문가에게 상담을 받아보는 것이 좋다.

• 음양의 힘으로 몸의 균형을 유지하자! •

● **거식증이 되기 전에**
매실간장엽차로 정상적인 식욕을 되찾는다.

● **과식증 조짐이 보이면**
사과주스나 감귤주스 등으로 수분을 섭취해 배뇨와 대사를 촉진한다. 그리고 현미수프나 갈분암죽처럼 음양을 중화시키는 음식이나 무염식으로 양성 과다 상태를 바로잡는다.

● **다이어트가 목적이라면**
곡물채식을 하면 적정 체중을 유지하게 될 뿐만 아니라 피부도 맑고 깨끗해진다.

● 내복처방	● 식사처방
매실간장엽차 … 251쪽 갈분암죽 … 257쪽	현미수프 … 222쪽

조울증

조울증이란 기분이 들떠서 말도 많고 활동적이다가 어느 순간 갑자기 울적해져 집 안에 틀어박혀 있거나 말 한마디 안 하는 양극단 증상을 일정한 주기로 반복하는 병이다. 극단적인 두 증상이 최고조에 달할 때가 바로 체내에 갖고 있는 극음과 극양의 독소가 배출되는 순간인데, 보통은 약으로 이 상태를 억누르기 때문에 좀처럼 개선되지 않는다.
따라서 증상을 억누를 것이 아니라 음식이 갖고 있는 음양의 힘을 빌려 극음과 극양을 제대로 중화시키는 것이 바람직하다. 정백하지 않은 곡물을 중심으로 식사를 하면 마음이 차분해지고 기분이 안정되는 데 크게 도움이 된다.

[조울증의 음양 체크]
조증과 울증 상태는 극양과 극음이다. 어패류 같은 극양성 식품을 지나치게 많이 먹으

면 몸이 극양으로 치우쳐 반대 성질인 극음을 끌어당긴다.

· ☯ 음양의 힘으로 몸의 균형을 유지하자! ·

● **흥분 상태가 계속될 때**
기본은 표고버섯수프지만 이것이 별 효과가 없을 때는 레몬즙이 들어간 사과주스나 감귤주스, 채소즙을 연달아 마셔주면 자연스럽지 않은 흥분 상태가 진정된다. 그리고 관장을 해서 쌓여 있는 숙변을 제거한다. 동물성 식품은 조증 상태에서는 먹지 않는다.

● **기분이 우울할 때**
매실간장엽차 등으로 대사와 조혈 작용에 필요한 좋은 염분을 보충한다. 갈분이 들어간 생강탕도 혈행을 좋게 한다. 식사는 곡물을 중심으로 하되 제철채소를 조금 곁들인다.

● **내복처방**

표고버섯수프 … 287쪽
사과 … 307쪽
귤 … 309쪽

청즙 … 243, 305쪽
매실간장엽차 … 251쪽
갈분생강탕 … 237쪽

신경증

심리적으로 불안정한 상태를 말한다. 이유도 없이 강한 불안에 휩싸이거나 현기증, 두통 같은 가벼운 신체적 이상을 느낀다. 또한 피로감이나 초조함 등 원인을 특정할 수 없는 여러 가지 증상이 나타난다. 특히 스트레스에 약한 현대인은 별것 아닌 일에도 과민하게 반응해 이러한 증상을 더욱 악화시키는 악순환에 빠지게 된다.
신경증을 치유하는 열쇠는 그 사람의 삶의 태도에 있다. 본래 모습으로 희망을 가지고 살아간다면 증상은 자연히 사라질 것이다.
하지만 마음의 문제를 해결하는 것은 사실 쉬운 일이 아니다. 주변 사람들이 애정을 갖고 당사자의 자주성을 존중하면서 자연스럽게 도와주는 것이 중요하다. 과보호는 절대 금물이다.
또한 신경증이 있는 사람은 밝은 곳을 싫어하는 등 성질이 극음으로 치우쳐 있다. 따라서 보리나 도정을 적게 한 분도미(5분도미, 7분도미 등), 현미 등 정백하지 않은 주식을 충분히 먹고 반찬의 양은 줄인다. 백설탕이나 화학첨가물처럼 극음성으로 작용하는 식품도 피한다. 이것만 실천해도 성격이 상당히 밝아질 것이다.

[신경증의 음양 체크]
신경이 예민하고 극단적으로 내성적인 사람은 엄마 배 속에 있을 때 엄마가 고기나 생선 등을 지나치게 많이 먹어 그 영향으로 극양성을 갖게 된 경우가 많다. 이런 사람은 자연히 극음을 찾게 되는데, 극양이 극음을 끌어당기는 것은 우주의 법칙이다.

• ☯ 음양의 힘으로 몸의 균형을 유지하자! •

무를 갈아 넣은 매실간장엽차를 매일 마신다. 이것은 몸에 박힌 극양성을 배출하는 데도 효과적이다. 단것이나 정백식품은 삼가고 밥에 깨소금을 뿌려 꼭꼭 씹어 먹는다. 씹는 행위가 뇌의 작용을 정상으로 되돌려준다.

● 내복처방
무를 갈아 넣은 매실간장엽차 … 253쪽

● 식사처방
깨소금 … 277쪽

급성 증상

신속한 처치가 중요하다.
병원에 가야 하는 심각한 경우도 응급처치 하나로 회복 결과가 완전히 달라진다.

식중독·배탈

식중독에 동반하는 증상 ▶ 격렬한 복통, 설사, 구토, 발열

식중독의 원인에는 ① 살모넬라균, 포도상구균, 보툴리누스균, O157 등의 병원성 세균독, ② 독버섯이나 독미나리, 복어독 등의 자연독, ③ 농약이나 첨가물 같은 화학독이 있는데, 대부분의 식중독은 세균독에 의해 발병한다.

어패류나 육류, 동물성 가공품에는 세균이 붙어 있는 경우가 많은데, 장마철에서 초가을에 걸쳐 기온과 습도가 높을 때는 이 균들이 특히 쉽게 번식한다. 따라서 이러한 식품은 신선도에 주의해야 한다. 육류나 어류를 먹을 때는 생강이나 고추냉이 같은 향신료를 곁들이거나 무즙, 매실장아찌와 함께 먹는 등 해독법을 미리 알아둔다.

식중독에 걸리면 물을 많이 마셔도 안 된다. 위산이 희석되어 살균력이 떨어지며, 물은 위를 즉시 통과하기 때문에 물에 섞여 있던 세균이 장으로 쉽게 달아나게 된다. 주스나 우유도 금물이다. 단, 수프나 된장국처럼 염분을 함유한 것은 위산의 분비를 촉진하므로 마셔도 괜찮다.

또한 우리 몸의 저항력과 면역력이 약하면 나쁜 균이 쉽게 활개를 치게 된다. 평소에 장 속의 좋은 균을 늘리는 식생활을 하거나, 반대로 좋은 균을 죽이는 화학첨가물이 잔뜩 들어간 식품은 피한다.

실사나 구토는 원래 몸속에 들어간 세균이나 독소가 본격적으로 해를 입히기 전에 이들을 몸 밖으로 배출하려는 본능적인 작용이다. 따라서 탈이 났다 싶으면 이러한 작용을 돕기 위해서도 되도록 빨리 위나 장 속의 독소를 배출한다. 음식물로 내복처방을 하면 체내에서 독소를 중화시키거나 흡수되지 않도록 독소를 감싸서 배출시키므로, 몸에 부담을 주지 않고 회복도 빠르다.

한편 자연독은 일상생활에서는 크게 염려할 필요는 없지만, 땅콩 같은 나무열매의 곰팡이독은 강력하므로 주의한다.

• ☯ 음양의 힘으로 몸의 균형을 유지하자! •

● 모든 식중독 증상에
매실간장엽차 ②를 1~2잔 마셔 독소를 중화한 후 배설시킨다. 세 차례 이상 마셔도 설사가 계속되는 경우는 매실장아찌 가루를 갈분조림에 감싸서 먹는다. 매실육 농축액(푸른 매실을 갈아 짜낸 즙을 오랜 시간 졸인 것)을 조금 마시는 것도 좋다.

● 구토·설사를 유발하려면
구토를 하고 싶을 때는 매실간장엽차를 1~2잔, 설사를 유발하려면 참기름 1큰술을 마신다.

● 우유를 먹고 탈이 났을 때
쑥갓즙 1큰술에 여름귤즙이나 레몬즙 1큰술을 섞어 마신다.

● 달걀로 탈이 났을 때
하제(설사를 유발하는 약) 대신 식초 2큰술을 마신다. 식초는 독으로 작용하는 달걀의 단백질을 응고시켜 몸에 흡수되지 않도록 한다. 설사를 하지 않으면 한 번 더 마신다. 설사가 나면 매실간장엽차를 마셔 장 속에 남아 있는 독소를 중화시킨다.

● 생선으로 탈이 났을 때
검은콩 삶은 물이나 무즙으로 장 속에서 산화·부패된 독소를 중화시킨다. 남천의 잎을 씹거나 청각을 달인 물(독소를 감싸서 배출한다)을 마시는 것도 효과가 있다.

● 기름진 음식으로 탈이 났을 때
튀김처럼 기름기가 많은 음식을 먹고 탈이 났을 때는 무즙이나 구운 귤을 먹는다.

● 육류로 탈이 났을 때
감자즙이나 우엉즙에 백탕(맹탕으로 끓인 물)을 타서 마신다.

● 버섯독으로 탈이 났을 때
청각 달인 물과 간장을 좀 더 첨가한 매실간장엽차를 순서대로 마신다. 산과 염분이 설사를 유발한다. 탈이 심하게 났을 때는 매실장아찌 가루를 갈분조림에 감싸서 먹는다.

● 독미나리 등 독초로 탈이 났을 때
독초는 강알칼리이므로 매실간장엽차를 마신다.

● 죽순을 과식해 탈이 났을 때
생강즙으로 혈액 순환을 촉진한 후 매실간장엽차를 마신다.

● 화학조미료로 탈이 났을 때
매실장아찌로 위액 분비와 대사를 촉진한다.

● 설사나 구토 후에
설사나 구토가 진정된 후에는 한나절에서 하루 정도 절식한다. 단, 절식하는 동안 수분 보충은 반드시 해야 한다. 끓여서 식힌 물이나 묽은 엽차, 묽은 갈분암죽, 묽은 현미수프 등이 적당하다. 절식 후에는 갈분암죽이나 짠맛이 진하고 끈기 있는 수프, 간장이나 소금을 첨가한 미음 등으로 장에 영양분과 수분을 공급해 몸을 회복시킨다.

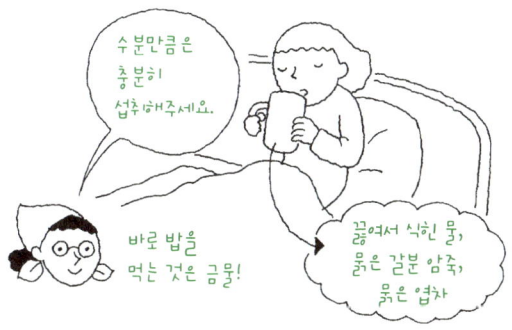

※ 식중독 예방에 도움이 되는 해독법이나 독을 중화시키는 방법은 여러 가지가 있다(113쪽 참조). 또한 복어나 버섯, 화학약품의 독은 신경에 해를 입히는 것이 많으므로, 토한 후 즉시 전문의에게 진찰을 받도록 한다.

- **내복처방**
  매실간장엽차 … 251쪽
  매실육 농축액 … 254쪽
  매실장아찌 가루 … 254쪽
  검은콩물 … 270쪽
  제1무탕 … 226쪽
  구운 귤 … 309쪽

- 갈분암죽, 갈분조림 … 257, 258쪽
- **외용처방**
  참기름 하제 … 277쪽
- **식사처방**
  현미수프 … 222쪽
  미음 … 220쪽
  매실장아찌 … 250쪽

화상

가정에서 처치할 수 있는 화상의 범위는 표피의 화상(2도)까지다. 환부의 열(산화)을 즉시 물이나 알칼리로 식힌 다음 깨소금 1큰술을 먹어 내출혈을 멎게 한다. 열이 식으면 특별한 치료 없이도 자연 치유된다.

의외로 많이 발생하는 것이 전기난로나 비데에 의한 저온화상이다. 통증 같은 자각증상이 거의 없기 때문에 자신도 모르는 사이에 내부 조직이 서서히 파괴될 수 있다. 이 경우는 물로 열을 식히는 것이 아니라, 칼륨의 힘을 빌려 환부를 적정 온도로 되돌리는 처치를 계속한다. 그리고 몸에 차 있는 열을 중화·대사시키기 위해 미네랄과 효소가 풍성한 식사를 한다.

화재 등으로 중증의 화상을 입었거나 약품에 의한 저온화상을 입은 경우에는 내부까지 심한 염증이 발생하므로 즉시 의사의 처치를 받아야 한다.

[화상의 분류]
표피에 염증이 발생한 것은 경증의 화상으로 1도 또는 2도다. 3도 이상의 화상은 염증이 내부까지 깊게 퍼진 중증 화상이다.

- **1도 화상**
빨갛게 붓고 찔러보면 통증을 느낀다. 체모를 잡아당겨도 빠지지 않는다.

- **2도 화상**
열이 나고 수포가 생기며, 찔러보면 통증을 느낀다. 체모를 잡아당기면 빠진다.

● 3도 화상
찔러도 통증을 느끼지 않으며 환부가 흰빛을 띤다. 약품에 의한 저온화상의 경우는 열이 나지 않고 오히려 차갑게 느껴진다. 체모를 잡아당기면 쉽게 빠진다.

• ☯ 음양의 힘으로 몸의 균형을 유지하자! •

● 가벼운 화상의 경우
뜨거운 튀김 기름이 튄 정도의 가벼운 화상에는 소금이나 농도가 진한 소금물을 바른 후 잎채소를 붙여 환부를 식혀준다. 통증이 느껴지면 잎채소를 교체한다.

● 가벼운 화상이지만 통증과 열을 동반하는 경우
우선 피부의 염증부터 진정시킨다. 물기를 제거한 두부를 환부에 붙이고 통증이 다시 느껴지면 바꿔준다. 열이나 따끔따끔한 느낌이 사라지면 이번에는 내부의 염증을 진정시킨다. 토란파스를 붙이거나 황백 가루를 참기름으로 개어 환부에 발라준다.

● 3도 이상의 화상의 응급처치
즉시 냉수욕조에 들어가 열을 식힌 다음, 병원에 가기 전에 환부를 천으로 감싸 공기를 차단한다. 산소와 접촉하면 산화가 진행되어 증상이 더욱 악화되기 때문이다. 또한 내출혈을 방지하기 위해 깨소금 1큰술을 먹는다.

● 가벼운 저온화상의 경우
환부에 토란파스를 붙이고 칼륨의 힘으로 내부의 열을 제거한다. 그리고 비타민과 미네랄, 효소가 풍부한 식사로 열 대사에 강한 몸을 만든다.

● 내복처방	● 외용처방
깨소금 1큰술 … 278쪽	잎채소 … 242쪽
	천일염 … 280쪽
	두부파스 … 244쪽
	토란파스 … 239쪽
	황백 가루 … 306쪽

급성 두드러기

주로 어패류나 달걀, 약 등에 알레르기가 있는 경우 나타난다. 몸이 '자신에게 맞지 않다'는 거부의 신호를 보내고 있는 것이다.
두드러기를 예방하려면 무엇보다 알레르겐(알레르기 반응을 일으키는 항원)이 되는 식품을 먹지 않아야 하고, 두드러기가 났다면 설사를 유발하는 약을 먹어 알레르겐을 빨리 몸 밖으로 내보내야 한다.
빨갛게 부어오르거나 가려운 증세가 동반하는 것은 표피가 산화하고 있다는 증거다. 피곤하면 가려움을 더 심하게 느끼는 경우도 있는데, 이것은 피로물질이 몸의 면역력을 떨어뜨려 알레르겐에 저항하지 못하기 때문일 것이다.
찬바람을 쐬거나 불안, 불만 같은 심리적 원인으로 두드러기가 생기는 경우도 있지만, 처치가 가능한 것은 음식으로 인한 경우에 한해서다. 이외의 두드러기는 체질 개선을 하거나 마음을 안정시켜 치유하는 수밖에 없다.

• ☯ 음양의 힘으로 몸의 균형을 유지하자! •

● 알레르겐이 등 푸른 생선인 경우
검은콩 삶은 물을 마시면 산화를 막을 수 있고, 무즙에 생강을 섞어 먹으면 소화되지 않은 단백질을 소화시킬 수 있다.

● 알레르겐이 갑각류인 경우
신맛이 강한 감귤류를 먹거나 감귤주스나 레몬즙을 마셔 단백질을 소화시킨다. 민간요법으로 다 먹은 갑각류 껍데기를 두드려 달여 마시는 방법도 있다.

● 가려운 경우
생강습포 수건이나 둥글게 썬 무나 오이로 환부를 닦는다. 강알칼리로 표피의 산화를 중화시키는 것이다.

● 피로 때문에 두드러기 증상이 나타나는 경우
피로물질이 쌓이지 않도록 매일 아침 매실장아찌를 먹는다. 제1무탕이나 무를 갈아 넣은 매실간장엽차로 대사를 촉진하는 것도 좋다. 또한 피로물질이 쌓인다는 것은 신장이나 간이 약해져 있다는 증거이므로, 팥호박을 먹거나 소식을 실천해 간 기능을 회복한다.

● **내복처방**
검은콩물 … 270쪽
제1무탕 … 226쪽
무를 갈아 넣은 매실간장엽차 … 253쪽

● **외용처방**
생강습포 … 234쪽
무팩 … 230쪽

● **식사처방**
매실장아찌 … 250쪽
팥호박 … 295쪽

열중증

열중증에 동반하는 증상 ▶ 탈수, 두통, 구역질, 현기증, 발열
열중증을 일으키는 증상 ▶ 열피로, 열실신, 열경련, 열사병, 일사병

열중증은 한여름에 직사광선을 오랫동안 받거나 고온 환경에서 장시간 노동을 할 때 쉽게 발생한다.
특히 위험한 것은 우리 몸이 급격하게 오른 열을 다 대사하지 못해 뇌의 중추가 손상을 입는 경우다. 이를 열사병이라고 하는데, 체온 조절이 제대로 되지 않아 몸에 열이 갇히기 때문에 몸을 움직이지 못하고 심한 오한이 나거나 의식을 잃기도 한다.
어떤 경우든 열중증과 관련된 증상이 나타나면 일단은 체온을 낮추고 탈수 증상을 완화하는 것이 중요하다. 체온이 1℃만 올라가도 기초대사량이 7% 증가하고 생명 활동에 필요한 미량미네랄이 급격하게 감소하기 때문이다.
또한 현대인은 햇빛을 받는 시간이 짧아 열에 대한 저항력이 약하므로 금세 기진맥진해진다. 과도한 냉방이나 비타민과 미네랄이 부족한 식사, 불규칙한 생활습관 등을 멀리하도록 항상 주의한다.

• ☯ 음양의 힘으로 몸의 균형을 유지하자! •

열로 인해 탈이 났을 때는 일단 통풍이 잘되는 시원한 곳에 눕는다. 그리고 가슴이나 머리에 잎채소를 붙이거나 두부파스, 토란파스 등으로 열을 식힌 후 간장엽차나 소금엽차, 무즙을 넣은 간장엽차를 마신다.

그다음은 머리에 참기름을 문질러 발라 염증을 진정시키고, 목에 생강기름으로 마사지를 해서 혈액 순환을 촉진한다. 어느 정도 회복이 되면 오이를 소금에 찍어 먹는다. 비타민과 미네랄이 보충되어 열 대사에 효과가 있다.

● **내복처방**
간장엽차 … 247쪽
소금엽차 … 247쪽

● **외용처방**
잎채소파스 … 242쪽
토란파스 … 239쪽
두부파스 … 244쪽
참기름 … 276쪽
생강기름 마사지 … 237쪽

멀미

몸이 음성 상태일 때는 위장 기능이 떨어지고 위와 식도가 늘어져 비대해져 있으므로 음식물이 역류해 잘 토한다. 간이나 신장이 약한 사람도 멀미가 잘 난다.

멀미를 예방하는 가장 좋은 방법은 몸을 중성으로 유지하는 것이다. 또 차나 배, 비행기를 타기 전에 기름기 있는 음식이나 수분, 감귤류는 먹지 않는다. 이러한 식품은 체내의 염분을 제거하므로 장기가 더욱 늘어진다.

그런데 평소에 차멀미를 하는 사람도 자신이 직접 운전을 하는 경우는 멀미가 나지 않는다. 이것은 몸이 긴장이라는 양성 상태가 되기 때문일 것이다.

• ☯ 음양의 힘으로 몸의 균형을 유지하자! •

● **멀미가 날 것 같으면**
차나 배 등을 타기 전에 매실장아찌나 매실육 농축액, 다시마초절임 등을 먹는다. 깨소금 1큰술이나 깨소금엽차 등도 효과가 있다.

● 멀미가 날 때는
깨소금이나 매실육 농축액을 조금 먹는다.

> ● 내복처방
> 깨소금 1큰술 … 278쪽
> 깨소금엽차 … 279쪽
> 깨소금 … 277쪽
> 매실육 농축액 … 254쪽
>
> ● 식사처방
> 매실장아찌 … 250쪽

타박상 · 염좌

타박상은 어딘가에 세게 부딪혀 환부가 붓고 통증을 느끼거나 내출혈이 일어난 상태다. 염좌는 관절을 둘러싸고 있는 인대가 상해 관절 부분이 아프고 피하출혈을 동반하는 증상이다.

두 증상 모두 환부에 산화한 혈액이 모여 있으므로(울혈) 이것을 제거해야 빨리 회복할 수 있다. 열을 그대로 방치하면 수분이 고여 붓기 때문에 낫는 데 시간이 걸린다.

식사량은 절반으로 줄이고 먹을 때는 소화가 잘되도록 충분히 씹는다. 소화에 소모되는 에너지가 감소해 우리 몸의 여러 기능이 휴식을 취하므로 자연치유력이 최대한 발휘된다.

· ☯ 음양의 힘으로 몸의 균형을 유지하자! ·

● **타박상**

우선 토란파스나 잎채소파스를 붙인다. 증상이 진정되면 환부에 생강기름 마사지나 생강습포를 해서 혈관을 풀어준다. 그런 다음 다시 한 번 토란파스를 붙여 열과 부기를 빼준다.

증상이 가벼울 때는 생강기름 마사지만으로도 효과가 있다.

● **염좌 · 손가락 삔 데**

토란파스로 열과 부기를 빼준다. 통증이 심할 때는 두부파스를 먼저 붙인다. 산이나 들에 있을 때는 쑥을 으깨 천에 바른 다음 환부에 감싸도 좋다.
손가락이나 발가락을 삐었을 때는 파스를 붙이기 전에 손가락이나 발가락을 충분히 펴 둔다.

● 외용처방
생강기름 마사지 … 237쪽
생강습포 … 234쪽
토란파스 … 239쪽
잎채소파스 … 242쪽
두부파스 … 244쪽
쑥 … 302쪽

베인 상처 · 벌레 물림

벌레의 독은 음성에 산성이다. 따라서 양성인 소금이 독소를 살균 · 중화하며, 풀이 갖고 있는 강알칼리는 가려움증을 약화시킨다.

특히 머위나 나팔꽃처럼 떫은맛이 나는 풀은 피부를 긴장시키는 효과가 있으며, 쑥 등에 많은 엽록소는 피부 재생에 탁월한 효과를 발휘한다. 소금과 이러한 약초는 가볍게 베인 상처나 벌레 물린 데 즉효약이다.

상처가 생기거나 벌레 물린 뒤에 단것이나 동물성 식품을 먹으면 그 부위가 곪거나 붓는 경우가 있다. 이런 식품을 삼가는 것도 혈액을 깨끗하게 정화해 빨리 낫는 비결이다.

• ☯ 음양의 힘으로 몸의 균형을 유지하자! •

● 가볍게 베이거나 찔린 경우
환부에 소금을 문질러 바른 다음 산야초 청즙으로 상처를 닦아낸다. 황백 가루를 환부에 뿌리고 붕대로 감아두는 것도 좋은 방법이다.

● 벌레 물렸을 때

잎채소를 소금으로 버무려 그 즙을 바른다. 머위나 쑥, 생강을 즙내어 그것으로 씻어내도 좋다.

모기나 벼룩에는 황백 가루를 문질러 바르면 효과적이다. 파리매에는 소금을 바르는 것이 가장 효과가 있다. 쐐기나 송충이 같은 벌레에는 복룡간(아궁이 밑에서 오랫동안 불기운을 받아 누렇게 된 흙. 한방약국에서 구할 수 있다)을 달여 위쪽의 맑은 물을 바른다.

벌에 쏘였을 때는 소금을 입에 넣고 침과 잘 섞어 환부에 바른 다음 토란파스로 부기를 빼준다.

● **외용처방**
천일염 … 280쪽
산야초 청즙 … 305쪽
황백 가루 … 306쪽
토란파스 … 239쪽

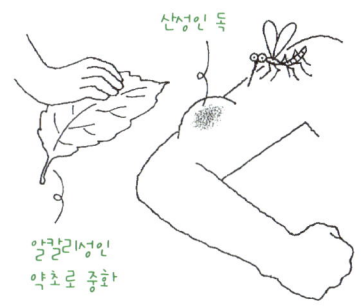

코피

단것이나 산화하기 쉬운 식품을 많이 먹으면 장 속에 숙변이 쌓여 혈액이 산화된다. 혈관도 음성 상태가 되므로 산화한 혈액이 머리 쪽으로 올라가기 쉽다. 이 때문에 코피도 쉽게 나는 것이다.

이 경우는 소금의 양성, 엽차의 알칼리성, 연근의 떫은맛으로 혈액을 정화하거나 혈관에 긴장감을 주면 코피가 멎는다. 관장으로 장 속을 깨끗하게 하는 것도 효과가 있다. 단, 대량으로 출혈하거나 좀처럼 피가 멎지 않을 때는 반드시 의사의 처치를 받는다.

• ☯ 음양의 힘으로 몸의 균형을 유지하자! •

● **가벼운 코피**
소금엽차나 소금을 듬뿍 넣은 연근즙(껍질을 벗기지 않은 연근을 갈아 즙을 낸 것)을 소독한 솜에 적셔 콧구멍에 단단히 끼운다.

● 코 점막이 부은 경우
토란파스를 환부에 붙여 염증을 가라앉힌다.

● 고혈압으로 코피가 나는 경우
껍질을 벗기지 않은 연근이나 양배추를 갈아 즙을 낸 뒤 소금을 조금 넣어 그 즙을 100㎖ 정도 마신다.

● 내복처방	● 외용처방
청즙 … 243쪽	소금엽차 … 247쪽
	토란파스 … 239쪽

여성 증상

산성독이나 화학물질이 여성의 자궁이나 난소 등에 축적되면
호르몬 균형이 쉽게 깨진다.
설탕이나 과일을 많이 먹으면 냉증이, 동물성 식품을 많이 먹으면 혈액이
혼탁해지므로 주의한다.

생리통 · 하복부통

원인으로 생각할 수 있는 것 ▶ 월경 과다, 자궁후굴, 자궁근종, 자궁내막증, 난소종양

생리 때 느끼는 통증이나 불쾌감은 보통 호르몬의 균형이 깨져서 발생하지만, 이 경우도 근본 원인은 역시 혈액의 산화와 오염이라 할 수 있다.
동물성 식품이나 설탕은 몸속에서 에너지가 될 때 산성독을 만들어낸다. 이 독소가 혈액을 통해 자궁이나 난소에 축적되어 정상적인 기능을 방해하거나 환부를 산화시켜 염증(통증)을 일으키는 것이다.
또한 설탕과 과일을 지나치게 많이 먹으면 몸이 차가워져 혈액 순환도 잘 안 되고 통증도 더 심하게 느끼게 된다. 음성도가 강한 식품을 피하는 것만으로 생리통을 상당히 완화할 수 있다.
생리하기 약 일주일 전부터 설탕 성분이 들어간 모든 식품과 토마토, 고추, 감자 같은 가짓과 채소, 향신료 등은 먹지 않도록 한다. 그리고 염분을 가미해 음성을 완화하고 칼슘 등으로 알칼리성을 보충해 산성독을 중화한다.

[생리통과 하복부통의 음양 체크]
중성 체질인 사람은 생리 주기가 28~30일이며 생리통이 거의 없다. 생리통이 있는 경우는 극양인 동물성 식품과 극음인 설탕 성분을 모두 과다 섭취하고 있는 경우가 많다.
생리를 한 번씩 안 하거나 불규칙한 사람은 체질이 음성으로 치우쳐 있다는 증거다. 설탕이 많이 함유된 과자나 디저트류는 먹지 말고 곡물을 제대로 섭취하자.
동물성 식품이 위험한 이유는 음성인 화학약품을 강력하게 끌어당기기 때문이다. 특히

달걀이나 육류의 지방 부위에는 화학독이 녹아 들어가 있다.

• ☯ 음양의 힘으로 몸의 균형을 유지하자! •

● 생리 전 불쾌한 증상에
매실간장엽차로 산성독을 중화시켜두면 좋다.

● 생리통 완화에
깨소금엽차로 칼슘을 보충한다. 통증이 심할 때는 깨소금 1큰술을 오블라투(녹말로 만든 얇은 막으로, 가루약 같은 것을 싸서 먹기에 좋다)에 싸서 먹는다. 식사할 때도 강알칼리성인 검은콩, 다시마를 곁들여 혈액을 정화한다.

● 냉증으로 인한 생리통에
무시래기 좌욕을 하면 환부에 좋은 혈액이 모여 통증이 완화된다. 생강 족욕도 혈액 순환을 촉진하며, 배를 따뜻하게 하는 것도 좋다.
하반신이 찬 경우 좌욕을 할 때는 물에 소금을 첨가해 몸속의 염분이 빠져나가지 않도록 주의한다.

● 생리 시 출혈 과다에
자궁 내부의 부종(염증)이 심하면 출혈을 많이 하게 된다. 이 경우는 깨소금엽차를 마신 뒤 하복부에 생강습포와 토란파스를 순서대로 붙여 산화열을 가라앉힌다.

● **내복처방**
매실간장엽차 … 251쪽
깨소금엽차 … 279쪽
깨소금 1큰술 … 278쪽
● **외용처방**
무시래기 좌욕 … 230쪽

생강 족욕 … 236쪽
생강습포 … 234쪽
토란파스 … 239쪽
● **식사처방**
검은콩다시마 … 271쪽

입덧

입덧에 동반하는 증상 ▶ 식욕 부진, 구토, 군침, 속 메스꺼움

임신 초기에 구역질이 나거나 속이 안 좋아지는 증세를 입덧이라 하는데, 동물성 식품이나 단것을 좋아하는 사람일수록 증상이 심하게 나타나는 경향이 있다.
입덧은 혈액이 산화해 유해물질이 축적되기 때문에 생긴다. 그 증거로 곡물채식을 하는 사람은 거의 입덧을 하지 않는다. 임신 가능성이 있는 사람은 산성 식품을 삼가고 체액을 약알칼리성으로 유지하는 식생활을 하도록 한다.

[입덧의 음양 체크]
입덧 증상이 있어도 구역질이 별로 나지 않고 건강한 사람은 양성이다. 동물성 식품을 많이 먹는 사람에게 흔한 타입이다. 한편 아무것도 못 먹고 구역질을 심하게 하는 사람은 음성 타입이다. 이런 사람은 단것이나 과일, 찬 음료수 등을 좋아하는 경향이 있다.
양성인 사람은 몸에 필요 이상의 것들이 축적되어 있으므로 이러한 물질이 대사로 배출돼야 증상이 진정된다. 따라서 식욕이 없는데 억지로 먹을 필요는 없다. 얼마간 식사를 못한다 해도 크게 문제 되지 않는다. 음성 식품으로 양성 상태를 중화하는 것도 좋지만, 굳이 당기지 않는데 억지로 먹을 필요는 없다.
음성인 사람도 식욕이 없으면 없는 대로 자연스럽게 대응한다. 음식을 얼마 동안 끊으면 몸속의 '음'이 배출되므로 결과적으로 양성이 되어 기운을 되찾는다. 어느 정도 먹을 수 있다면 푹 익힌 음식이나 다시마조림, 채소절임 등 양성 식품으로 몸을 중화한다. 어떤 경우든 곡물을 중심으로 식사를 한다. 곡물은 건강한 혈액을 만들어내는 좋은 재료다. 음성인 사람은 세포에 탄력을 주는 양성 식품이 좋다. 단것은 혈액을 망가뜨리므로 먹지 않는다.

• 음양의 힘으로 몸의 균형을 유지하자! •

● 양성 입덧
과즙이나 채소, 과일 등 음성이 강한 식품을 섭취해 과도한 양성을 누그러뜨린다. 밥이 부담스러우면 현미수프나 면류를 먹는 것도 좋다.

● 음성 입덧

매실간장엽차나 간장엽차, 소금엽차로 위를 활성화시키고 식욕을 돋운다. 깨소금을 뿌린 차가운 현미주먹밥은 식후에 찾아오는 구역질을 억제해준다. 양성 체질로 바꾸기 위해 칼슘과 염분이 풍부한 깨소금을 1큰술 먹는다. 또한 복룡간처럼 소금보다 양성도가 더 강한 것을 섭취하는 것도 좋다.

● 군침이 괴는 경우

다시마간장조림이나 소금물에 삶은 완두콩을 먹는다.

■ 외용처방

무시래기 좌욕, 족욕을 한다.

● 내복처방
매실간장엽차 … 251쪽
간장엽차 … 247쪽
소금엽차 … 247쪽
깨소금 1큰술 … 278쪽
● 외용처방
무시래기 좌욕, 족욕 … 230쪽

● 식사처방
현미수프 … 222쪽
다시마간장조림 … 283쪽
깨소금 … 277쪽

임신중독증

전형적인 증상으로 고혈압, 단백뇨, 부종이 나타난다.
단백뇨가 나온다는 것은 동물성 단백질을 지나치게 많이 섭취해 신장의 필터 역할을 하는 사구체가 막혀 있다는 말이다.

• ☯ 음양의 힘으로 몸의 균형을 유지하자! •

제1무탕을 마시고 40분 후 제2무탕을 마신다. 생강 족욕도 효과가 있다.

> ● 내복처방
> 제1무탕 … 226쪽
> 제2무탕 … 227쪽
>
> ● 외용처방
> 생강 족욕 … 236쪽

모유 부족

모유는 혈액이 변화한 것이다. 따라서 좋은 혈액을 많이 갖고 있어야 모유도 잘 나온다. 혈액을 만들어내는 곡물을 별로 섭취하지 않거나 혈액의 질이 나빠지면 모유가 부족해진다.

모유는 아기에게 최적의 음식이며, 특히 초유에는 질병 감염을 막아주는 면역물질이 많이 들어 있다. 따라서 반년 정도는 아기에게 모유를 먹이는 것이 좋다. 심신이 모두 건강한 아이로 자랄 것이다.

[모유 부족의 음양 체크]
모유가 잘 나오지 않는 사람은 체질에 따라 그 원인이 다르다.
몸이 차고 쉽게 피로를 느끼는 음성 체질은 혈액의 질이 나쁘고 농도도 묽기 때문에 모유가 잘 나오지 않는다. 한편 동물성 식품의 과다 섭취로 혈액이 혼탁한 양성 체질은 유선(젖샘)이 막혀 있어 모유가 잘 나오지 않는다.

● **음성 타입의 모유 부족**
밥의 양을 늘리고 꼭꼭 씹어 먹는다. 떡이나 우엉요리, 민들레뿌리와 우엉조림 등 양성 식품을 많이 먹고 몸을 따뜻하게 한다.

● **양성 타입의 모유 부족**
밥의 양을 줄이고 샐러드 같은 가벼운 채소요리를 늘린다. 동물성 식품은 최대한 삼간다.

■ **외용처방(공통)**
유방에 생강습포를 붙여 마사지한다. 혈액이나 림프액의 흐름을 좋게 해 유선의 활동을 촉진한다.

> ● 외용처방
> 생강습포 … 234쪽
>
> ● 식사처방
> 우엉요리 … 264쪽
> 민들레뿌리와 우엉조림 … 299쪽

갱년기 장애

갱년기에 흔히 나타나는 증상 ▶ 안면홍조, 다한증, 현기증, 가슴 두근거림, 어깨 결림, 요통, 관절통, 짜증, 우울증, 고혈압, 손발 냉증, 손발 저림

폐경 전후가 되면 난소의 기능이 떨어져 여성호르몬(에스트로겐)의 분비가 감소하거나 반대로 생식샘자극호르몬이 대량으로 분비되는 등 여러 가지 호르몬의 양이 균형을 잃는다. 이것이 자율신경계에 영향을 미쳐 안면홍조, 가슴 두근거림, 두통 등을 일으키게 된다. 이러한 증상을 갱년기 장애라고 한다.
몸의 변화를 몸이 스스로 받아들여 균형을 되찾을 때까지 일종의 과도기 또는 조정 기간을 겪는 것이라고 생각하고, 너무 심각하게 반응하지 않는 것이 좋다.
단, 에스트로겐이 감소하면 칼슘 흡수율이 떨어지고 위액의 분비량이 줄어 철분도 잘 흡수되지 않는다. 또한 호르몬의 분비에 이상이 생기면 비타민도 부족해지기 쉽다. 따라서 신선한 녹황색 채소나 해조류를 부지런히 섭취해 의식적으로 비타민과 미네랄을 보충하도록 한다. 이러한 식품은 골다공증이나 빈혈을 예방하고 혈액 순환도 개선해 불쾌한 증상을 완화시킨다. 동물성 식품은 혈액을 산화시키므로 되도록 삼간다. 이 시기만이라도 곡물채식으로 바꿔보도록 하자.

• ☯ 음양의 힘으로 몸의 균형을 유지하자! •

● **안면홍조**
산화한 혈액이 상승해 얼굴이 화끈거리는 증상으로 이와 동반해 땀도 쉴 새 없이 난다. 녹황색 채소나 해조류로 비타민과 미네랄을 충분히 섭취해 혈액 순환을 개선한다. 땀이 난 뒤에는 탈염 상태가 되므로 소금엽차나 매실간장엽차로 염분을 보충한다.

● 두통
생강기름이나 동백기름을 환부에 문질러 바르거나 생강습포로 머리를 찜질해 혈행을 촉진한다. 이어서 잎채소파스로 머리띠를 하고, 증상이 심할 때는 두부파스로 산화열을 중화시킨다.

● 가슴 두근거림이 멈추지 않을 때
소금엽차나 간장엽차로 심장의 기능을 강화한다.

● 고혈압으로 인한 불안, 초조, 짜증에
사과주스나 감귤주스를 마신다.

● 불쾌감이 심하고 손발이 찰 때
몸이 상당히 산성으로 치우쳐 있다는 증거다. 동물성 식품이나 기름기 많은 음식, 설탕, 정백식품은 끊고 전립곡물과 채소 위주로 식사를 한다. 무시래기 좌욕으로 내장의 기능을 강화하는 것도 좋다.

● 30대부터 갱년기 장애가 있는 사람
호르몬의 균형을 깨뜨리는 식생활을 개선한다. 곡물채식은 몸의 균형을 잡아주는 힘이 뛰어나다. 그리고 무시래기 좌욕으로 내장을 활성화시킨다.

● 내복처방	● 외용처방
소금엽차 … 247쪽	생강기름 마사지 … 237쪽
매실간장엽차 … 251쪽	생강습포 … 234쪽
간장엽차 … 247쪽	잎채소파스 … 242쪽
	두부파스 … 244쪽
	무시래기 좌욕 … 230쪽

어린이 증상

신생아 · 영아의 여러 가지 증상

갓난아기는 갑자기 열이 나거나 칭얼댈 때가 많은데, 대부분의 경우는 모유의 질이나 엄마의 몸 상태가 좋지 않은 데 원인이 있다. 엄마가 편식 또는 과식을 하거나 기운이 없으면 그 영향이 모유를 통해 아기에게 미친다.

아기가 젖을 먹기 싫어한다면 그날 무엇을 먹었는지, 몸 상태는 어떠했는지, 혹시 감기에 걸리지는 않았는지 생각해보자. 엄마가 정신적으로 불안정해도 모유의 질이나 양에 영향을 미친다. 느긋하고 평온한 마음으로 아기와의 대화를 즐기면서 모유 육아를 하는 것이 좋다.

● 모유를 먹기 싫어할 때

앞에서도 이야기했듯이 모유는 혈액이 변화한 것이다. 엄마의 체질이 음성으로 치우쳐 있으면 혈액이 묽어 모유도 묽어진다. 반대로 엄마가 동물성 식품을 많이 먹으면 혈액이 산화해서 혼탁해지므로 모유도 걸쭉해진다.

두 가지 경우 모두 아기가 먹기 싫어하는 모유다. 곡물을 충분히 섭취해 좋은 혈액을 만드는 것이 중요하다.

● 신생아 황달(모유로 키우는 경우)

엄마가 먹은 육류나 생선류, 유제품이 원인이다. 채소수프로 혈액을 정화하고, 증상이 심할 때는 사철쑥을 달여 그 물을 마신다. 물론 엄마가 마시는 처방법이다.

● 발열(모유로 키우는 경우)

발열 부분(133쪽)을 참조한다. 엄마가 감기에 걸린 경우 아기도 열이 날 수 있다. 이럴 때는 엄마부터 먼저 제1무탕, 표고버섯수프를 마셔 감기를 낫게 한다.

● 설사

갓난아기의 설사는 대부분 양성 타입이다. 온몸이 뜨겁고 대변 색깔이 황색이나 다갈색이며 기분이 좋으면 양성으로, 크게 걱정할 필요는 없다. 사과 반쪽을 갈아 먹이거나 그

즙을 마시게 한다.
반면에 음성 설사는 축 늘어져 기운이 없고 배가 차가운 경우로 병원균이 원인이다. 갈분암죽, 매실간장엽차, 갈분을 넣은 매실간장엽차를 먹이고, 몸과 발을 따뜻하게 해준다. 경우에 따라서는 생강습포도 효과가 있다.

● **돌발성 구토, 설사**
바이러스로 인해 일어나는 증상이다. 무즙을 넣은 현미수프를 먹이고 삶은 곤약으로 배를 따뜻하게 해주면 하루나 이틀 만에 낫는다.

● **경련(경기)**
주로 만 2세 미만의 영아에게 나타난다. 호흡하기 편하게 단추나 띠 등을 풀어주고 안정시킨다. 보통 몇 분 안에 진정된다. 관장을 해주고, 아이가 깨면 묽은 매실간장엽차나 간장엽차를 먹인다. 단, 5분이 지나도 경련이 멈추지 않으면 병원에 가도록 한다.

● **홍역(만 1세 미만인 경우)**
홍역 바이러스의 감염에 의해 발병한다. 체온이 38~39℃까지 오르며 발진, 기침, 딸꾹질, 콧물, 눈곱을 동반한다. 입안에도 홍역 특유의 작고 흰 반점(코플릭반점)이 나타난다. 발진을 충분히 일으키지 않으면 몸속의 다른 기관에 합병증을 유발할 수 있으므로 몸을 따뜻하게 해준다.
홍역은 태아일 때 엄마에게서 받은 동물성 독소나 젖을 먹을 때 모유에 들어 있는 동물성 독소를 배출하는 의미가 있다. 요즘 아토피가 늘어난 것은 이러한 배독 작용을 약이나 주사 등으로 억제하고 있기 때문이다.
발열 후 발진이 돋지 않는 경우는 다음 네 가지를 하루에 3~4차례 먹인다. 이것을 먹으면 붉은 발진이 귀 뒤, 목덜미부터 나타나기 시작해 2~3일 동안 얼굴, 몸통, 손과 발 순서대로 온몸에 퍼진다. 발진이 온몸에 나타나면 열이 내리고 여러 가지 증상도 사그라진다. 이것으로 평생 면역을 얻게 된다.

무즙 … 1/4작은술
연근즙 … 1/4작은술
생강즙 … 1방울
백탕 … 1작은술

● 밤에 울거나 칭얼대는 경우
낮밤의 리듬이 불안정하면 아이가 밤에 잘 울고, 정신상태가 불안정하면 칭얼대고 짜증을 내는 경우가 많다. 중성 성분을 가진 모유를 듬뿍 먹여 아이의 기분을 안정시킨다.

● 내복처방
사철쑥차 … 303쪽
제1무탕 … 226쪽
표고버섯수프 … 287쪽
사과 소화제 & 해열제 … 308쪽
갈분암죽 … 257쪽
매실간장엽차 … 251쪽
갈분을 넣은 매실간장엽차 … 253쪽
무즙을 넣은 현미수프 … 223쪽
간장엽차 … 247쪽

● 외용처방
생강습포 … 234쪽
곤약온습포 … 294쪽

● 식사처방
채소수프 … 289쪽

유아 ~ 10세 전후 어린이의 증상

아이들은 아프면서 자란다는 말이 있을 정도로 잦은 병치레를 한다. 바깥에서 뛰어놀 나이가 되거나 유치원에 들어가자마자 전염성 유행병에 연달아 걸리는데, 이것만큼은 막을 도리가 없다.

반대로 말하면 이런 과정을 거치면서 아이들은 면역을 형성해 병에 대한 저항력을 키우는 것이다. 홍역이나 유행성이하선염 등은 커서 발병하면 여러 가지로 좋지 않으므로, 어릴 때 앓고 넘어가는 편이 낫다.

이러한 의미에서 보면 무작정 예방접종을 받는 것도 생각해볼 문제다. 충분한 면역이 형성되지 않으면 재발할 위험이 있기 때문이다.

요즘 아이들의 체력 저하 현상도 걱정스러운 부분이다. 원래 아이들은 왕성한 생명력(양성)을 갖고 있지만, 최근에는 아이들의 체질이 음성화되고 있는 탓에 저항력이 약해 병도 잘 낫지 않는다. 이러한 문제의 원인은 식생활 변화와 사회 환경의 악화에 있다.

어렸을 때의 식생활이 건강한 몸과 마음의 기본이 된다. 먹거리 교육의 중요성과 소중함에 더욱 관심을 기울여야 할 것이다.

● 복통·설사·구토
원인은 대부분 과식이다. 각 부분에 대한 설명(142쪽)을 참조한다.

● 발열
아이들은 체온 조절 기능이 미숙하므로 툭하면 열이 난다. 일단 상태를 지켜보고, 발열 부분(133쪽)을 참조한다.

● 야뇨증
때가 되면 자연히 낫는다. 단, 초등학교에 올라가서도 계속된다면 신장이나 방광에 문제가 있는 것일 수 있다. 야뇨증 부분(174쪽)을 참조한다.

● 홍역
영아의 홍역 부분(201쪽)을 참조한다.
붉은 발진이 나타나지 않는 경우는 무즙을 넣은 현미수프 또는 다음 네 가지를 하루에 3~4차례 먹인다.

◎ 만 2~3세
무즙 … 1/2작은술
연근즙 … 1/2작은술
생강즙 … 2방울
백탕 … 7.5~10㎖

◎ 만 5~7세 어린이
무즙 … 1~1.5작은술
연근즙 … 1~1.5작은술
생강즙 … 4~5방울
백탕 … 3~4큰술

● 풍진
'3일 홍역'이라고도 부른다. 이름 그대로 발진이 3일 정도 나타나며 며칠 안에 자연 치유된다. 주로 3~10세 어린이에게 많이 발병한다. 아이들의 경우는 무즙을 넣은 현미수프, 어른이 걸렸을 때는 제1무탕을 마신다.

● 유행성이하선염
흔히 볼거리라고 부르는 병으로 볼 아래에서 귀까지 부어오르며 열이 난다. 6~10세 때 많이 걸린다.
소량의 사과주스를 첨가한 제1무탕을 마시게 한다. 열이 높을 때는 표고버섯 끓인 물을 넣은 현미수프가 좋다. 외용처방으로는 턱에서 귀까지 토란파스, 두부파스를 붙여준다. 3~4일 안에 열이 내려가고, 7~10일 정도 지나면 부기도 빠진다.

● 백일해
영아에서 초등학교 저학년 어린이들이 잘 걸린다. 기침을 동반하는데, 특히 밤에 기침이 심해지다가 경련성 기침으로 진행하는 것이 특징이다.
기침에는 금귤잎 달인 물이, 목이 아픈 데는 연근탕이 잘 듣는다. 병이 어느 정도 나으면 금귤 열매를 삶아 먹인다.

● 편도염
편도가 세균이나 감기바이러스에 감염되면 염증을 일으킨다. 편도가 벌겋게 붓고 38~40℃의 고열이 나며 목이 아픈 것이 특징이다.
제1무탕이나 표고버섯수프를 마시게 한다. 외용처방으로는 토란파스를 목에 붙인다. 열이 높을 때는 두부파스를 붙인다. 가지꼭지 가루를 물에 타서 입안을 헹구거나 염증 부위에 직접 바르는 것도 좋은 방법이다.

● 수족구병
가벼운 발열과 함께 손발과 입안에 수포가 생기는 질환으로, 영유아기 어린이가 잘 걸리는 바이러스성 전염병이다.
무즙을 넣은 현미수프를 마시면 효과가 있다.

● 전염성 홍반
볼에 사과 모양의 붉은 반점이 생기는 전염병으로 일본에서는 사과병이라고도 부른다. 유아기에서 초등학교 시기에 걸리며, 열은 없고 2~3주 안에 자연히 낫는다.
무즙을 넣은 현미수프나 표고버섯수프를 먹인다.

● 중이염
감기 바이러스가 중이에 침입해 염증을 일으키는 것이다. 영유아는 이관(耳管)이 짧아 세균이 특히 침입하기 쉽다. 열이 나고 귀가 아프며, 고름이 차서 고막이 파열되면(나으면 재생된다) 고름이 흘러나오면서 열과 통증이 사라지고 낫기 시작한다.
처방법은 귀의 이상 부분(161쪽)을 참조하고, 원인이 되는 감기도 함께 치료한다.

● 인두결막염
여름철 수영장에서 많이 감염되는 전염병이다. 고열이 나고 목이 아프며 결막염으로 눈이 충혈되고 눈곱이 끼거나 구토, 설사 등을 동반하는 경우도 있다. 보통 일주일 정도 지나면 낫는다. 예방법은 수영장에서 나올 때 눈을 깨끗이 씻는 것이다.
열이 날 때는 해열 처방(133쪽)을, 설사에는 설사를 멈추는 처방(142쪽)을 해준다. 결막염에는 황백 가루를 녹인 물로 눈을 씻어낸다.

● 허약 체질
편식이 심하거나 식사량이 적으며 얼굴색이 나쁘고 설사를 자주 하는 체질이다. 내성적인 아이들에게서 많이 볼 수 있다.
죽이나 떡, 갈분암죽 등 먹기 쉽고 점성이 있는 음식을 섭취해 장에 영양분을 충분히 공급한다. 볶음된장 같은 된장요리도 좋다.

● 어린이 생활습관병
대부분 고혈압, 고지혈증, 당뇨병 등 비만과 관련해 발병한다. 따라서 식사에 특히 주의해야 한다(121쪽 참조).

● 내복처방	● 외용처방
무즙을 넣은 현미수프 … 223쪽	토란파스 … 239쪽
제1무탕 … 226쪽	두부파스 … 244쪽
현미수프 … 222쪽	기지끅지 가루 … 291쪽
연근탕 … 260쪽	소금엽차 … 247쪽
표고버섯수프 … 287쪽	황백 가루 … 306쪽
갈분암죽 … 257쪽	● 식사처방
금귤 기침약 … 309쪽	볶음된장 … 269쪽

아토피성 피부염

최근에는 아토피가 없는 아이가 드물 정도로 알레르기 체질이 늘고 있다. 아토피는 대부분 생후 2~3개월 후에 발병해서 나이가 들면 자연히 낫지만, 요즘은 커서도 낫지 않는 아이들이 많고 청년기가 돼서 발병하는 경우도 있다.
젖먹이들은 가슴이나 배, 등의 피부가 빨개지고 진물이 나며 긁으면 부스럼딱지가 생기고 가려움이 심하다. 유아기가 되면 입 주변, 눈꺼풀, 목, 팔꿈치, 무릎 뒤쪽 등에 극심한 가려움증을 동반한 발진이 나타난다.
아토피는 먼저 가려움증부터 가라앉혀야 한다. 가려움증 치료를 위해 스테로이드 계열의 부신피질호르몬제를 사용하는 사람이 많은데, 이것은 신경을 마비시켜 통증이나 가려움을 느끼지 못하게 하는 것일 뿐이다. 가려움증과 발진의 정체는 내장에 축적된 독소다. 이러한 독소를 축적시키는 산성 체질을 개선하지 않으면 근본적인 치료가 되지 않는다.
또한 이종단백질인 동물성 단백질이 몸에 맞지 않아도 아토피를 일으킨다. 이 경우는 특히 음식으로 다스릴 수밖에 없다. 스테로이드제는 간에 장애를 일으키는 등 여러 가지 부작용이 나타나기도 하므로 되도록 사용하지 않는 것이 좋다.
아토피 증상은 다음과 같이 세 가지로 나타난다.
두 가지 이상의 증상이 동시에 나타나는 경우도 있는데, 이것은 태아의 표피가 만들어지는 시기에 엄마가 먹은 것과 관련이 있다. 아토피 체질을 예방하거나 개선하는 식품과 식사법에 대해서는 107쪽을 참조한다.

① 환부가 건조하고 가려울 때
육류, 달걀, 생선의 과다 섭취가 원인이다. 등이나 몸 오른쪽에 증상이 나타나는 경우가 많고, 긁으면 하얗게 각질이 일어나고 피부가 갈라진다.

● **내복처방**
과즙이나 채소주스, 삼백초 달인 물(303쪽) 등을 마신다. 식사할 때는 음성 식품을 많이 먹는다. 산뜻한 맛을 즐길 수 있는 과일이나 여름채소도 좋다.

● **외용처방**
환부에 생강기름(237쪽)이나 삼백초와 쑥을 달인 물(302쪽)을 바른다.

② 환부에 진물이 나고 가려울 때
설탕과 생선의 과다 섭취가 원인이다. 무릎 뒤쪽, 팔 안쪽, 옆구리 등 살결이 보드라운 곳에 고름이 생기고 이것이 마르면 누렇게 변한다.

● 내복처방
무즙을 넣은 현미수프(223쪽)나 표고버섯수프(287쪽)를 마신다. 식사는 양성식으로 한다. 간간하게 간을 한 음식이 좋다.

● 외용처방
피부가 축축하므로 밤나무 잎사귀나 솔잎을 진하게 우려낸 물(304쪽)로 습진을 잡아준다. 쑥을 달인 물도 좋다.

③ 붉은 발진이 나타날 때
콩이나 달걀, 육류, 우유가 알레르기를 일으킨다. 긁어도 곪지는 않지만, 마르면 환부가 검붉게 변하다가 마지막에 하얗게 된다.

● 내복처방
무즙을 넣은 현미수프나 표고버섯수프를 마신다. 식사는 중성 식품을 중심으로 한다.

● 외용처방
밤나무 잎사귀나 솔잎을 우려낸 물을 희석해서 환부에 바른다. 무시래기탕(230쪽)과 생강탕(237쪽)도 효과가 있다. 무나 오이를 둥글게 썰어(230, 290쪽) 환부를 닦아주는 것도 좋다.

피부 트러블 & 미용법

피부 관리

피부는 그 사람의 건강 상태를 보여주는 척도이기도 하다. 몸이 건강하면 피부도 탄력 있고 빛이 난다.
특히 위와 장의 상태는 피부와 밀접한 관계가 있다. 우리가 먹은 음식이 완전히 분해·흡수되면 노폐물(칙칙함의 원인)이 쌓이지 않으므로 피부도 맑아진다. 따라서 변비를 해소해 장 속을 깨끗하게 하는 것이 피부미용의 기본이다. 일찍 자고 숙면하는 습관으로 피부의 신진대사를 활성화시키는 것도 중요하다.
또한 혈액 순환이 원활하면 피부에 윤기가 돈다. 생강 족욕은 혈액 순환을 촉진하고 부기를 가라앉힌다. 좌욕도 간이나 신장의 기능을 강화하므로 미용에 효과가 있다.
한편 피부의 노화는 햇볕과 관계가 깊다. 특히 5월부터 한여름에는 자외선의 양이 많아 10분 이상 햇빛을 받으면 피부가 손상된다고 한다. 모자나 양산으로 직사광선을 피하는 것도 중요하지만, 녹황색 채소처럼 햇빛에 강한 피부를 만들어주는 식품을 섭취해 몸의 내부에서도 방어를 해야 한다.
요즘에는 피부미용에 좋다는 화장품이 많이 판매되고 있는데, 이들 대부분은 첨가물이 잔뜩 들어 있어 오히려 피부에 부담을 준다. 이러한 제품보다는 조금 번거롭더라도 식품을 이용해 방부제나 환경호르몬 걱정 없는 천연미용품을 직접 만들어보자. 화장수나 마사지용 오일 같은 것은 의외로 간단히 만들 수 있다.

〈천연화장수 만드는 법〉
푸른 매실을 깨끗이 씻어 물기를 닦아낸 다음 병에 넣고 청주(그중에서도 쌀, 누룩, 물만으로 만든 술)를 자작하게 붓는다. 일주일 정도 지나 매실이 누렇게 변하면 매실을 꺼내고, 농축액에 10% 분량의 글리세린을 섞으면 완성이다. 매실화장수는 피부를 매끈매끈하게 해준다.
매실 대신 삼백초 잎을 사용해도 촉촉한 화장수를 만들 수 있다. 만드는 방법은 매실화장수와 같다.

〈천연오일 만드는 법〉
올리브오일과 생강즙, 레몬즙을 2 : 1 : 1의 비율로 섞으면 마사지용 오일이 된다. 각 성분이 피부를 매끄럽고 윤기 있게 만들어준다. 끈적끈적하지 않아 온몸에 사용할 수 있다.

● 여드름 · 뾰루지
소화불량이나 변비가 있는 사람에게 많이 볼 수 있다. 특히 젊은 사람은 피지분비가 활발하므로 유지방이나 육류의 지방, 견과류를 과다 섭취하면 영향이 바로 나타난다. 동

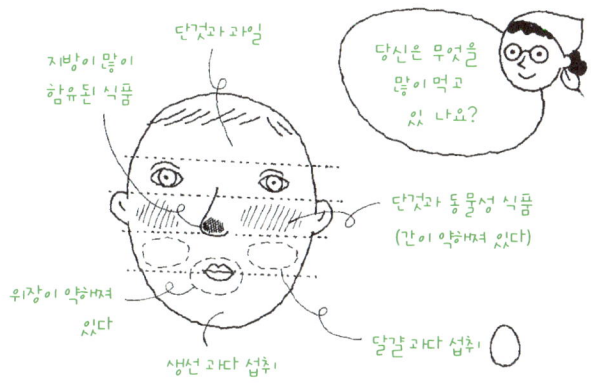

물성 지방은 설탕과 마찬가지로 중성지방의 원인이 되므로 많이 먹지 않도록 주의한다. 입 주변에 생기는 뾰루지는 위장 상태가 나쁘다는 증거다.

〈여드름 · 뾰루지 제거법〉
제1무탕으로 장에 쌓인 숙변을 제거해 변비를 해소한다(157쪽). 위장의 상태도 회복시킨다(139쪽).
외용처방으로는 복숭아나무 잎을 달인 물로 씻어내거나 토란파스로 염증 부위의 열과 고름을 진정시킨다.

● 기미 · 주근깨
기미는 혈액 속의 동물성 물질이 노화나 햇볕 등의 영향으로 산화해 한곳에 축적된 것이다. 주근깨는 설탕과 유제품, 감자의 과다 섭취가 원인이다.

〈기미 예방·제거법〉
매실간장엽차로 혈액을 깨끗하게 하고, 두부팩으로 독소를 빼낸다.

〈주근깨 제거법〉
매실간장엽차를 마시고 생강기름으로 환부를 마사지한다.

● 잔주름
자외선을 많이 받으면 세포의 재생력이 약해져 피부 탄력이 없어진다. 또한 과일이나 수분을 과다 섭취하면 대사가 제대로 되지 않아 세포의 탄력성이 약해진다. 피부에 좋다고 하는 비타민 C도 과다 섭취할 경우 오히려 역효과를 낳는다.

〈잔주름 예방법〉
정백하지 않은 곡물을 충분히 씹어 먹는다. 피부가 건강해지고 피부 결도 정돈된다. 과일은 지나치게 많이 먹지 않도록 주의한다.

● 거친 피부
피부세포는 보통 4주에 걸쳐 새롭게 재생되는데, 이 순환이 제대로 이루어지지 않으면 피부 상태가 나빠진다. 또한 차 종류나 나트륨군이 많이 함유된 동물성 식품을 지나치게 많이 먹으면 대사를 과도하게 자극해 수분과 함께 피부에 윤기를 주는 성분까지 빠져나간다.

〈거친 피부를 예방하려면〉
주식의 비율을 60% 이상으로 한다. 전분질 분자는 단백질 분자에 비해 입자가 작기 때문에 피부 결이 고와진다. 현미와 찹쌀을 섞어 먹으면 더욱 효과적이다. 단, 과식은 금물이다.
부식은 시간을 들여 푹 끓인 것이 좋고, 짠맛이 강한 것은 피한다.

● 햇볕에 탔을 때
자외선은 피부를 망치는 주범으로 피부에 염증을 일으켜 세포를 손상시킨다. 햇볕에 탔을 때는 먼저 염증을 제거해 환부의 산화를 막아야 피부 손상을 최소화할 수 있다.

〈햇볕에 탔을 때는〉
환부에 생강기름을 바르고 토란파스를 붙인다. 증상이 가벼울 때는 생강기름을 바른 다음 잎채소파스를 붙이거나 오이팩(밤에만)을 한다. 두부팩도 화끈거리는 데 효과가 좋다. 기분도 상쾌해질 것이다.

● 미백
두부를 사용한 팩이 효과적이다. 두부에 풍부한 지방분과 산을 흡수하는 칼륨의 힘이 서로 상승 작용해 하얗고 촉촉한 피부를 만들어준다. 오이팩이나 레몬팩도 미백 작용을 한다. 음식으로는 율무밥이나 율무죽이 좋다.

● 내복처방	● 외용처방
제1무탕… 226쪽	토란파스 … 239쪽
매실간장엽차 … 251쪽	복숭아나무 잎 달인 물 … 304쪽
	두부팩 … 245쪽
	생강기름 만드는 법 … 237쪽
	잎채소파스 … 242쪽
	오이팩 … 290쪽

● 땀띠 · 습진
피부에 긴장감을 주어 땀샘의 기능을 조절한다.
심각하지 않은 습진이나 발진이라면 밤나무 잎사귀나 복숭아나무 잎을 우려내서 만든 알칼리성 화장수를 바른다. 잎에 함유된 떫은맛 성분이 이완된 피부에 긴장감을 주어 피부를 건강하게 한다.
땀띠가 곪은 경우는 소염 효과가 있는 삼백초를 이용해 고름을 빼낸다.

〈땀띠나 습진이 생겼을 때〉
밤나무나 복숭아나무 잎을 달인 물로 환부를 씻어낸다. 습진에는 달인 원액 그대로, 땀띠에는 원액을 희석해서 사용한다.

〈환부가 곪았을 때〉
삼백초 잎을 쪄서 곪은 부위에 반창고로 붙여둔다. 삼백초는 고름(양성 증상)을 빼내는 음성 작용이 강하다.

> 밤나무나 복숭아나무 잎 달인 물 … 304쪽
> 삼백초 … 303쪽

● **주부습진(접촉성 피부염)**

합성세제를 자주 사용하는 주부에게 많이 나타나는 증상이다. 합성세제의 강한 세정력으로 손의 피지가 손실되어 방어막 역할을 하지 못하는 상태다. 즉 저항력이 약해져 피부가 제 기능을 하지 못하는 것이다. 손에도 자극을 주지 않고 지구 환경도 보호하는 천연세제로 바꿔 사용하자. 뜨거운 물만으로도 웬만한 오물은 씻겨 내려간다.

〈개선법〉
채소나 과일의 껍질 부분은 인간의 표피와 같은 기능을 한다. 껍질째, 통째로 먹는 전체식을 하면 저항력이 생겨 피부가 튼튼해진다.
또한 채소의 껍질을 식물성 기름에 볶아 먹으면 피부가 더욱 강해진다. 식물성 기름은 동물성 지방과 달리 체온에 녹으므로, 피부에 침투해 탄력을 주고 표피에 막을 형성해준다.

● **암내 · 체취**

암내는 보통 육식과 관계가 있다. 육식, 특히 동물의 내장을 먹는 외국인에게 암내가 많은데, 동물성 식품을 많이 먹으면 체취가 강해져 암내 체질이 되기 쉽다.

〈체취나 땀이 신경 쓰일 때〉
갓 지은 흰쌀밥을 데지 않을 정도로 식혀서 겨드랑이에 대준다. 식으면 몇 차례 교환한다.
생강탕(족욕과 같은 농도로. 237쪽)으로 겨드랑이를 몇 번 씻어낸 다음 생강소주(생강즙 25㎖와 소주 200㎖를 섞은 것)를 거즈에 적셔 닦아내는 것도 좋다.
둥글게 썬 무를 겨드랑이에 붙이거나 무로 가볍게 두드려주는 것도 효과적이다. 무나 감귤류의 효소와 산이 지방분을 대사 · 중화시켜준다.

모발 관리

머리카락은 혈액이 변한 것으로 알려져 있다. 혈액의 질이 나빠지면 머리카락에도 영향이 나타나 푸석해지거나 탈모가 일어난다. 따라서 혈액을 깨끗하게 하는 현미나 해조류, 깨, 호박씨 같은 식품으로 모발 손상이나 탈모를 예방한다. 비타민이나 미네랄도 모발 건강에 필수다.

가을에 접어들면 머리카락이 많이 빠지는데, 이것은 여름철의 식사가 원인이다. 9월부터는 몸을 차게 하는 음식이나 과일, 향신료는 삼가고 중성 식품 중심으로 섭취한다. 하루에 빠지는 머리카락 수가 60~80개라면 걱정할 정도는 아니지만, 100개 이상 빠지는 사람은 탈모증을 의심해봐야 한다.

머리를 지나치게 자주 감거나 질 나쁜 샴푸나 헤어제품을 사용하는 것도 모발을 상하게 하는 원인이다. 적어도 화학약품이 들어 있지 않은 제품을 선택하도록 하자. 모발 건강에는 부드럽고 지방분이 많은 동백기름이 아주 좋다. 모발에 영양을 주거나 두피를 마사지하는 데 이용해보자.

[탈모·대머리의 음양 체크]

음성 타입은 칼륨 과다로 세포가 이완되면서 모공이 열려 머리카락이 빠진다. 반면에 양성 타입은 모공이 지나치게 수축해 모근이 중간에 끊어지면서 탈모가 생긴다. 두 타입 모두 중성 식품을 중심으로 식사를 하면 개선할 수 있다.

같은 탈모라도 이마 위쪽으로 진행하는 것은 음성 체질, 정수리 부분을 중심으로 진행하는 것은 양성 체질에서 많이 볼 수 있다.

● **윤기 있는 머리카락을 만들려면**

동백기름은 옛날부터 머리카락을 손질하는 데 많이 쓰였다. 머리카락의 구성 성분인 단백질에 음성 성분인 기름이 스며들어 윤기와 촉촉함을 더해주기 때문이다.

동백기름 2큰술과 레몬즙 1큰술을 섞어 두피나 모발에 잘 스며들도록 듬뿍 발라준다. 샴푸하기 1시간 전에 동백기름을 바르고 스팀타월로 감싸두면 더욱 효과적이다.

● **대머리를 예방하려면**

음성 타입은 설탕이 많이 들어간 식품이나 술을 삼가야 모공이 축소된다. 양성 타입은 동물성 식품을 줄인다. 생강기름으로 환부를 마사지해서 혈액 순환을 촉진하면 세포의 산화를 막을 수 있다.

● **탈모를 예방하려면**
식사에서 주의할 점은 대머리 예방과 마찬가지다. 동백기름과 생강즙을 반씩 섞어 두피를 마사지해주면 두피의 혈행이 촉진된다.

● **비듬이 많은 경우**
비듬은 칼로리 과다가 원인이다. 동물성 식품을 줄이고 녹황색 채소 등 섬유질이 풍부한 식품을 많이 먹어 변비를 해소하는 것도 중요하다. 복숭아나무 잎을 달인 물로 머리를 감는 것도 효과가 있다.

● **흰머리·새치 예방에**
산성 과다로 혈액이 탁해져 세포에 충분한 영양이 공급되지 않으면 색소세포가 노화한다. 검은깨 페이스트에 흑설탕을 섞어 먹으면 양성인 칼슘과 음성인 비타민이 서로 작용해 극양성 증상이 완화된다.

> ● **외용처방**
> 생강기름 마사지 … 237쪽
> 복숭아나무 잎 달인 물 … 304쪽

Chapter

6

언제 어디서나 활용할 수 있는 음식 처방
[실천편]

열이나 통증 같은 이상은
어느 날 갑자기 찾아옵니다.
이때 부엌에 있는 평범한 음식이
우리 몸을 치유하는 약으로 변신합니다.
화학적으로 만들어진 약의 힘을 빌리기 전에
몸에 안전한 음식의 힘으로 우리 몸의 균형을 바로잡도록 합시다.
음식이 갖고 있는 음양의 힘을 알면
언제 어디서나 자신의 몸을 스스로 돌볼 수 있습니다.
자신의 생각대로
몸을 조절할 수 있게 되는 것입니다.

* 레시피에 표시된 1컵은 200㎖, 1큰술은 15㎖, 1작은술은 5㎖.

自 • 然 • 治 • 癒 • 力

식품의 음양이 증상의 음양을 중화시킨다

전 세계 어느 나라에서나 식품을 이용한 민간요법이 전해진다. 식품에는 원래 우리의 몸과 마음을 치유해주는 힘이 있는데, 인간은 그것을 경험으로 배워 처방에 응용하고 자손들에게 알려주었다.

여기에서는 식품이 갖고 있는 음양의 힘에 중점을 둔 처방법을 소개하고자 한다.

식품은 우리 몸을 중화해 기초를 튼튼히 하는 작용, 몸을 이완하고 식히는 작용, 몸을 긴장시키고 따뜻하게 하는 작용, 혈액을 정화하는 작용, 혈액을 만드는 작용, 독을 배출하는 작용 등 음양의 법칙에 기반을 둔 여러 가지 작용을 한다.

지금부터 소개할 처방법은 이러한 음양의 힘이 우리 몸과 증상에 어떻게 작용하는지를 이해하면서 여러 가지 균형을 맞춰나가는 것이므로 민간요법과는 근본 발상이 조금 다르다. 하지만 실제로 처방하는 내용에는 서로 공통되는 부분도 많아, 민간요법을 더욱 과학적이고 알기 쉽게 설명한 처방법이라고 이해해도 무리가 없을 것이다.

이 처방법은 '칼륨이 많은 것(음성)=몸을 이완시키는 것, 나트륨이 많은 것(양성)=몸을 긴장시키는 것'이라는 기본 원리에 따른 것이다. 따라서 음성 증상에는 양성 식품을, 양성 증상에는 음성 식품을 사용해 한쪽으로 기울어진 시소의 균형을 평행 상태로 되돌린다. 이 규칙만 외워두면 누구나 처방을 할 수 있다.

다행히도 처방에 쓰이는 것들은 무나 생강, 매실장아찌, 엽차, 간장처럼 쉽게 구할 수 있는 식재료나 조미료다. 물론 특별한 치료 기구도 필요 없고 화학약품 같은 부작용의 염려도 없으므로, 언제든지 안심하고 바로 만들어 쓸 수 있다.

원래 식사는 우리 몸을 바르게 조절하는 '약'이라는 의미를 갖고 있다. 조화로운 식사는 우리를 건강하게 해주지만, 어떤 이유로 우리 몸의 조화가 깨지면 몸 상태는 나빠진다. 음식 처방이란 이처럼 무너진 균형과 조화를 원래 상태로 되돌리기 위해 식품의 약효를 강화해서 사용하는

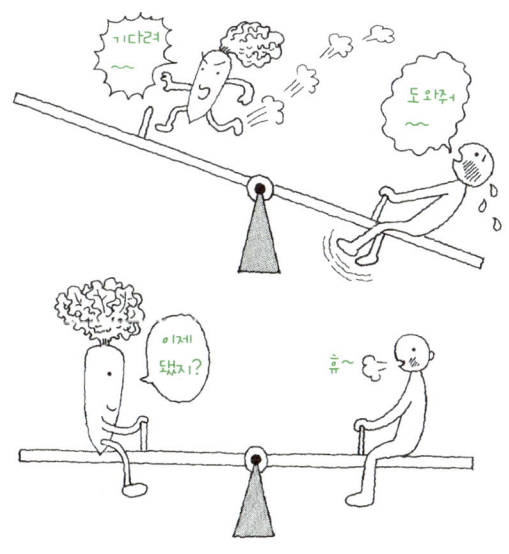

것이다.

특히 무탕, 매실간장엽차, 생강습포, 토란파스, 두부파스는 효과가 강력하고 즉효성도 탁월하다. 모든 종류의 열과 통증에 응용할 수 있으므로 꼭 시험해보기 바란다. 식품이 갖고 있는 힘을 실감할 수 있을 것이다.

증상이 진정되면 즉시 처방을 멈추는 것이 원칙이다. 몸이 정상으로 돌아왔다면 처방에 사용된 식품이나 처방법은 더 이상 필요 없다.

여기서는 중성 체질의 핵심인 현미와 몸을 건강하게 하는 음료, 체질 강화를 위한 식사처방도 함께 소개하고 있다. 건강의 본질은 음으로도 양으로도 치우치지 않은 체질을 만드는 것이므로 식생활에 꼭 활용하기 바란다.

현미
생명의 모든 요소가 고스란히 살아 숨 쉬고 있다

 현미는 곡물 중에서 영양 균형이 가장 뛰어나다. 질 좋은 혈액을 만들어줄 뿐만 아니라, 인간에게 불필요한 독소를 배출해주는 신비한 힘으로 가득 차 있다. 몸과 마음을 튼튼하게 해주는 최고의 식품인 것이다.

현미를 꼭꼭 씹어 먹는 것만으로도 피로를 모르는 건강한 몸이 될 수 있다. 배변 활동도 좋아지고 숙면을 취할 수 있어 기력도 충만해진다. 무엇보다 현미는 흰쌀에는 없는 깊고 풍부한 맛이 있다. 식생활의 기반이 되는 중심 식품으로는 아주 안성맞춤이다. 물론 처방식으로도 최고의 식품이다.

현미밥

음성 체질인 사람은 압력솥에 지은 찰진 밥을 좋아한다. 반면 고슬고슬한 식감을 좋아하는 양성 체질은 돌솥이나 질냄비에 밥을 지으면 더 맛있게 느낀다.

- ● **재료(맛있게 지을 수 있는 분량)**
  현미 ··· 3컵
  물 ··· 3+3/5컵
  천일염 ··· 1/4작은술

- ● **압력솥에 밥 짓기**
  씻어둔 현미와 물, 소금을 넣고 뚜껑을 닫은 다음 중간 불에 올린다. 밥물이 끓고 추가 움직이면 센 불에 2분간 둔다. 그다음 약한 불로 줄여 12분, 다시 불을 더 약하게 줄여 13분간 둔 후 불을 끄고 10분 정도 뜸을 들인다. 김을 빼고 밥주걱으로 밥을 아래위로 뒤집어 잘 섞어준다.

● 돌솥에 밥 짓기

돌솥이 없으면 질냄비나 무쇠솥을 사용해도 상관없다. 씻어서 물에 불려둔 현미(여름에는 1시간, 겨울에는 하룻밤)와 물(현미의 2.5배), 소금을 넣고 불에 올린다. 끓으면 약한 불에 40~50분 정도 둔 다음 그대로 뜸을 들인다.

장이 약한 사람, 어린아이나 고령자에게,
병후 회복식으로
현미죽·미음

소화 기능이 약할 때나 체력이 떨어진 사람에게 적당한 식사다. 장염이나 설사 증상에는 갈분암죽을 마신 뒤에 현미죽을 먹는 것이 좋다. 증상이 심할 때나 양성 체질은 무압으로 지은 현미죽을, 음성 체질은 압력을 가한 현미죽을 먹는다.
미음은 병후 회복식으로 죽을 먹기 전에 현미크림 대용으로 먹으면 좋다.

● 압력을 가한 현미죽 재료 & 만드는 법(5인분)
   현미 … 1컵
   물 … 5컵
   천일염 … 1/5작은술

압력솥에 재료를 넣고 뚜껑을 닫은 다음 센 불에 올린다. 끓고 나서 2분이 지나면 추가 약간 흔들릴 정도의 약한 불로 줄여 40분간 둔다. 불을 끄고 물을 부어 급랭시킨 후 뚜껑을 열고 죽을 아래위로 섞는다. 다시 뚜껑을 덮고 10분간 뜸을 들인다.

● 무압 현미죽 재료 & 만드는 법(5인분)
   현미 … 1컵
   물 … 7~10컵
   천일염 … 1/4작은술

돌솥이나 질냄비에 재료를 넣고 뚜껑을 닫은 다음 센 불에 올린다. 끓으면 불을 약하게 줄여 3~4시간 동안 죽을 쑨다. 불을 끄고 10분간 뜸 들인다.

● 미음 재료 & 만드는 법
  현미… 1컵
  물 … 15~20컵
  천일염 … 조금

바닥이 깊고 두툼한 냄비에 재료를 넣고 뚜껑을 닫아 불에 올린다. 끓어오르면 넘치지 않도록 불을 줄이고 3~4시간 동안 뭉근하게 끓인 후 위쪽에 고인 맑은 물을 마신다.

자양강장,
병중·병후의 회복식, 이유식에
현미크림

볶은 현미를 오래 푹 끓여 영양 성분을 짜낸 것이 현미크림이다. 아파서 아무것도 못 넘기는 사람도 쉽게 먹을 수 있는 만능 영양식이다.

균형 잡힌 현미의 영양분은 오랜 시간 익히면 체내에 더 잘 흡수된다. 따라서 이유식이나 모유 대용, 고령자의 자양식, 환자식, 미열 해열 등에 효과를 발휘한다.

또한 현미크림은 말기암의 통증에도 효과가 있어 간병하는 가족들로부터 "환자가 통증을 호소하지 않는다"는 감사의 인사를 받은 적도 있다. 현미 농축액에는 산화열을 제거해 염증을 진정시키거나 빠른 조혈 작용으로 백혈구 등 혈액 성분의 파괴에 의한 통증을 완화시키는 힘이 있기 때문이다.

환자식으로 이용할 때는 무압 현미크림이 좋다. 구내염이나 극음성 증상이 있는 경우는 반대로 압력을 주어 양성도를 높이는 편이 효과적이다. 어느 경우든 매실장아찌나 깨소금을 곁들여 먹도록 한다.

● 재료(5인분)
  볶은 현미 … 1/2컵
  물(무압의 경우) … 5컵(압력을 가한 경우는 2.5컵)
  천일염 … 1/10작은술 + α(알파)

● 무압 현미크림 만드는 법

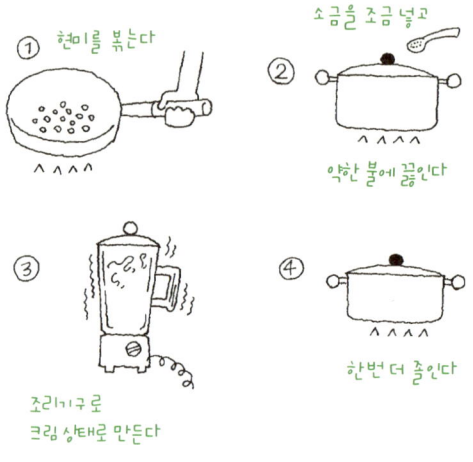

① 현미는 씻지 말고 그대로 중약불에서 나무주걱으로 잘 섞으며 볶는다. 탁탁 소리가 나면서 전체가 엷은 갈색으로 변하면 다른 냄비에 옮겨 담고 끓인 물(5컵)과 소금을 넣는다. 뚜껑을 닫고 약한 불에 2시간 끓인다(중간에 뚜껑은 열지 말고 끓어 넘치지 않도록 불 조절을 잘해야 한다).
② 무명천을 물에 적셔 꼭 짠 다음 뜨거운 현미를 붓고 나무주걱을 사용해 즙을 짜낸다.
③ 짜낸 현미크림을 다시 냄비에 넣고 입맛에 맞게 간을 한 다음 다시 한 번 푹 삶는다. 크림이 묽은 경우는 조금 졸여준다.

● 압력솥을 사용하는 경우
압력솥에 볶은 현미와 물(2.5컵), 소금을 넣고 뚜껑을 닫은 다음 센 불에 올린다. 끓으면 그대로 2~3분 기다린 후 약한 불로 줄여 약 40분 정도 익힌다. 김(압력)이 빠져나간 뒤에는 무압 현미크림을 만드는 과정 ②, ③과 같다.
믹서 등을 이용해 크림 상태로 만든 후 졸이는 방법도 있다.

이뇨나 해열, 구내염 등으로 식사를 하지 못할 때,
건강 음료로
현미수프

현미크림에 물을 탄 것이 현미수프다. 여름에 더위를 먹거나 식욕이 없을 때 식사나 음료수 대신 먹는다. 모유가 부족할 때 아기에게 먹여도 좋다. 약간의 소금기가 있는 묽은 현미수프는 이뇨·해리 작용을 한다.

● 건강 음료용 재료 & 만드는 법
  현미크림 … 적당량
  물 … 현미크림의 2배 이상
  천일염 … 조금

  냄비에 현미크림과 물을 적당량 넣고 나무주걱으로 부드럽게 풀어준다. 약한 불로 서서히 가열하다가 끓으면 입맛에 맞게 소금 간을 한다.

● 이뇨·해열용 재료 & 만드는 법
  현미크림 … 1작은술
  물 … 200㎖
  천일염 … 미량(젓가락 끝으로 살짝 찍는 정도)

  냄비에 현미크림을 넣고 물로 풀어준 다음 미량의 소금을 넣고 불에 올린다. 끓기 직전에 불을 끈다.

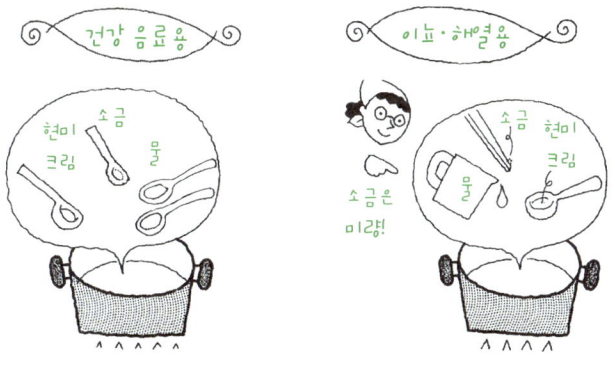

병약한 사람이나 유아의 해열·발한·붉은 발진에
무즙을 넣은 현미수프

제1무탕의 맛이 너무 강해 마시기 힘들거나 허약 체질인 사람, 고령자는 부담 없고 순한 현미수프를 함께 먹는다. 무리 없이 부드럽게 열을 낮춘다. 알레르기 체질로 붉은 발진이 돋는 사람은 음료수 대신 마셔도 좋다.
유아는 여기에 사과주스를 섞어주면 더 잘 마신다.

● **재료(1회분)**
  ※ 유아는 이 양의 1/2, 젖먹이는 1/4을 사용한다.
  현미크림 … 1작은술
  무즙 … 1큰술
  물(뜨거운 물도 OK) … 1컵
  천일염 … 미량

● **만드는 법 & 먹는 법**
  냄비에 물과 현미크림을 넣고 잘 섞는다. 무즙을 넣고 소금도 젓가락 끝에 찍어 넣은 다음 불에 올린다. 끓기 직전에 불을 끄고 따뜻할 때 먹는다.

피부에 적절한 윤기를
쌀겨비누

쌀겨를 목면 주머니에 넣은 다음 입구를 봉해 비누 대신 몸에 문지른다. 몸에 남아 있는 피지나 불순물은 제거하고 수분은 유지해주는 탁월한 비누다. 피부를 상하게 하지 않으므로 피부가 약하거나 아토피가 있는 사람도 쓸 수 있다.

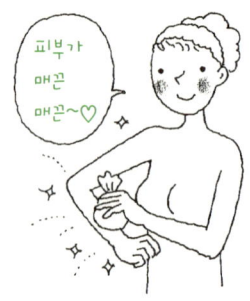

무
풍부한 비타민·미네랄과 소화효소를 갖춘 요긴한 상비약

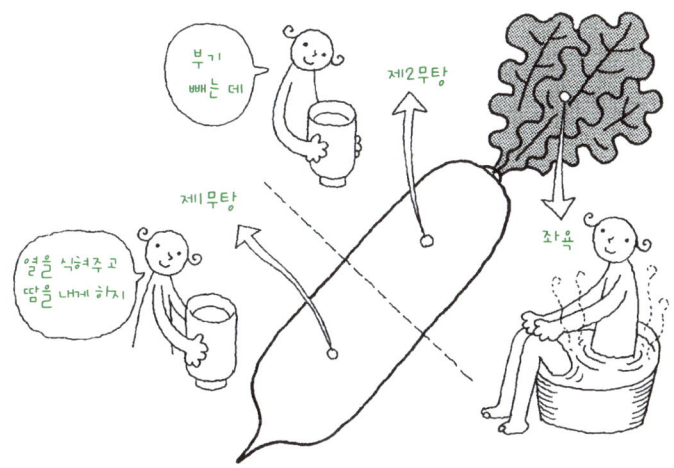

무는 식중독을 예방해주고 생선과 육류의 독을 해독하는 작용을 한다. 소화에도 아주 효과적이며, 식용 외에도 여러 가지 용도로 쓰인다.

뿌리에 풍부한 수분과 비타민 C는 배뇨를 촉진한다. 섬유질은 산화한 장에 작용해 염증을 가라앉히고 열을 낮춰준다. 혈액을 혼탁하게 하는 여분의 단백질을 분해·소화하는 효소도 들어 있으므로, 신장의 기능을 회복시켜 부기도 해소된다. 병을 악화시키는 바이러스(단백질로 이루어져 있다)나 아토피 가려움증의 원인이 되는 여분의 단백질을 제거하는 효과도 기대할 수 있다.

또한 무청(무의 잎과 줄기)에는 양성인 비타민과 미네랄이 많아 기름에 볶아 먹으면 피부나 치아가 튼튼해진다. 특히 칼슘이 풍부하므로 골다공증 예방에도 도움이 된다 말린 무청(무시래기)은 체질 개선에 특효약이며 입욕제로 사용하면 몸이 따뜻해지고 혈액 순환을 촉진한다.

해열 · 발한
감기의 고열, 급성신우신염, 급성방광염, 급성중이염,
이명, 요통, 어깨 결림(오른쪽), 두드러기,
아토피의 가려움증, 비염, 동물성 단백질이나 니코틴의 해독에
제1무탕

독소를 흡착해 여분의 물질을 분해하는 무, 항염 작용을 하는 생강, 혈행을 촉진하는 간장이 상승 효과를 발휘한다.

갑자기 고온이 날 때는 한 번에 400㎖를 마신다. 이외의 증상이나 해독에는 하루에 한차례 200㎖를 마신다. 단, 허약 체질이거나 심장병, 빈혈 등이 있는 음성 체질은 간장을 넉넉히 넣어 마신다.

● **재료(1회분)**
(고열이 나는 경우의 분량으로, 이외에는 절반 분량으로 한다)

무 간 것 … 수북하게 3큰술
생강 간 것… 무 간 것의 10%
간장 … 1큰술
뜨거운 엽차 … 약 400㎖

● **만드는 법 & 마시는 법**
무와 생강을 갈아 그릇에 담고 간장을 넣은 뒤 끓고 있는 엽차를 부어 뜨거울 때 단숨에 마신다. 열이 높을 때는 무탕을 마신 뒤 40분 정도 이불을 머리까지 뒤집어쓰고 땀을 낸다. 땀이 안 나는 경우는 무탕을 한 번 더 마시고 이를 반복한다.

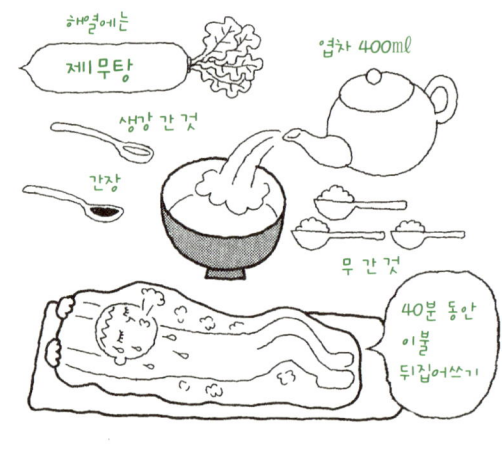

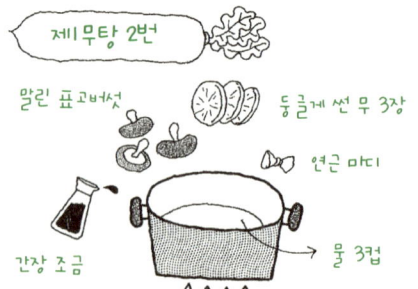

목의 통증 등
모든 감기 증상에
제1무탕 2번

열이 그다지 높지 않은 경우에 이용한다. 연근이 들어가므로 특히 가벼운 기침이나 목의 통증에 효과가 있다. 맛있는 한방수프다.

● **재료(하루 분량)**
　무 … 얇고 둥글게 썬 것 3장
　연근 마디 … 둥글게 썬 것 몇 개
　말린 표고버섯 … 큰 것 3장
　물 … 3컵
　간장 … 조금

● **만드는 법 & 마시는 법**
　냄비에 간장 이외의 재료를 전부 넣고 불에 올린 다음 국물이 2컵 정도로 졸면 간장으로 묽게 간을 해 뜨거울 때 마신다. 하루에 세 차례 나눠 마신다.

부기·이뇨
만성신장염, 방광염, 전립선 비대에
제2무탕

동물성 식품의 과다 섭취로 혈액이 혼탁해져 신장의 기능이 떨어진 사람에게 효과가 있다. 신장의 사구체가 필터 역할을 잘할 수 있도록 도와 배뇨를 촉진하므로, 체내에 쌓여 있는 여분의 수분이 빠져나가 부기도 해소된다.
단, 냉증이 있는 사람은 무탕 대신 팥커피(272쪽)를 마신다.

- 재료(1회분)
  무즙 … 3큰술
  물 … 무즙의 2~3배
  천일염 … 미량

- 만드는 법 & 마시는 법
  냄비에 무즙과 물을 넣고 소금도 젓가락 끝에 살짝 찍어 넣은 다음 불에 올린다. 무탕의 표면이 흔들리고 열이 전체적으로 고루 미쳤을 때 불을 끄고(끓으면 안 된다) 따뜻할 때 마신다. 하루에 두세 차례가 적당하다.

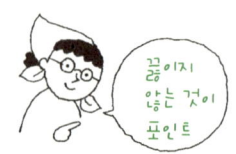
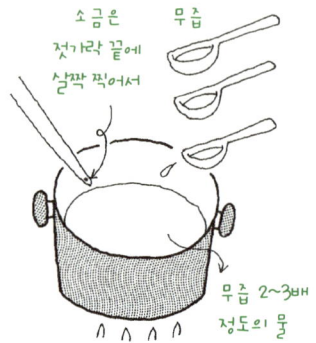

무탕이 마시기 힘든 사람이나 음성 체질, 발진이 돋아 가려울 때
무즙을 넣은 현미수프

현미 부분(223쪽)을 참조한다.

감기로 인한 열과 두통, 과식에
무즙 & 사과주스

무탕을 못 마시는 사람이나 어린아이를 위한 대용 처방이다. 사과주스를 섞으면 달고 부드럽게 느껴진다.
무와 사과는 소화효소가 풍부하므로 장을 건강하게 하고 여분의 열이나 칼로리를 분해시켜준다.

- 재료(1회분, 어린아이는 절반 분량으로)
  무즙 … 50㎖

100% 사과주스 … 100㎖

● 만드는 법 & 마시는 법
무즙과 사과주스를 섞어 마신다. 비타민 C의 효능을 최대한 살리기 위해 무는 마시기 직전에 간다.

류머티즘 체질 개선, 관절의 통증에
참기름무

무는 몸에 남아도는 물질을 분해·소화시켜 통증의 원인이 되는 염증을 진정시키고, 참기름의 불포화지방산은 LDL 콜레스테롤을 녹여 없애며, 간장은 심장의 기능을 강화한다.

● 재료(1회분)
무 간 것 … 3큰술
간장 … 1큰술
참기름 … 1큰술

● 만드는 법 & 마시는 법
무를 갈아 그릇에 담고 간장, 국자에 담아 연기가 나올 때까지 가열한 참기름을 순서대로 넣고 섞는다. 그대로 먹어도 되고 밥에 끼얹어 먹어도 맛있다.

강심제로
무습포

심장이 조이는 듯한 통증을 느끼거나 두근거릴 때 응급처치로 이용할 수 있다. 산화한 혈액이 모여 염증을 일으키는 환부의 열을 빼내준다.

● 재료
  참기름 … 조금
  무 간 것 … 적당량
  거즈 … 몇 장

● 방법
  환부에 참기름을 펴 바르고 무를 갈아 거즈로 감싼 것을 그 위에 올려 냉습포를 한다. 무가 따뜻해지면 교체한다.

지성 피부나 여드름 개선, 벌레 물린 데, 가벼운 화상에
무팩

무의 분해효소를 이용해 불필요한 피지를 제거하고, 음성의 힘을 빌려 환부의 산화열을 식힌다.

● 재료 & 방법
  둥글게 자른 무를 몇 장 준비해 신경이 쓰이는 곳에 직접 붙이거나 가볍게 톡톡 두드려준다. 무가 열을 흡수하면 교체한다.

혈액 순환 촉진, 냉증, 생리불순, 자궁근종이나 자궁내막염 등의 여성 질환, 각종 비뇨기과 질환, 아토피성 피부염에
무시래기탕

무청에는 몸을 따뜻하게 하는 성분과 칼슘, 카로틴, 비타민 D 등의 양성 성분이 풍부하게 들어 있다. 무청을 말린 무시래기에는 태양 에너지까지 응축되어 있다.
무시래기는 입욕제로 사용하면 여성 질환에 효과가 있다. 특히 좌욕은 허리 부분에 집중되어 있는 내장의 신경을 자극하고 내장의 기능을 활성화해 냉증에서 오는 음성 증상을 전반적으로 개선해준다. 피부를 통해 들어오는 부드러운 온기가 몸을 오랫동안 따뜻하게 해줄 것이다.

또한 무시래기 달인 물을 목욕물에 섞어 넣으면 아토피성 피부염이나 야뇨증에 효과가 있다. 한기가 들거나 입덧이 날 때는 무시래기 족욕이 도움이 된다.

무농약으로 재배한 무청을 햇볕에 자연 건조시켜 5~6줄기를 한 팩으로 포장해 판매하기도 한다. 이런 것을 이용하면 훨씬 편리하다.

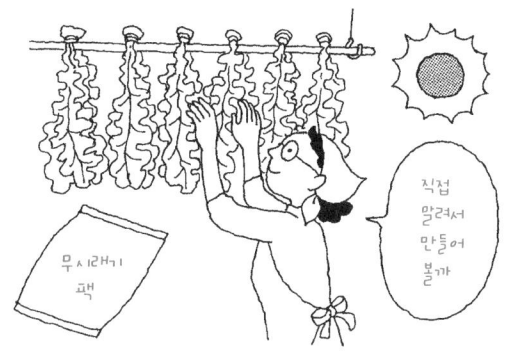

● 좌욕 재료

무시래기 … 4~5줄기
(또는 시판하는 무시래기 팩 1봉지)
물 … 3ℓ
뜨거운 물 … 10~30ℓ
(천일염 … 1/2컵)
※ 큰 냄비, 큰 주전자나 커피포트, 좌욕용 큰 대야, 수건 등

● 방법

큰 냄비에 무시래기와 물을 넣고 약 40분간 우려낸다. 무시래기는 건져내고 우려낸 물은 큰 대야로 옮긴다. 여기에 뜨거운 물을 붓는다. 조금 뜨겁게 느껴지는 정도가 좋다(몸이 쉽게 차가워지는 사람은 소금도 넣어준다). 다리를 대야 밖으로 내놓고 앉는다.

물이 식으면 뜨거운 물을 계속 부어주면서 이마에 땀이 맺힐 때까지 20~30분 정도

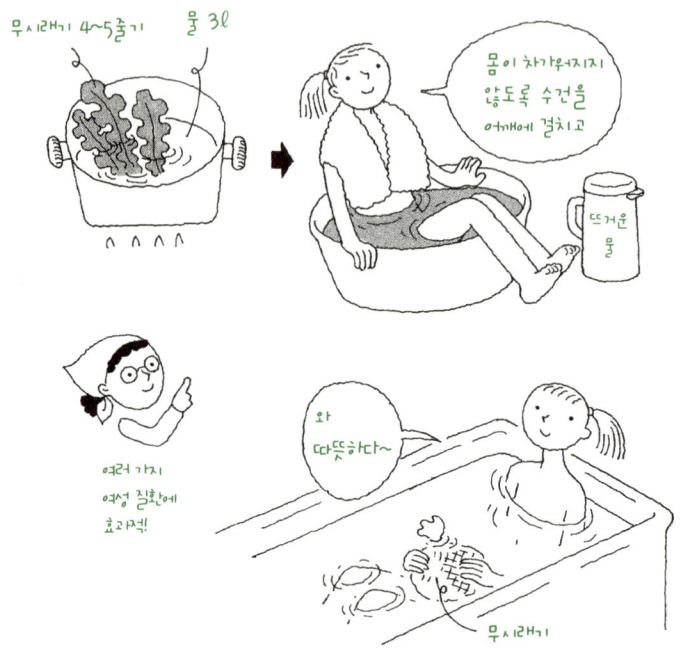

좌욕을 계속한다.

● 입욕제 재료 & 입욕 방법

목면 주머니에 무시래기 몇 줄기를 넣고 주둥이를 봉해 욕조에 띄운다. 무시래기 우려낸 물을 미리 만들어두고 입욕할 때마다 목욕물에 섞어 사용하는 것도 좋다.

● 족욕 재료

무시래기 … 큰 것 1줄기
물 … 1ℓ
뜨거운 물 … 2~3ℓ
소금 … 1큰술
※ 깊고 큼지막한 세숫대야, 수건

● 방법

냄비에 무시래기와 물을 넣고 20~30분 우려내 세숫대야에 옮겨 담는다. 소금을 넣고 잘 휘저은 다음 뜨거운 물을 부어 42~45℃의 온도로 조절한 뒤 발을 담근다. 물이 식으면 뜨거운 물을 보충하면서 온몸에 땀이 살짝 밸 정도까지 계속한다. 끝나면 수건으로 발을 꼼꼼히 닦아준다.

생강

혈관을 넓혀 우리 몸 구석구석까지 혈액을 공급한다
살균 성분과 분해효소도 풍부하다

생강은 널리 쓰이는 향신료로, 적은 양만 넣어도 음식에 맛과 향기를 더하고 동물성 단백질을 해독해주기도 한다.

생강 특유의 맵싸한 맛을 내는 성분인 진저롤과 쇼가올에는 살균 작용이, 방향 성분인 시네올 등에는 발한, 발열, 소염 효과가 있으며, 전체적으로 음성의 힘이 강하다.

생강을 사용하면 혈관이 확장되고, 산화해서 고여 있는 혈액이 부드럽게 흘러가 환부의 부기가 가라앉고 통증도 해소된다. 또한 모공을 열어 발한을 촉진하기 때문에 해열에도 크게 도움이 되며, 감기 바이러스를 죽이는 작용도 한다.

이외에 항경련 작용, 항산화 작용, 전분질의 소화 촉진, 체내의 수분대사와 간 기능 활성화 등 생강의 뛰어난 약효는 이루 다 헤아릴 수 없다. 처방에는 햇생강보다 묵은 생강을 사용하는 편이 더 큰 효력을 발휘한다.

모든 염증, 통증
요통, 어깨 결림, 류머티즘, 종양, 위궤양, 폐렴, 방광염,
신경통, 여성 질환, 암에
생강습포

혈액이 혼탁해지면 순환이 잘되지 않아 우리 몸 여기저기에 쉽게 정체된다. 이 부분이 부풀어올라 신경을 압박한 결과 나타나는 것이 바로 '통증'이다. 여기서 증상이 더 악화하면 주변의 세포를 변화시켜 종양을 만들어내기도 한다.

따라서 무엇보다 혈액의 흐름을 좋게 하는 것이 중요하다. 생강이 갖고 있는 약효와 더불어 80℃ 정도의 뜨거운 물을 이용한 온열요법으로 혈액 순환을 촉진해 환부에 깨끗한 혈액이 흐르도록 한다. 생강습포는 통증을 해소하며, 오랜 시간 계속하면 종양

의 크기도 줄어든다. 림프액의 흐름도 개선되므로 면역세포가 활성화해 면역력이 강화된다.

● **재료(1회분)**
[좁은 부위]
생강 … 150~300g
물 … 4ℓ 이상
[광범위한 경우]
생강 … 300~500g
물 … 4~7ℓ
※ 강판, 목면 주머니, 큰 냄비, 온도계, 두꺼운 수건 몇 장

● **방법**
큰 냄비에 물을 끓여 75~80℃ 정도로 식힌다. 생강을 껍질째 갈아 목면 주머니에 넣고 물속에서 생강즙을 짜낸다. 접은 수건을 이 물에 적셔 꼭 짠 다음, 너무 뜨겁지 않을 정도로 조금 식혀서 환부에 갖다댄다. 수건이 미지근해지기 전에 다른 수건으로 교체한다. 환부가 빨갛게 될 때까지 15~20분 정도 계속한다. 생강탕은 식으면

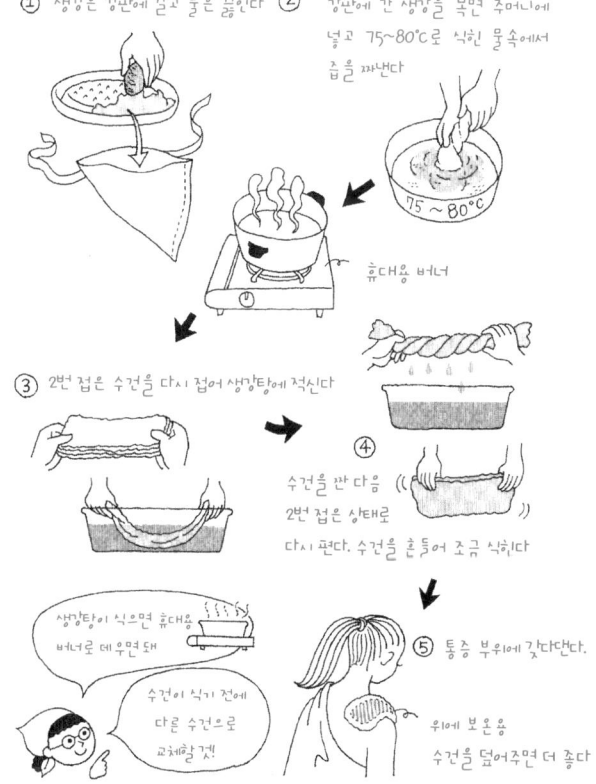

뭉근한 불에 데운다. 끓이면 생강의 효소가 파괴되므로 80℃ 이상 가열하지 않도록 주의한다.

냉증, 부종, 피로, 혈액 순환 장애,
무좀, 감기 초기 증상에
생강 족욕

생강 족욕은 혈액 순환을 촉진해 냉증이나 부종 등 몸의 여러 가지 이상 증상을 해소해준다. 서서 일하는 경우나 발이 피로할 때도 효과적이다. 몸 전체가 따뜻해지면서 숙면을 취할 수 있다.
생강에는 강력한 살균 성분도 함유되어 있으므로 무좀 치료에도 도움이 된다. 생강의 양을 2배로 해서 일정 기간 동안 계속하는 것이 비결이다.

● 재료 & 방법
　자기 직전에 하면 효과적이다. 세숫대야에 약간 뜨거운 정도(45℃ 전후)의 물을 붓고 생강 간 것(또는 분말)을 물 양의 50분의 1 정도 비율로 넣은 다음 발을 담근다. 물의 온도가 내려가지 않도록 뜨거운 물을 수시로 부어준다.
　약 15분 정도 온몸에 땀이 살짝 밸 때까지 계속한다. 끝나면 수건으로 발을 닦는다.

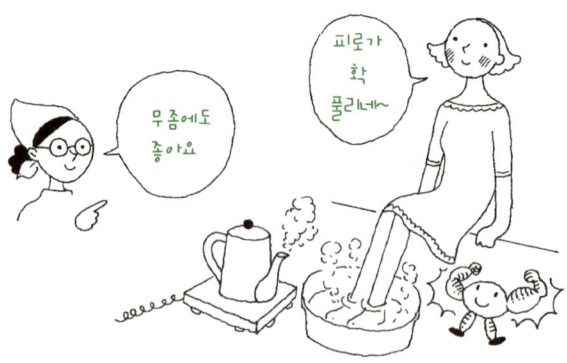

열이 없는 두통, 현기증, 어깨 결림,
신경통, 중이염, 탈모, 대머리,
백발, 아토피의 가려움증, 천식, 혈액 순환 장애에
생강기름 마사지

생강으로 혈관이 확장되면 참기름의 항산화물질이 쉽게 들어가 염증이 가라앉는다. 여기에 생강이 갖고 있는 유효 성분의 힘까지 더해져 통증과 염증을 진정시키는 데 효력을 발휘한다. 어깨 결림 같은 증상에는 마사지 후에 온기가 남아 있는 손난로 등으로 환부를 따뜻하게 해주면 더욱 효과적이다.
각질이 일어나는 아토피성 피부염의 가려움증에도 효과가 있다.

● 만드는 법
생강을 갈아 즙을 내고 같은 양의 참기름(탈모를 예방하려면 동백기름)을 손가락으로 조금씩 섞어 잘 배합해 환부에 바른다.
중이염의 경우는 귀 뒷부분에 바른다. 탈모 예방에는 하루에 한 번씩 한 달 정도 계속하면 효과가 나타날 것이다.

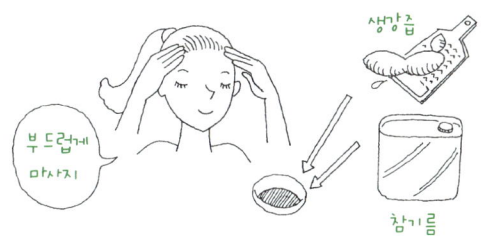

우울증에
갈분생강탕

혈액 순환이 잘 안 돼 우울증이 생긴 사람에게 효과가 있다.

● 재료
물 … 1컵
갈분 … 1작은술~1큰술
생강즙 … 1/2~1작은술

천일염 … 조금

● **만드는 법**
  냄비에 물과 갈분을 넣고 풀어준 뒤 불에 올려 잘 이긴다. 갈분이 투명해지면 생강 즙과 소금을 넣고 불을 끈 뒤 따뜻할 때 마신다.

기관지염이나 감기, 천식으로
목소리가 나오지 않을 때
생강주습포

생강과 알코올의 음성 성분이 부드럽게 목에 흡수된다. 목의 긴장을 풀고 바짝 마른 목을 축여 목소리가 나오게 한다.
단, 이 처방은 음성 타입이나 술에 약한 사람에게는 맞지 않다.

● **재료**
  생강 간 것 … 50g
  청주 … 1컵
  뜨거운 물(80℃) … 2ℓ

● **만드는 법 & 처방법**
  끓인 물을 세숫대야에 붓고 80℃로 식힌 다음 생강 간 것과 술을 순서대로 넣는다. 수건을 이 물에 적셔 꼭 짠 다음 목에 갖다댄다.

> 상비해두면 도움이 되는
> **생강분말**
>
> 시중에서 판매하는 생강분말을 구입하면 온습포나 족욕을 할 때 편리하게 사용할 수 있다.

토란

환부에 붙이면 칼륨 성분과 작은 입자가 응혈을 강력하게 빨아들여 부종이나 열을 없애준다
먹으면 장에 무리가 없는 부드러운 변비약이 된다

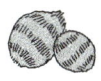
토란습포는 어떤 염증에도 효과가 있어 일본에서는 옛날부터 가정상비약으로 애용해왔다. 칼륨(음성) 함량이 아주 높은 만큼, 몸속에 쌓인 응집열이나 동물성 식품에 함유되어 있던 묵은 나트륨군(응혈의 원인)을 빨아들인다.
토란은 맛도 좋지만, 아주 미세한 전분질 입자가 위장 점막에 부드럽게 작용해 위장을 정상화시켜 배변을 돕는다. 단, 칼륨 함량이 높기 때문에 음성 체질인 사람은 많이 먹지 않는 것이 좋다.

부종, 염증, 통증
타박상, 염좌, 골절, 화상, 암에
토란파스

기본적으로는 생강습포(234쪽)로 혈액의 오염 성분을 빼내기 쉽게 사전 작업한 뒤에 토란파스를 붙인다.
파스를 붙이면 환부에 붉은색, 검은색, 보라색 등의 색이 나타나거나 두드러기, 원형의 기미 같은 것이 올라오는데, 이것은 토란의 미세한 입자가 모세혈관이나 세포 속까지 스며들어 내부의 독소가 배출되었다는 증거다. 파스는 색이 사라질 때까지 계속 붙인다.
만성질환이 있고 하루에 한 번씩 급성 증상이 나타나는 경우는 파스를 하루에 4번 붙이는 것이 효과적이다.
토란파스를 쓰면 뼈가 부러져도 붓지 않고 빨리 치유되며 후유증도 없다. 화상 부위에 붙이면 흉터가 남지 않고 통증도 가벼워진다. 알아두면 무척 요긴한 데다 상당히 효과적인 처방법이다.

화상의 경우는 토란으로만 파스를 만들도록 한다. 밀가루나 생강을 첨가하면 피부가 상하기 때문이다. 열이 높고 격렬한 통증을 동반하는 화상에는 두부파스(244쪽)가 적합하다.

● **재료**
(목이나 손, 발 등 어느 한 부분에 붙일 때의 분량으로, 넓은 범위에 붙일 때는 이 양의 3~4배로 할 것)
토란 … 큰 것 1개 이상
밀가루 … 토란의 2배 이상
생강 간 것 … 토란의 10%

※ 토란이 없는 경우는 감자로 대신할 수 있지만 효과는 반감한다. 열을 내리는 용도로만 쓰고 싶다면 감자파스(291쪽)로도 충분하다.

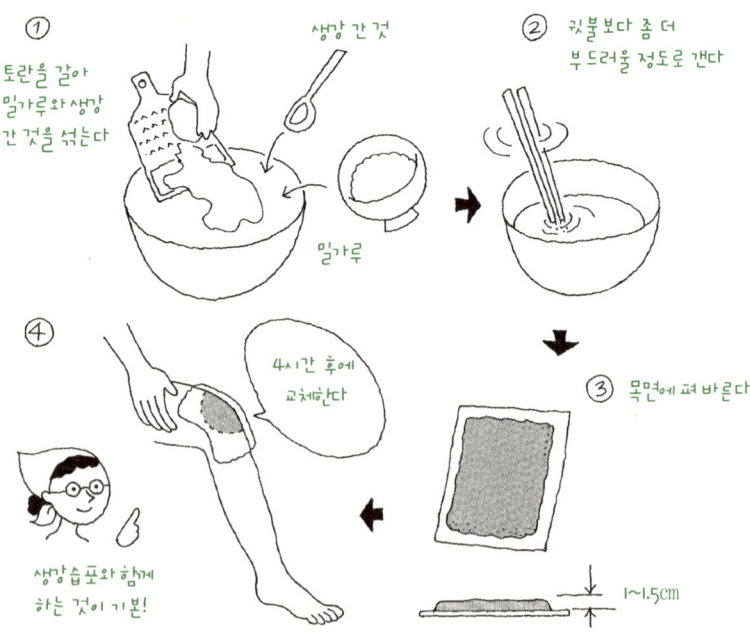

● 만드는 법 & 처방법

껍질을 벗긴 토란을 강판에 갈아 생강 간 것과 밀가루를 섞어 귓불보다 좀 더 부드러울 정도가 될 때까지 젓가락으로 갠다. 이것을 목면에 1~1.5㎝ 두께로 펴 발라 환부에 갖다댄 다음, 통기성이 좋은 천으로 떨어지지 않도록 감싸준다. 피부가 약한 사람은 재료에 소금을 조금 첨가하거나 환부에 미리 참기름을 발라두면 피부가 상하지 않는다.

파스의 유효 시간은 약 4시간이다. 더 오래 붙여두어야 하는 경우는 다시 생강습포를 한 다음 새로운 파스를 붙인다.

잎채소

비타민 C와 알칼리성 미네랄이 가벼운 열을 식혀준다
육류나 생선의 해독에도 좋다

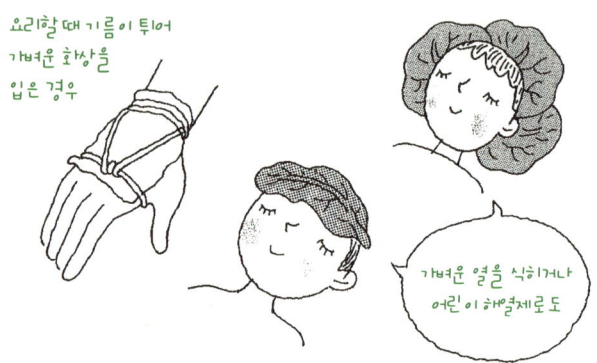

양배추나 양상추 같은 잎채소는 익히지 않고 그대로 사용하면 몸의 열을 식히는 작용을 한다. 열이 날 때는 잎채소를 그대로 이마에 대보자. 열이 식으면서 기분이 좋아질 것이다. 채소가 미지근해지면 교체한다.

미열, 타박상, 염좌에
잎채소파스

토란이 없을 때 토란 대신 잎채소와 감자의 수분을 이용해 만드는 파스다. 토란은 물론 잎채소와 감자에도 염증이나 발열을 진정시키고 독소를 빼내는 알칼리성의 힘이 있다.

● 재료
  잎채소 … 적당량
  감자 … 적당량(잎채소의 양이 많으면 감자는 넣지 않아도 된다)

밀가루 … 적당량

● **만드는 법 & 처방법**
잘게 잘라 으깬 잎채소에 감자와 밀가루를 섞은 다음 적당히 되직할 정도로 이겨준다. 한지에 2㎝ 두께로 펴 발라 이마 등 열이 나는 환부에 갖다댄다. 팔이나 무릎 같은 곳은 신축성이 있는 탄력붕대 같은 것을 이용한다. 파스가 마르면 교체한다.

동물성 식품을 과식했을 때
청즙

짙은 녹색을 띠는 잎채소를 갈아 으깨서 짜낸 즙을 하루에 100㎖ 정도 마신다. 육류나 생선의 과다 섭취로 혼탁해진 혈액을 정화해준다.
단, 잎채소는 음성의 힘이 강하므로 장기간 지속적으로 마시는 것은 좋지 않다. 곡물채식을 하는 사람에게는 오히려 해가 된다.
고혈압이 있는 사람이 코피가 날 때는 소금을 첨가해 마신다.

두부

풍부한 칼륨이 열을 식히는 힘을 강력하게 발휘한다
혈액 속의 지방분도 청소해준다

 두부에는 열을 식히는 칼륨과 수분이 많이 함유되어 있어 몸에 머물러 있는 불필요한 열을 중화시켜준다. 화상을 입었을 때도 즉시 두부를 잘라 대주면 흉터가 남지 않는다.
또한 두부에는 여분의 지방을 녹이는 알파리놀렌산도 들어 있어 생활습관병 예방에 도움이 된다. 단, 몸이 차가워지기 쉬우므로 과식은 금물이다.

해열, 염증, 화상, 열사병, 뇌출혈에
두부파스

39~40℃ 이상의 높은 열이 날 때 머리에 갖다대면 산화열을 배출할 수 있다. 몸의 표면에서 나는 열을 중화하는 처방법 가운데 가장 강력해 유행성감기의 고열이나 여기에 동반해서 나타나는 두통에 매우 효과적이다. 단, 어린아이에게는 너무 강하므로 잎채소파스로 대신한다.
화상을 입었거나 열이 그렇게 높지 않은 경우는 물기를 뺀 두부를 그대로 환부에 갖다댄다. 통증이 느껴지면 즉시 교체한다.

● **재료**
두부(찌개용이나 부침용) … 1모
밀가루 … 1컵
생강 간 것 … 두부의 10%
※ 무릎에 붙이는 경우는 두부 반모, 뒤통수에 대는 경우는 1~1.5모를 사용한다.

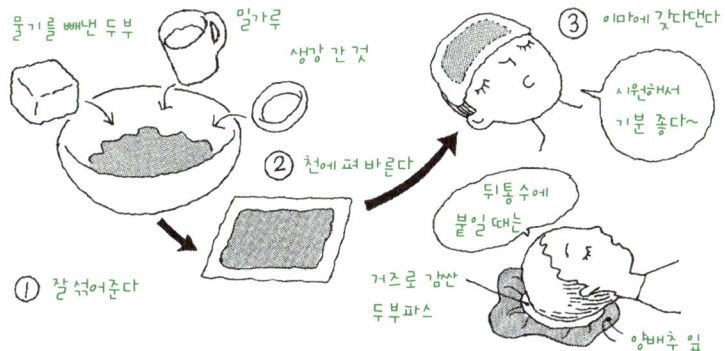

- **만드는 법 & 처방법**

  물기를 뺀 두부를 으깨 밀가루와 생강 간 것을 섞어 무명천에 펴 바른 다음 환부에 갖다댄다. 파스가 산화열을 흡수해 누렇게 변하면 교체할 때다. 보통 2시간 정도 가는데, 열이 내리면 즉시 중단한다.

피부가 달아올랐을 때
두부팩

두부팩은 미백 효과도 있는 천연소재 팩이다. 열대야가 계속될 때 자기 전에 해주면 산뜻한 기분으로 잠들 수 있다.

- **재료**

  두부 … 1/6모
  오이 … 1/9개
  레몬즙 … 조금
  밀가루 … 1.5큰술 이상

- **만드는 법 & 사용법**

  바닥이 깊은 그릇에 물기를 뺀 두부를 넣고 완전히 으깬 다음 오이 간 것과 레몬즙, 밀가루를 넣고 바르기 쉽게 잘 섞어준다. 얼굴 전체에 펴 바르고 20분 정도 지나면 미지근한 물로 깨끗이 씻어낸다.

엽차 · 결명자차

엽차는 중성으로 우리 몸에 부드럽게 작용하는 음료다
결명자차는 장을 깨끗하게 하는 작용을 한다

여기서 말하는 엽차는 보통 6~7월에 채취하는 크고 딱딱한 찻잎으로 만든 것으로, 흔히 물 대신 끓여 마시는 저렴한 녹차라고 생각하면 된다. 엽차는 산성 체질을 개선하고 혈액을 정화하는 데 안성맞춤인 음료다. 떫은맛을 내는 타닌 성분이 함유되어 있어 세포를 조여주고 바이러스의 증식을 억제하는 작용을 한다. 이러한 특성은 여러 가지 처방에 이용할 수 있으므로 가정에 꼭 상비해두기 바란다.

엽차의 떫고 자극적인 맛 때문에 마시기가 꺼려지는 경우는 호지차(딱딱한 찻잎을 센 불에 볶은 차)나 엽차를 직접 볶아 사용하면 된다. 양성도가 강한 사람은 율무차나 우롱차를 대신 마셔도 좋다.

변비에 효과가 있는 결명자차는 콩과인 결명차의 씨(결명자)를 건조시켜 볶은 것이다. 혈압을 낮추는 작용도 한다.

● **엽차 만드는 법**

엽차용 찻잎 2~3큰술과 물 1ℓ를 주전자에 넣고 끓인다. 끓으면 약한 불에 20분 정도 우려낸다. 망으로 찻잎을 걸러낸 다음 보온이 되는 용기에 넣고 목이 마를 때 마신다.

피로 회복, 위장 강화, 혈액 정화에
매실간장엽차 ①, ②

매실장아찌 부분(251쪽)을 참조한다.

위장 장애에
갈분을 넣은 매실간장엽차

매실장아찌 부분(253쪽)을 참조한다.

음성의 불면증에
깨소금엽차

깨소금 부분(279쪽)을 참조한다.

가벼운 피로, 오른쪽 어깨 결림에
간장엽차

간장에는 질 좋은 염분과 위장의 활동을 돕는 효소가 들어 있다. 가벼운 피로를 느낄 때, 입욕이나 운동 전후에 마시면 신진대사를 촉진해 활력을 되찾아준다.

● 만드는 법 & 마시는 법
찻잔에 간장 1작은술~1큰술을 넣고 뜨거운 엽차를 200㎖ 부어 마신다. 간장은 맛있다고 느낄 정도의 양이면 된다.

소금엽차

소금과 엽차를 이용하면 여러 가지 처방을 할 수 있다.

① 눈의 피로, 충혈에

텔레비전 시청, 독서 등으로 눈이 피로하거나 컴퓨터 작업을 오래했을 때 마시면 도움이 된다. 초봄의 강한 바람이나 꽃가루 알레르기로 눈이 충혈되었을 때도 유용하다.

● **만드는 법 & 처방법**

작은 냄비에 엽차 150~200㎖와 엽차 1% 분량의 천일염을 넣고 재빨리 끓여낸다. 여기에 거즈나 탈지면을 담가 긴 나무젓가락으로 가볍게 짜낸 다음 눈꺼풀 위에 올린다. 적당하게 식으면 눈을 뜨고 씻어낸다. 습포가 차가워지면 뜨거운 것으로 교체해 15분 정도 계속한다. 미지근한 소금엽차로 직접 눈을 씻어내는 것도 좋다.

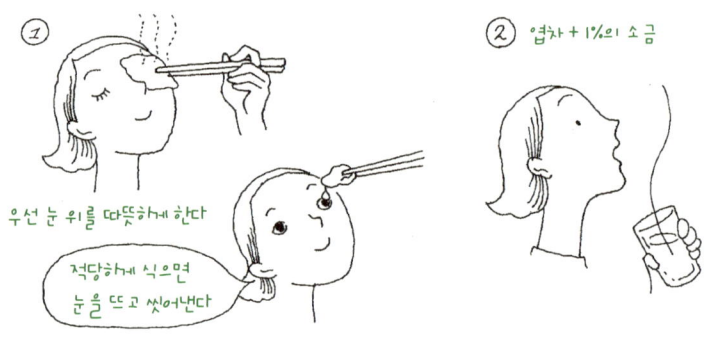

② 알레르기성 비염, 감기에 걸렸을 때 입안을 헹구는 데

비염이 있을 때 소금엽차로 콧속을 씻으면 짓무른 곳이 아물고 막힌 코가 뚫린다. 감기에 걸렸을 때 소금엽차로 입안을 헹구면 감기 바이러스를 퇴치하고 목의 통증을 완화하는 작용을 한다.

● **처방법**

엽차 150~200㎖에 1%의 소금을 넣고 재빨리 끓인 다음 뜨거운 기운이 사라지면 사용한다.

③ 위궤양, 십이지장궤양의 지혈에

소화기관의 질환으로 피를 토할 때 마신다. 소금에 들어 있는 조여주는 양성의 힘이 출혈을 억제해준다.

● **처방법**
응급처방이다. 차가운 엽차 50㎖에 4~5% 분량의 소금을 넣고 그대로 마신다.

④ 음성 체질의 건강 음료로
엽차에 1%의 소금을 넣고 팔팔 끓인 다음 마신다. 부드러운 맛이라 부담 없이 마실 수 있다.

※ 엽차를 사용한 여러 가지 처방법이지만, 체질적으로 엽차가 맞지 않는 사람이 있다. 이 경우는 율무차나 우롱차로 시험해본다. 이왕이면 유기농으로 재배한 상품을 선택하자.

양성의 변비 해소나 이뇨 작용에
결명자차

변비가 있을 때나 배에 가스가 차서 속이 더부룩할 때 마신다.
결명자 15~25g에 물 600㎖를 넣고 약 절반 분량이 될 때까지 끓인다. 이것이 하루 분량으로, 두세 차례 나눠 마시면 좋다. 결명자차는 이뇨 효과도 있다.

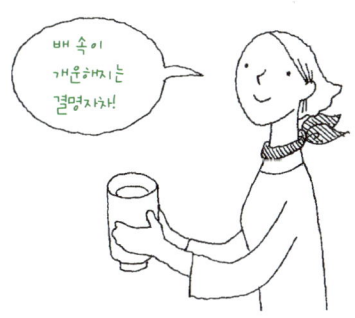

매실장아찌

해독 효과가 탁월하고 구연산과 염분,
각종 미네랄의 작용으로 몸과 마음이 상쾌해진다

 일본에는 '아침에 매실장아찌를 먹으면 하루를 무사히 보낼 수 있다'는 속담이 있다. 양성(염분)과 음성(신맛)이 함께 작용하는 매실장아찌는 기분을 산뜻하게 하고 몸을 긴장시켜 반사신경을 재빠르게 하는 등 신기한 효력을 많이 갖고 있다.

특히 구연산, 호박산, 사과산 같은 유기산은 신진대사를 활발하게 해 피로물질인 젖산을 연소시켜 몸속의 노폐물을 없애준다. 칼슘의 흡수를 돕고 혈액의 산화를 중화해 피로 회복에도 탁월한 효력을 발휘한다.

또한 산과 염분은 둘 다 위산의 작용을 돕기 때문에 식욕 부진을 개선하고 소화도 잘되게 한다. 매실의 산에는 강력한 살균력이 있어 동물성 단백질이나 그 외의 부패독을 중화시켜준다.

여름철에 생선을 매실장아찌와 함께 조리거나 무치고, 도시락이나 주먹밥에 매실장아찌를 넣는 것도 다 이런 이유에서다.

매실장아찌는 식중독을 예방할 뿐만 아니라 흰쌀을 주식으로 하는 경우 쉽게 분비되는 젖산을 없애주는 좋은 약이다. 매일 아침 하나씩만 먹으면 투명한 피부까지 덤으로 얻을 수 있다. 미용에도 더할 나위 없이 좋은 식품인 것이다.

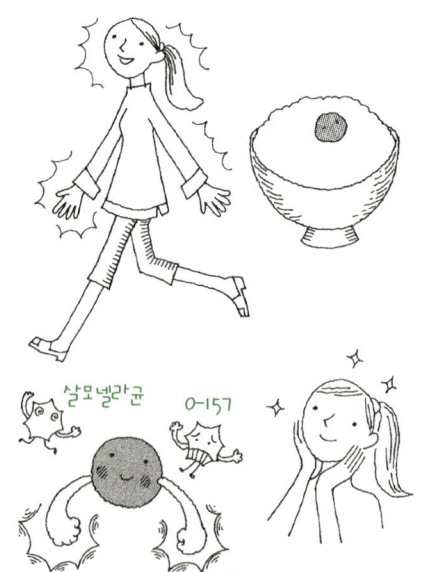

피로 회복, 위장 강화
복통, 혈액 정화, 냉증, 감기,
신경통, 빈혈, 저혈압, 설사, 빈뇨, 가슴 두근거림에
매실간장엽차 ①, ②

매실간장엽차는 전반적인 음성 증상에 탁월한 즉효성이 있다. 매실장아찌와 간장, 생강, 엽차의 유효 성분이 서로 상승 작용을 하기 때문이다.

우선 매실장아찌의 구연산과 생강의 성분은 대사를 촉진하며, 혈액을 정화해 통증도 해소한다. 간장과 매실장아찌의 염분은 혈액 속의 헤모글로빈을 활성화시켜 우리 몸 구석구석까지 산소를 운반하며, 간장의 살아 있는 효소는 위장의 상태를 회복시킨다. 또한 복통에는 배 속에서 위력을 떨치고 있는 부패균을 제거하는 것이 시급한데, 여기에 매실장아찌, 생강, 엽차가 갖고 있는 각각의 살균력이 효과를 발휘한다.

이처럼 여러 가지 약효를 갖고 있는 매실간장엽차는 매일 마시는 건강 음료로도 손색

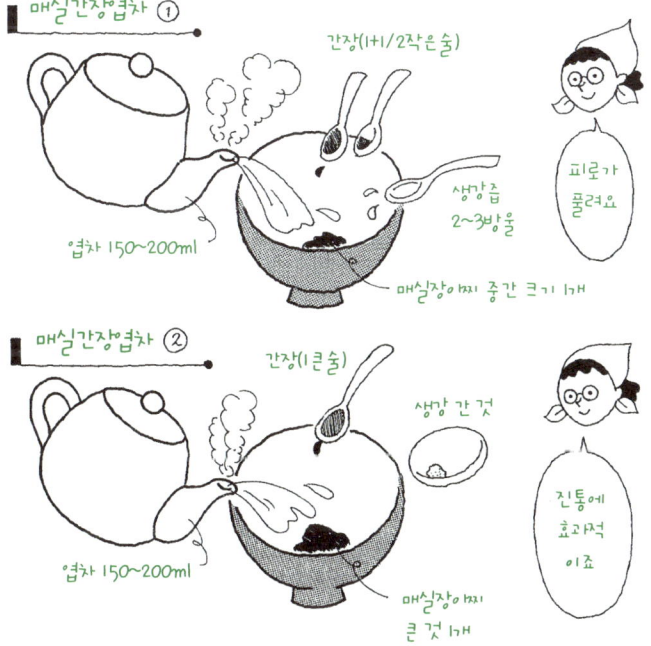

Chapter 6 언제 어디서나 활용할 수 있는 음식 처방 [실천편]… **251**

이 없다. 단, 내장 출혈이 있는 사람은 마시지 않는 것이 좋다.

※ 높은 열(양성 증상)과 잦은 맥박(음성 증상)이 동시에 있는 경우
자율신경의 기능에 이상이 있는 것이다. 이처럼 음양의 증상이 동시에 나타나는 경우에도 매실간장엽차가 효과 있다. 염분은 비대해진 심장을 수축시키고, 산은 혈행과 대사를 촉진해 열을 낮춘다.

● **재료(1회 분량)**
위장과 심장이 피로할 때
[매실간장엽차 ①]
    매실장아찌 … 중간 크기 1개
    간장 … 1+1/2작은술
    생강즙 … 2~3방울
    엽차 … 150~200㎖

극심한 위통, 설사, 숙취, 빈혈 등에
[매실간장엽차 ②]
    매실장아찌 … 큰 것 1개
    간장 … 1큰술
    생강 간 것 … 매실장아찌의 10%
    엽차 … 150~200㎖

● **만드는 법 & 마시는 법(①, ② 모두 동일)**
매실장아찌를 찻잔에 담고 젓가락으로 잘 으깬 다음 1회 분량의 생강즙(또는 생강 간 것)과 간장을 넣고 펄펄 끓는 엽차를 붓는다. 뜨거울 때 마신다.

위장 장애, 설사가 멎지 않을 때
갈분을 넣은 매실간장엽차

설사는 장벽으로 수분이 흡수되지 않을 때 일어난다. 칡의 점성이 갖고 있는 보습 작용을 이용해 필요한 수분을 장벽에 공급함으로써 매실간장엽차의 효과를 발휘하게 하는 음료다.

갈분은 칡뿌리에서 채취한 녹말로, 칡뿌리를 짓찧어 물에 담근 뒤 가라앉은 앙금을 말린 가루다.

● 재료(1회 분량)
  매실간장엽차 ① 또는 ②
  (갈분 … 1~2큰술
  (물 … 1~2큰술

● 만드는 법 & 마시는 법
  매실간장엽차 ① 또는 ②를 작은 냄비에 붓고 불에 올린다. 물에 녹인 갈분을 넣고 젓가락으로 휘저으면서 갈분을 잘 익힌다. 색이 투명해지고 걸쭉해지면 따뜻할 때 마신다.

증상의 음양이 확실하지 않을 때
무를 갈아 넣은 매실간장엽차

증상의 음양이 뚜렷하지 않아 제1무탕과 매실간장엽차 중 어느 쪽을 마셔야 할지 알 수 없을 때 이용한다. 담석으로 인한 격렬한 통증에도 효과가 있다.

● 만드는 법 & 마시는 법
  찻잔에 매실간장엽차 ①의 재료와 무 간 것을 1큰술 넣고 뜨거운 엽차를 부어 마신다.

가정상비약으로 좋은
매실간장

매실에 간장을 넣어 발효시킨 것으로 요즘에는 시판도 되고 있다. 여기에 차를 부으면 매실간장엽차 대용이 된다. 여행용 조미료로도 사용할 수 있다.

매실육 농축액

덜 익은 푸른 매실을 갈아 짜낸 즙을 오랜 시간 졸인 것이다. 산이 아주 강해 웬만한 균은 다 없애줄 만큼 강력한 힘을 발휘한다. 신진대사를 촉진해 복통, 설사, 구토 등의 증상을 완화하고, 식중독 예방이나 증상에도 효과가 있다.
또한 육류나 생선을 과식해 위가 부담스러울 때도 좋다. 배탈이 났을 때나 여행 상비약으로도 좋다.

● **먹는 법**
　귀이개 1술 정도의 분량을 천천히 핥아먹는다.

출혈이나 발열을 동반하는
심한 설사 증상에
매실장아찌 가루

O157 등으로 인한 식중독이나 이질의 설사 증상에 효과가 있다. 매실장아찌의 강산(살균력)과 열을 가해 양성도가 극대화된 염분을 이용해 극음성인 설사 증상을 완화한다. 성질이 아주 강하므로 소화기관이 상하지 않도록 갈분조림 등으로 싸서 먹는다. 그리고 탈수 증상을 예방하기 위해 사전에 매실간장엽차나 소금엽차를 반드시 마셔둔다.
매실장아찌 가루란 매실장아찌를 질냄비나 알루미늄포일 등에 밀봉·가열해서 탄화시킨 다음 가루로 만든 것이다.

- **매실장아찌 가루 만드는 법**
  매실장아찌를 10개 정도 알루미늄포일에 싸서 석쇠에 올려놓고 1시간 정도 굽는다. 연기가 나오면 탄화했다는 신호이므로 불을 끈다. 매실을 꺼내 절구나 약사발에 으깬 다음 씨를 빼내고 빻아 가루로 만든다.

- **먹는 법**
  갈분 2큰술을 물 2큰술에 녹여 냄비에 넣고 물 50㎖를 붓는다. 냄비를 불에 올려 젓가락으로 잘 저어주면서 끓인다. 갈분이 투명해지면서 걸쭉해지면 갈분조림이 완성된 것이다.
  여기에 매실장아찌 가루를 1작은술 정도 올려 감싸듯이 해서 먹는다. 숟가락을 사용하면 더욱 편리하다.

편두통이나 갱년기 불안 증상에
관자놀이에 매실장아찌 붙이기

관자놀이가 욱신욱신 쑤시면 몸이 음성으로 치우쳐 염분이 부족하다는 증거다. 이럴 때는 민간요법에 따라 매실장아찌를 관자놀이에 붙여보자. 매실장아찌의 염분(양성)이 음성 증상을 없애고 구연산의 대사력이 환부의 산화열과 통증을 제거해준다.
자율신경이 제대로 조절되지 않아 두통이 생기거나 기분이 불안정할 때도 붙여주면 개운해진다.

- **방법**
  씨를 빼낸 매실장아찌를 관자놀이에 붙인다. 떨어지지 않도록 한지 같은 것을 대고 테이프로 고정시킨다.

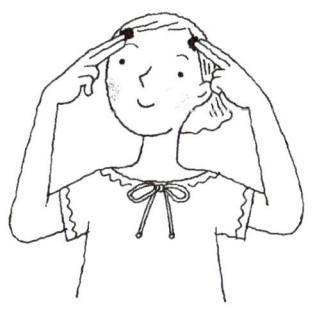

있으면 편리! 다양하게 사용할 수 있는 **매실식초**

주먹밥을 만들 때나 샐러드드레싱에 사용하면 풍미가 더해진다. 생선의 나쁜 성분을 해독하고 동물성 지방의 대사를 촉진하는 작용도 한다. 직접 만들어도 되지만 요즘에는 질 좋은 제품도 많이 시판되고 있으므로 구입해서 사용하면 편리할 것이다.

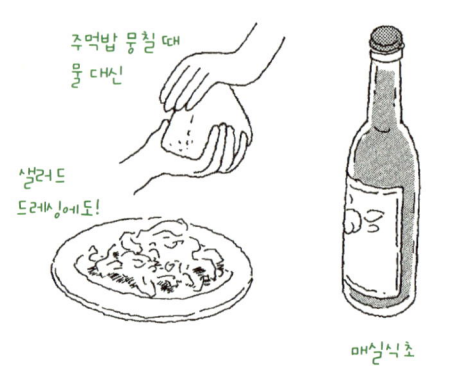

칡

보온, 보습 작용을 하므로 배탈 난 데 효과가 있고, 해열, 경련을 진정시키는 작용도 한다

칡은 콩과의 다년생 식물이다. 칡의 뿌리에서 전분질을 채취해 건조시킨 가루가 갈분으로, 갈분은 몸을 따뜻하게 하는 작용으로 잘 알려져 있다. 또한 장벽에 부드럽게 흡착해 몸에 적당한 수분과 질 좋은 에너지를 재빨리 공급해준다.

미열을 없애는 데도 효과가 있으므로 열이 심하지 않을 때는 제2무탕보다 순하게 작용하는 칡을 이용하자. 이외에도 칡은 경련을 진정시키고 혈압을 낮추며, 두통을 해소하고 숙취를 예방하는 등 여러 가지 약효가 있다. 여성호르몬과 같은 작용을 하는 성분이 있다는 사실도 밝혀졌으므로, 갱년기 장애로 힘들어하는 여성은 칡을 이용한 요리가 도움이 될 것이다.

단, 갈분이라는 표시가 있어도 내용물이 감자전분인 제품도 있으므로 잘 살펴보고 선택하도록 한다. 감자는 칡과 반대로 몸을 차게 하는 효과가 있다.

몸에 순한 해열제 · 소염제로
갈분암죽

갈분이 몸을 따뜻하게 해 발한 · 해열을 부드럽게 촉진한다. 감기 기운이 있을 때는 다른 처치를 하기 전 중성 성분을 갖고 있는 갈분암죽을 먹은 뒤 상태를 살펴보자.

- **재료(1회 분량)**
  갈분 … 1큰술
  물 … 1컵
  천일염 … 1/10작은술

- **만드는 법 & 먹는 법**

갈분과 물을 냄비에 넣고 잘 풀어준 다음 소금으로 간을 하고 센 불에 올려 젓가락으로 잘 섞어준다. 칡이 끈적끈적해지고 투명해지면 완성이다. 뜨거울 때 먹는다.

설사, 장 청소에
갈분조림

갈분은 중성에서 약한 양성의 힘을 갖고 있는데, 갈분조림은 갈분암죽보다 양성도를 강하게 작용시키는 처방법이다.
칡의 전분질이 갖고 있는 곱고 매끄러운 찰기가 장벽을 부드럽게 덮어 장 트러블을 막아주고, 몸에 필요한 수분과 영양분을 공급해 설사를 멎게 한다.

- **재료(1회 분량)**
  갈분 … 3큰술 이상
  물 … 1컵
  천일염 … 조금

- **만드는 법 & 먹는 법**
  갈분과 물을 냄비에 넣고 잘 풀어준 다음 소금으로 간을 하고 센 불에 올려 젓가락으로 잘 휘저어준다. 칡이 부글부글 끓어올라 걸쭉하고 투명해지면 따뜻할 때 먹는다.

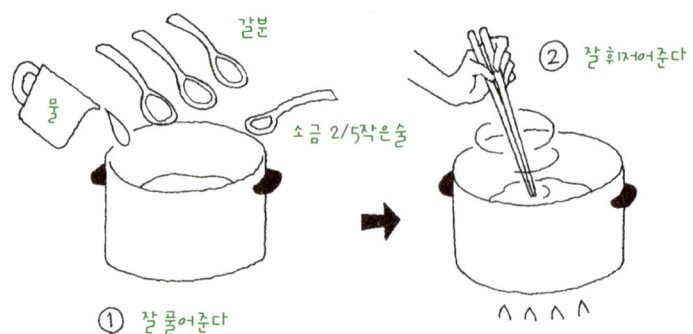

감기로 인한 열로 배탈이 났을 때,
아이들의 장을 깨끗하게 할 때
사과갈분조림

칡이 갖고 있는 정장 작용에 사과의 대사 촉진력이 더해진 처방법이다. 맛이 새콤달콤해 아이들이 특히 좋아한다.

● 재료(1회 분량)
사과 … 1개
물 … 3큰술
(갈분 … 1+1/2큰술
  물 … 갈분의 2배 분량

● 만드는 법
산에 강한 냄비를 준비해 1~2cm 크기로 은행잎 썰기를 한 사과와 물 3큰술을 넣고 불에 올린 다음 뚜껑을 덮고 익힌다. 사과 빛깔이 투명해지기 시작하면 2배의 물에 녹인 갈분을 넣고 나무주걱으로 뒤집으며 얼마 동안 조려주면 완성이다.

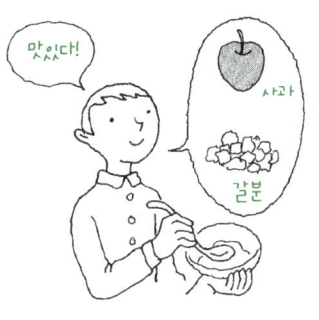

감기 예방에
갈분을 넣은 매실간장엽차

위장의 작용을 돕고 몸을 따뜻하게 해준다. 매실상아찌 부분(253쪽)을 참조한다.

연근

지혈, 기침에 탁월한 효과가 있는 연근은
세포에 탄력을 주고 위장의 기능도 돕는다

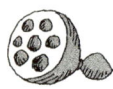

연근은 연꽃의 땅속줄기다. 땅속에서 뻗어나가며 자라므로 뿌리채소 중에서는 음성에 가깝지만, 전체적으로는 양성과 음성의 작용을 모두 갖고 있다.

연근의 주성분은 전분질이며, 식이섬유와 비타민 C도 많이 함유하고 있어 장 기능을 돕고 갈증을 해소하며 조혈 작용도 탁월하다. 또한 타닌(양성)이 기침, 설사, 출혈, 부스럼, 위궤양 같은 음성 증상을 개선하고 혈압도 조절해준다. 가벼운 열을 낮추거나 위를 튼튼하게 하는 데도 도움이 된다.

천식으로 인한 기침에 연근을 사용할 때는 단것이나 과일을 일절 먹지 않는 것이 포인트다.

기침, 가래, 목의 통증, 기관지염, 천식에
연근탕

연근에는 구멍이 많이 뚫려 있는데 이것이 마디 부분에 오면 완전히 오그라들어 있다. 이처럼 연근의 '구멍을 조이는 힘'이 신기하게도 인간의 몸에 나 있는 구멍, 즉 기관지나 목, 코 등의 염증에 효력을 발휘한다.

● 재료(1회 분량)
  연근즙 … 3큰술
  (특히 마디 부분이 좋다)
  생강즙 … 2~3방울
  천일염 … 조금
  물 … 6~9큰술

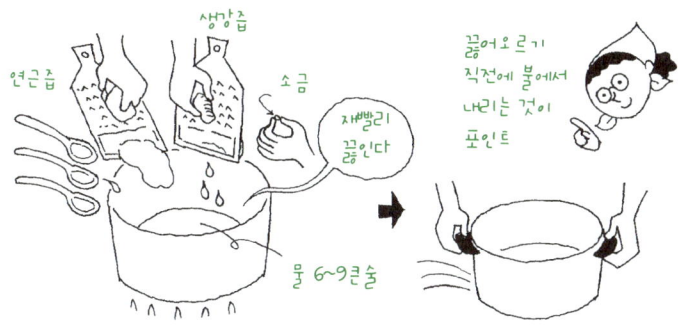

- **만드는 법 & 마시는 법**

  냄비에 물을 붓고 불에 올린 다음 껍질째 갈아서 짠 연근즙과 소금, 생강즙을 넣고 재빨리 끓인다. 끓어오르기 직전에 불에서 내려 따뜻할 때 마신다. 하루에 2~3회가 적당하다.

고열을 동반하는
격렬한 호흡기 계통의 증상에
생강연근즙

생강과 연근이 갖고 있는 힘의 상승 작용으로 격렬한 발작이 진정된다.

- **재료(1회 분량)**

  연근즙 … 3큰술
  (특히 마디 부분이 좋다)
  생강즙 … 1작은술
  천일염 … 미량

- **만드는 법 & 마시는 법**

  껍질을 벗기지 않은 연근과 생강은 각각 갈아 즙을 낸다. 이것을 찻잔에 넣고 소금을 젓가락 끝에 살짝 찍어 간을 한 다음 마신다. 하루에 2~3회가 적당하다.

※ 코피를 멎게 하려면 소금을 넣은 연근즙을 탈지면에 적셔 콧구멍 속에 밀어 넣거나 그 즙을 10㎖ 정도 마신다.

이완된 폐나 기관지를 부드럽게 조여주고,
몸의 통증이나 기침을 개선
톳연근

톳과 연근은 둘 다 조이는 작용을 하므로 그 힘은 2배가 된다. 호흡기 계통에 긴장을 주면 몸 전체가 그 영향을 받으므로 음성 체질을 개선하는 데 아주 효과적이다. 위장병, 빈혈 예방에도 도움이 된다.

● **재료**
  톳 … 50g
  연근 … 150g
  참기름 … 1큰술
  간장 … 3~4큰술

● **만드는 법**
  톳은 씻어서 3cm 길이로 썰고 연근은 얇게 은행잎 썰기를 한다. 달군 냄비에 참기름을 두르고 톳, 연근을 순서대로 볶은 다음, 재료가 잠길 정도로 물을 붓고 중간 불에 익힌다. 톳이 알맞게 익으면 간장으로 간을 해 국물이 없어질 때까지 조린다.

호흡기 계통 장애 개선에
연근우엉볶음

조리 시간도 아주 짧고 아삭거리는 식감이 일품인 맛있는 처방전이자 반찬이다.

● 재료 & 만드는 법

얇게 은행잎 썰기를 한 연근 200g을 참기름에 충분히 볶는다. 물을 조금 붓고 볶다가 연근이 투명한 빛을 내면 간장 1~2큰술을 둘러 골고루 섞어준다.

가정상비약으로 좋은
연근 가루

연근을 건조시켜 가루로 만든 연근 가루는 수분이라는 음성을 제거한 만큼 양성도가 강해져 가래가 끼는 음성 기침에 잘 듣는다. 여러 종류가 시판되고 있으므로 이것을 이용하면 편리할 것이다.

먹을 때는 연근 가루 1작은술을 오블라투에 싸서 삼키거나 된장국 등에 넣어 마셔도 좋다. 하루에 2번 복용할 것.

우엉·당근

뿌리채소는 우리 몸의 기초를 튼튼히 해준다
우엉과 당근은 특히 조혈 작용과 해독 작용이 뛰어나다

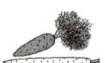 우엉은 알칼리성이 강하고 항산화물질을 많이 함유하고 있어 동물성 식품의 산화나 독을 중화하는 효과가 뛰어나다. 또한 풍부한 섬유질이 장 속의 노폐물을 배출하고 변비를 해소해 혈액을 정화하며, 열을 낮추고 정력을 증진하는 작용도 한다.

당근은 카로틴이 풍부해 빈혈을 예방하고 조혈 작용을 돕는다. 이 카로틴은 기름과 함께 조리하면 흡수율이 월등히 높아진다. 또한 당근은 비타민 C도 풍부해 피부에 윤기를 더해준다.

당근의 푸른 잎을 구할 수 있다면 튀겨서 먹어보자. 비타민, 미네랄이 풍부해 눈의 피로를 풀어주는 맛있는 반찬으로 변신한다.

체질 개선, 빈혈 예방에
볶음된장

된장 부분(269쪽)을 참조한다.

산성 체질, 위궤양, 염증,
아토피의 붉은 발진에
우엉조림

우엉은 탈 정도까지 볶아주면 강한 음성(쓴맛)이 사라지고 단맛이 나와 구수해진다.

● 재료

　우엉 … 200g
　간장 … 2큰술
　참기름 … 1+1/2큰술
　생강즙 … 조금
　물 … 2큰술

● 만드는 법

　얇게 썬 우엉을 참기름에 충분히 볶고 물 2큰술을 두른 다음 뚜껑을 닫고 아주 약한 불에 푹 익힌다. 중간 중간 뚜껑에 맺힌 물방울을 냄비 속으로 넣어주면서 우엉을 몇 번 뒤섞어준다. 물기가 거의 사라지면 간장을 두르고 마지막에 생강즙을 뿌린다.

모든 체질을 강화하는 데
(염증이 있는 경우는 제외)
우엉연근당근조림

우엉, 연근, 당근의 맛이 잘 어우러진 영양 만점 요리다. 시간을 충분히 들여 볶아주면 단맛과 감칠맛이 배가된다. 우엉, 연근, 당근 순으로 음성도가 강한 것부터 볶으면 음양의 이치에 맞는 맛과 힘을 갖춘 요리가 만들어진다.

● 재료

　우엉 … 100g
　연근 … 60g
　당근 … 40g
　생강즙 … 5g
　참기름 … 1큰술
　간장 … 3+1/2큰술

● 만드는 법

　① 뿌리채소는 껍질째 사용하는 것이 좋다. 우엉과 당근은 얇게 채를 썰고, 연근은

얇게 은행잎 썰기를 한다.
② 달군 냄비에 참기름을 두르고 우엉을 충분히 볶은 다음 연근, 당근 순으로 볶는다. 냄비의 80% 정도까지 물을 붓고 뚜껑을 닫는다. 센 불에서 끓어오르면 불을 약하게 줄인다.
③ 국물이 3분의 1로 줄어들면 간장 3큰술을 두르고 조린다.
④ 국물이 거의 다 졸면 남은 간장을 넣고 재료를 뒤섞은 후 생강즙을 뿌리고 불을 끈다.

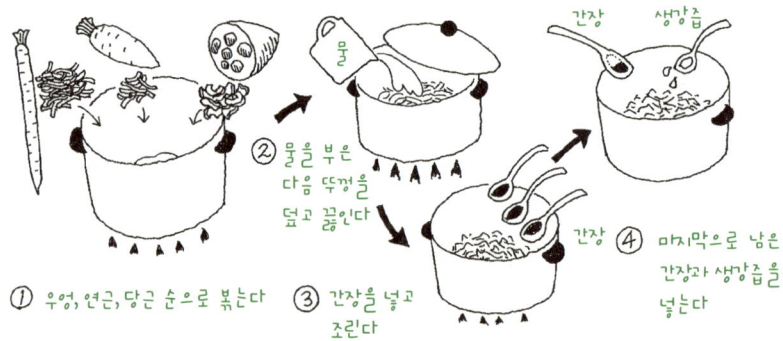

된장

질 좋은 혈액을 만드는 성분으로 가득 차 있는 된장은
장 속의 좋은 균을 늘려 장을 깨끗하게 하고,
몸을 따뜻하게 하는 데 특효약이다.

된장은 발효라는 음성의 힘과 소금과 시간이라는 양성의 힘을 고루 갖춘 훌륭한 식품이다.
된장에 함유된 사포닌과 레시틴은 몸속의 불필요한 콜레스테롤이나 지방을 분해하거나 흡수·배출시킨다. 또한 된장은 몸을 따뜻하게 하고 내장의 기능을 강화해 건강한 혈액을 만들어내는 힘이 뛰어나다. 방사선에 노출되었을 경우 된장이 좋다고 하는 것은 혈액의 붕괴 속도보다 혈액을 만들어내는 조혈 속도가 빠르기 때문일 것이다.
그 밖에도 된장은 육류나 생선, 채소 등 천연재료에 함유되어 있는 독을 제거하는 효과가 있으며, 알코올이나 담배의 니코틴을 분해하는 성분도 갖고 있다. 최근에는 암을 억제하거나 방사능을 배출시키는 성분이 있다는 사실도 밝혀졌다.

동물성 식품의 해독, 감기에
파된장

배를 차게 해서 감기에 걸렸거나 동물성 식품의 과다 섭취로 혈액이 혼탁해져 있는 사람은 파된장을 매일 조금씩 먹으면 도움이 된다.

● **재료**
　파(흰 부분, 푸른 부분 반반씩) … 400g
　된장(보리된장, 콩된장 반반씩) … 50g
　물 … 50㎖
　참기름 … 1큰술
　흰깨(깨를 볶아 칼로 잘게 다진 것) … 2큰술

● 만드는 법

달군 냄비에 참기름을 두르고 파는 송송 썰어 푸른 부분, 흰 부분 순서로 볶는다. 색깔이 완전히 변하면 물에 넣은 된장(된장은 물에 풀지 말고 열십자로 가르기만 한다)을 위에 올린다.

약한 불로 조절해 국물이 없어질 때까지 조린 다음 전체적으로 뒤섞어주고 깨를 골고루 뿌려준다.

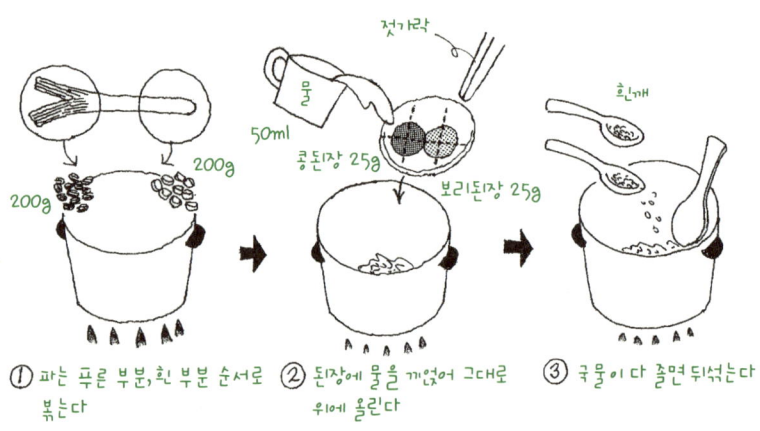

감기 초기 증상, 가벼운 여름감기,
콧물에
파된장탕

파 부분(298쪽)을 참조한다.

빈혈, 조혈 등 체질 강화에
볶음된장

잘게 썬 당근, 우엉, 연근을 된장과 생강즙, 참기름에 버무려 오랜 시간 뭉근한 불에 볶은 것이다. 재료의 양은 자신의 입맛에 맞게 조절하면 된다. 포인트는 뿌리채소를 쌀알의 10분의 1 정도 크기 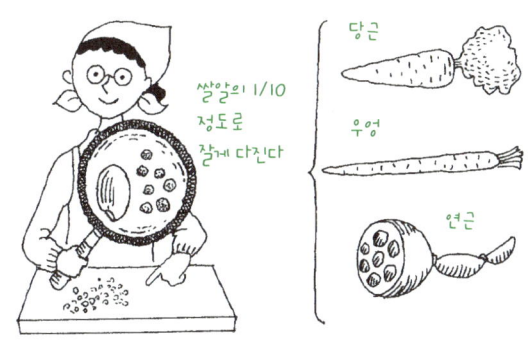 로 잘게 다지는 것이다. 맛도 좋을 뿐 아니라 각각의 재료가 갖고 있는 음양의 에너지가 시간이라는 양성의 힘을 받아 몸에 더욱 좋게 작용한다.

된장과 뿌리채소가 합쳐지면 완벽한 영양식이 된다. 매일 1작은술 정도를 밥 위에 얹어 먹으면 좋다.

검은콩과 팥

검은콩은 항산화력이 강하고,
팥은 신장의 기능과 체액의 균형을 돕는다

 검은콩

콩 가운데서도 가장 약효가 뛰어난 것이 검은콩이다. 고혈압을 예방하고 기침을 멎게 하며, 피로 회복에 효과가 있는 비타민 B_1도 풍부하게 함유되어 있다.
노란 콩보다 음성이 강한 만큼 항산화력도 크므로 혈액을 정화하고 해독·이뇨 효과도 있다. 따라서 간이나 신장의 강화에도 도움이 된다.

감기로 목이 아플 때, 목이 쉬었을 때
검은콩물

목이 쉬는 것은 점막이 바싹 말라 있는 극단적인 양성 증상이다. 검은콩은 음성의 힘을 갖고 있으므로 산화열을 제거하고 습기를 보충해 이러한 증상을 완화시킨다. 검은콩물은 성악가들도 애용하는 처방 가운데 하나다.
이 물로 머리를 감으면 보습 효과 덕분에 머리카락에 윤기가 돈다. 또한 산모가 출산 3~4일 후에 이 물을 마시면 자궁에 남아 있는 불필요한 물질이 빨리 배출되므로 응혈이 제거된다.

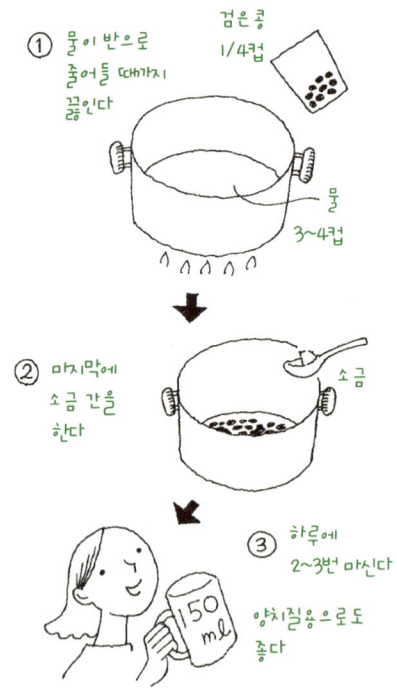

● 만드는 법 & 사용법

냄비에 검은콩 4분의 1컵과 물 3~4컵을 넣고 불에 올린다. 물이 절반 정도로 줄어들 때까지 끓인다. 소금으로 간을 한 다음 콩물을 따라 마신다. 하루에 2~3번, 한 번에 150㎖가 적당하다. 따뜻한 검은콩물은 양치질할 때 사용해도 좋다.

방광염에 특효약, 모든 여성 질환 증상에도
검은콩다시마

검은콩다시마는 수축된 방광을 이완시키는 작용을 한다. 또한 검은콩은 항산화력이 강하고 다시마는 혈액을 정화하는 작용을 하므로 두 가지를 같이 섭취하면 암 예방에 도움이 된다. 꾸준히 먹으면 여성 질환이나 현대병에 잘 걸리지 않는 체질이 된다.

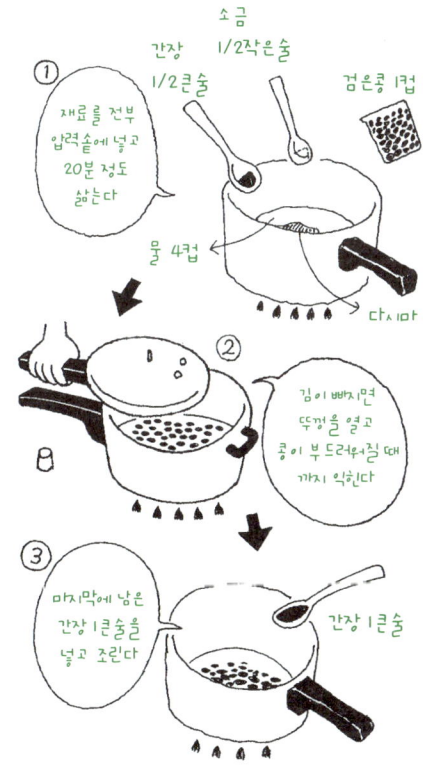

● 재료
  검은콩 … 1컵
  다시마 … 20cm
  간장 … 1/2+1큰술
  천일염 … 1/2작은술
  물 … 4컵

● 만드는 법
  압력솥에 깨끗이 씻은 팥과 물, 소금, 간장 1/2큰술, 2×3cm 크기로 자른 다시마를 넣고 뚜껑을 닫은 뒤 센 불에 올린다. 물이 끓으면 2분 뒤에 약한 불로 줄여 15분간 삶은 다음 불을 끄고 그대로 놔둔다. 김이 빠지면 뚜껑을 열고 콩이 충분히 부드러워질 때까지 약한 불에서 익힌 다음 남은 간장 1큰술을 넣고 조린다.

팥

신장의 기능을 개선하는 효능이 있는 팥은 모양도 신장과 아주 비슷하다.
팥의 첫 번째 효능은 이뇨다. 이것은 세정 작용이 뛰어난 사포닌이 팥에 함유되어 있기 때문이다. 따라서 신장의 염증을 억제하고 부종을 없애 신장의 기능 장애로 인한 증상을 개선한다. 또한 팥은 체내조직을 수축시켜 느슨해진 장을 조여주는 역할도 한다.
팥이 갖고 있는 이뇨(음성) 작용과 조직에 탄력을 주는 양성의 힘을 잘 활용해보자.

양성 타입의 이뇨에
팥물

신장이 좋지 않고 부종이 있는 사람에게 맞는 처방이다. 팥은 이뇨 작용을 하므로 물렁살 타입(음성 체질)에도 효과가 있다. 부종이라고 할 정도는 아니지만 신장이 조금 약하다고 생각되는 사람은 설탕을 넣지 않은 팥죽도 괜찮다.

● **만드는 법 & 마시는 법**
냄비에 팥 4분의 1컵과 물 3~4컵을 넣고 불에 올린 다음 물이 절반으로 줄어들 때까지 끓인다. 입맛에 맞게 소금으로 간을 한 다음 팥물을 따라 마신다.

음성의 신장병, 이뇨,
만성 방광염에
팥커피

아침에 눈이 붓는 경우 부기를 빼주고 이뇨에도 도움이 된다. 팥커피는 팥을 볶아 빻은 가루를 이용하는 것으로, 팥을 볶으면 음성의 힘이 제거되므로 몸을 따뜻하게 하면서 이뇨 효과도 볼 수 있다. 팥물로는 효과를 보지 못한 약한 음성 체질에 맞다.
방광염이 있는 사람은 소금이 들어가면 통증을 느끼므로 극히 적은 양만 사용한다.

- **재료(1회 분량)**
  팥가루 … 1작은술
  물 … 2컵
  천일염 … 미량

- **만드는 법 & 마시는 법**
  냄비에 팥가루 1작은술과 물 2컵을 넣고 불에 올려 물이 반으로 줄어들 때까지 끓인 다음 소금 간을 한다. 이것을 하루에 여러 차례, 마실 수 있을 만큼 마신다.

※ 팥가루는 시중에서 판매하는 것을 사용하면 된다.

신장 강화, 당뇨병, 부종에
팥호박

호박 부분(295쪽)을 참조한다.

음성 체질로 부종이 있는 경우에
팥다시마

팥에 함유된 사포닌과 식이섬유가 장을 자극해 배뇨와 변통을 촉진한다. 여기에 다시마가 더해지면 양성도가 높아지므로 음성 체질에 적합하다.
단, 아침에 손이 붓는 경우처럼 심장에 원인이 있는 부종이나 변비(심장이 나쁘면 대변을 밀어내는 힘이 없다)가 있는 사람은 다시마는 먹지 말고 팥만 먹는다.

● 재료
팥 … 1컵
다시마(자르지 말 것) … 팥의 10%
물 … 3~4컵
천일염 … 1작은술

● 만드는 법 & 먹는 법
냄비에 팥과 다시마, 물을 넣고 불에 올린다. 끓어오르면 약한 불로 줄여 보글보글 삶는다. 팥이 다 익으면 소금으로 간을 한다. 국물이 다 졸면 완성이다. 하루에 2번 찻잔의 절반만 채워 먹는다.

신경 안정이나 냉증 개선, 불안으로 인한 불면에
깨소금팥커피

팥은 공포라는 감정과 관련된 장기인 신장에 영향을 미치므로, 팥으로 신장의 기능을 좋게 하면 불안한 기분도 해소된다. 여기에 깨소금의 칼슘이 신경 안정을 돕는 상승효과를 가져온다.

● 재료
팥가루 … 1~3큰술

물 … 2컵
천일염 … 조금
깨소금 … 1작은술~1큰술

● **만드는 법**
팥커피와 같은 방법으로 만든 다음 어느 정도 식으면 깨소금을 뿌려 따뜻할 때 마신다. 자기 전에 마시는 것이 좋다.

참깨 · 참기름

참깨가 가진 양성의 힘은 피로 회복, 자양강장에 탁월하다
강력한 항산화물질이 혈액을 깨끗하게 해
우리 몸을 젊게 만들어준다

깨는 질 좋은 지방과 단백질, 칼슘 등 풍부한 영양분이 들어 있는 식품이다. 지방분은 호르몬 분비를 촉진해 우리 몸을 활기차게 하고 칼슘은 골다공증에 효과가 있다.
또한 깨에는 철이나 비타민 E, B군도 다량 함유되어 있어 탈모나 흰머리를 예방하고 피부를 윤기 있게 하며, 뇌세포를 활성화하고 혈관을 깨끗하게 해 노화도 방지한다.
신장을 강화하는 데는 검은깨, 피부에는 지방분이 많은 흰깨가 좋다. 또한 참기름은 참깨의 유효 성분은 물론 함께 섭취한 식품의 영양분이나 비타민, 미네랄을 세포 깊숙이 침투시키는 작용도 한다. 염분 같은 경우는 기름과 함께 섭취하지 않으면 흡수가 안 될 때도 있는데, 이런 역할을 참기름이 해주는 것이다.

혈액 순환 장애, 두통, 신경통, 미용 마사지오일로
생강기름

생강 부분(237쪽)을 참조한다.

중이염에
참기름 도포제

참깨에 함유된 항산화물질의 소염 작용을 이용한 처방법이다. 중이염에는 이것을 면봉에 적셔 외이도에 발라준다.

● 만드는 법
압착한 순정참기름을 연기가 나지 않을 정도로 가열해 한지나 여과지에 거른 다음 병에 보관한다.

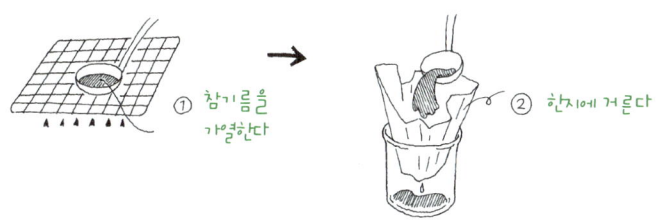

변비 해소, 장 속의 독소를 제거하고 싶을 때
참기름 하제

참기름의 항산화력과 알칼리 성분, 설사를 유발하는 하제 작용을 이용한 처방법이다. 참기름을 1~2큰술 마시면 일단 장 속의 노폐물이 중화되므로 몸에 부담을 주지 않고 독소를 배출할 수 있다.

음양의 균형을 강화
깨소금

깨소금은 참깨를 미세한 소금(양성) 입자로 감싸서 기름의 산화를 방지해 음양의 균형을 맞춘 것이다.
유분에 녹은 참깨의 칼슘과 소금의 나트륨이 조직에 침투해 세포를 수축하거나 심장의 수축력을 강화한다. 혈액의 농도도 진하게 하므로 출혈이 멈추고 통증도 완화되며 신경도 안정된다. 현미밥의 지방분이나 전분질의 소화도 도와주므로 밥에 뿌려 먹으면 좋다.
깨소금은 그때그때 직접 갈아서 만들어 먹는 것이 가장 좋지만, 시중에 판매되는 질 좋은 제품을 이용하는 것도 괜찮다.

- **재료(중성 타입의 경우)**
  검은깨 ⋯ 8큰술
  천일염 ⋯ 갈아서 2큰술

- **만드는 법**
  ① 바슬바슬할 때까지 볶은 소금을 양념절구에 넣고 흰 가루가 날릴 때까지 잘게 빻는다.
  ② 달군 프라이팬에 검은깨를 여러 번 나눠서 넣으면서 가볍게 볶는다. 고소한 향이 풍길 때까지 볶으면 된다.
  ③ 볶은 검은깨를 ①에 넣고 참깨의 유분이 빠져나오지 않도록 힘을 조절하면서 빻는다. 참깨 입자가 사라지고 전체적으로 가루 상태가 되면 완성이다.

응급 지혈제로
깨소금 1큰술

교통사고나 유산 등으로 대량 출혈이나 하혈을 했을 때의 처방법이다. 병원에 가기 전에 응급처치로 깨소금 1큰술을 먹어두면 출혈이 어느 정도 진정된다. 그냥은 먹기 힘들므로 오블라투(녹말로 만든 얇은 막)에 싸거나 갈분조림에 넣어서 먹으면 좋다.
또한 깨소금에는 혈액의 농도를 진하게 하는 작용이 있으므로 화상을 입었을 때 조금 먹어두면 상처가 곪지 않고 빨리 낫는다.

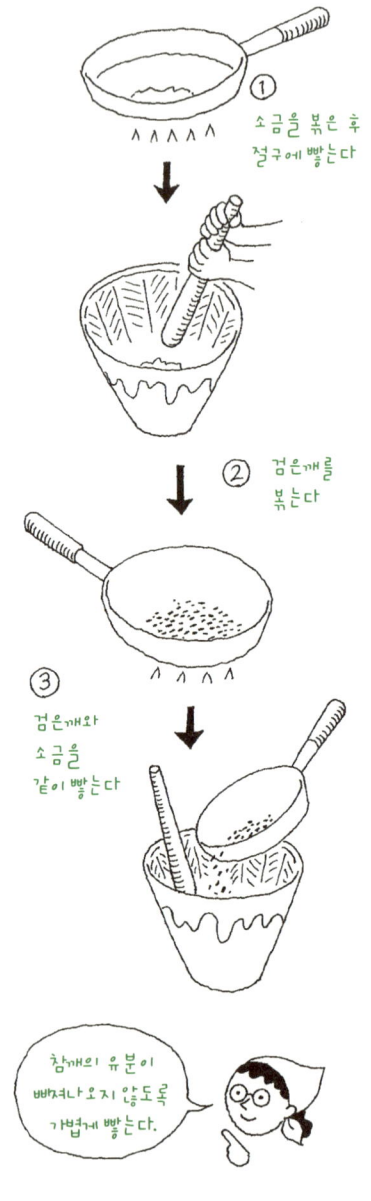

음성의 불면증, 생리통에
깨소금엽차

사소한 일이 신경 쓰여 잠이 오지 않을 때나 생리통에 효과가 있다. 참깨의 칼슘과 소금의 나트륨이 세포에 활력을 주고 엽차가 혈액을 깨끗하게 해 기분을 밝게 해준다.

● 만드는 법 & 마시는 법

찻잔에 깨소금 1큰술을 넣고 마시기 적당한 온도의 엽차 150~200㎖를 부어 마신다. 차가 너무 뜨거우면 소금이 많이 녹아 마시기 힘들다.

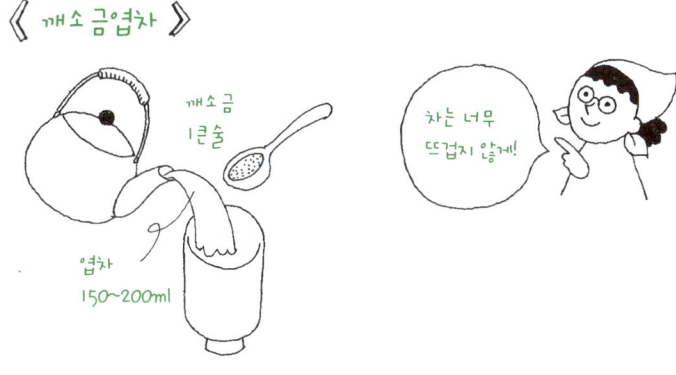

신경 안정, 불면에
깨소금팥커피

팥 부분(274쪽)을 참조한다.

천일염

소금은 생명 활동에 반드시 필요한 물질로,
우리 몸의 여러 가지 기능을 조화롭고 균형 있게 조절해준다

소금은 혈액의 농도나 체액의 균형을 조절하는 작용을 하는데, 이는 다른 물질로는 대체할 수 없는 중요한 기능이다.
소금은 세포의 신진대사를 돕고 위액의 분비를 촉진해 식욕을 증진시키며, 부패를 막고 살균·해독 작용을 한다. 출혈을 멎게 하고 신경이나 근육의 흥분을 진정시키며, 소변의 배출을 도울 뿐만 아니라 목의 통증을 완화하는 등 여러 가지 작용을 한다. 하지만 이러한 효능은 바닷물을 햇볕과 바람에 증발시켜 만든 천일염에 한해서만 기대할 수 있다. 정제염(화학염)은 몸에 좋지 않으므로 주의한다.

통증, 허리가 삐끗했을 때, 암에
구운 소금

양성인 소금을 구우면 양성도가 더욱 높아진다. 환부에 이 나트륨의 에너지를 침투시키면 음성 요소(통증)가 제거된다.
기본적으로는 생강습포 후 토란파스 위에 올리지만, 구운 소금밖에 없는 경우는 피부의 건조를 막기 위해 먼저 참기름을 바르고 그 위에 구운 소금을 올린다.

● **만드는 법 & 처방법**
천일염 500g을 15~20분 정도 볶아 신문지 5~6장을 겹쳐서 만든 봉투에 넣고 테이프로 봉한다. 데지 않도록 수건으로 한 번 더 감싼 다음 환부에 대고 고정시킨다 (소금은 다시 볶아 여러 번 사용할 수 있다).

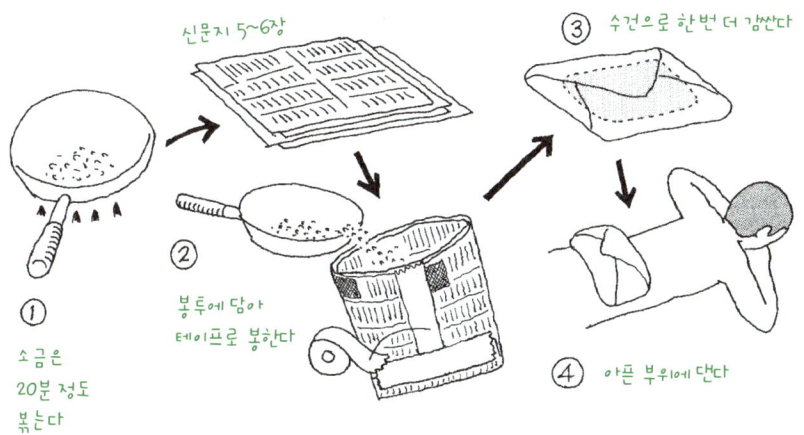

눈, 코, 입에 이상이 있을 때
소금엽차

눈, 코, 입에 대한 부분(159쪽)과 엽차 부분(247쪽)을 참조한다.

음양의 균형을 강화하거나
출혈이 있을 때
깨소금

참깨 · 참기름 부분(277쪽)을 참조한다.

해조류

강알칼리 성분이 혈액을 깨끗하게 하고,
풍부한 섬유질이 독소의 배출을 돕는다
여러 가지 성인병을 예방하는 대표적인 식품이다

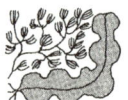

해조류는 우리 몸을 건강하게 하는 성분과 효능이 많이 들어 있다. 그 중에서도 알칼리 성분과 양성 작용은 자연에서 얻은 식품과 함께 섭취하면 영양과 음양의 조화 면에서 놀라운 균형 감각을 발휘한다.

암 체질 예방에
죽순다시마조림

죽순 특유의 단단하면서 탄력 있는 섬유질에는 암세포의 증식을 억제하는 힘이 있다. 암 예방 성분이 있는 다시마와 함께 먹으면 2배의 효과를 얻을 수 있다.
음양으로 보면 죽순의 극음성을 다시마의 칼슘(양성)이 완화해준다. 단, 죽순의 음성이 강하므로 간장으로 간을 해 양성의 힘을 보완하는 것이 포인트다.

● 재료
  삶은 죽순(되도록 아랫부분) … 200g
  다시마 … 죽순의 10%
  참기름 … 1큰술
  간장 … 3~4큰술
  맛국물(육수) … 1.5컵

● 만드는 법 & 먹는 법
  죽순은 1.5㎝ 두께로 은행잎 썰기나 반달썰기를 하고, 다시마는 2×4㎝ 크기로 자른다. 달군 냄비에 참기름을 두르고 죽순, 다시마 순으로 볶은 다음 맛국물과 간장을 붓고 국물이 약간 남을 때까지 조린다. 이것을 매일 한두 젓가락씩 먹는다.

산성 체질을 개선하는 데
표고버섯다시마조림

다시마에는 알칼리성인 미네랄이 풍부하다. 혈압이나 혈중 LDL 콜레스테롤 수치를 낮추는 등 혈액을 깨끗하게 하는 힘이 탁월하다. 여기에 같은 작용을 하는 표고버섯을 곁들이면 그 효과는 배가 된다.

염증으로 부종이 생긴 사람에게 특히 잘 맞는 식사처방이다. 음성 체질로 심장이 약한 사람은 아주 적은 양으로 그치는 것이 좋다.

● 재료
  깍둑썰기한 다시마 … 130g
  말린 표고버섯 … 중간 크기 3장
  물 … 2컵
  간장 … 3큰술

● 만드는 법
  냄비에 재료를 전부 넣고 센 불에 올린 다음 끓어오르면 약한 불로 줄여 물기가 사라질 때까지 조린다.

심장 비대, 여성 질환에
다시마간장조림

양성인 다시마의 미네랄과 간장(염분)으로 음성 체질을 개선한다. 채소를 중심으로 식사를 하는 사람에게는 칼륨(음성)과 나트륨(양성)의 균형을 조절하는 처방도 된다. 심장 비대나 암, 뇌 장애, 흉부질환 등의 증상이 있는 사람에게도 효과가 있다. 식사 때마다 한 젓가락씩 먹는다.

● 재료
  다시마 … 30g

간장 … 1/2컵
생강 … 5~10g
물 … 적당량

● 만드는 법
냄비에 2×3㎝ 크기로 자른 다시마와 간장을 넣고 끓인 다음 약한 불로 줄여 물기가 거의 사라질 때까지 조린다. 다시마가 잠길 정도로 물을 붓고 다시마에 간장 맛이 배어들도록 뭉근하게 조린다. 국물이 남아 있을 때 생강을 얇게 저며서 넣고 한소끔 끓어오르면 불을 끈다.

칼슘과 비타민을 보충하고, 음성 체질을 개선하는 데
김조림

김에 풍부한 비타민 A나 B_{12}는 조혈 작용을 하고 비타민 C는 기미, 주근깨를 예방한다. 또한 김에 함유된 섬유질은 연해서 장벽에 상처 입히지 않으므로 장 기능을 부드럽게 조절하는 효과도 있다.
김을 조리면 식감이 부드럽고 여기에 볶은 참깨를 곁들이면 칼슘도 보충된다. 매끼마다 반찬으로 조금씩 먹도록 하자.

● 재료
구운 김 … 10장
간장 … 8큰술
물 … 150㎖
얇게 채 썬 생강 … 5g
볶은 참깨 … 1큰술

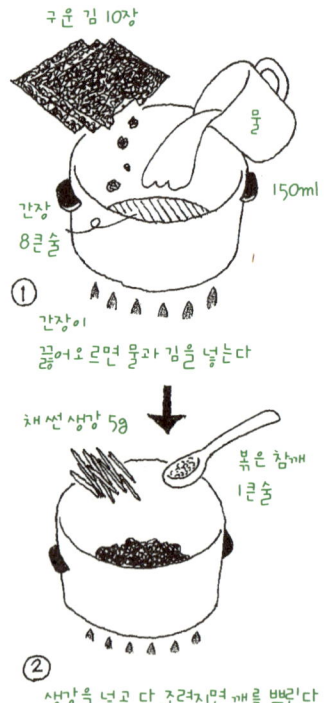

● 만드는 법

냄비에 간장을 넣고 끓으면 불을 약간 줄인다. 물을 붓고 불에 구워 잘게 찢은 김을 잘 섞어 넣는다. 계속 조리다가 국물이 조금 남아 있을 때 채 썬 생강을 넣고 마지막에 볶은 참깨를 전체적으로 뿌린다.

가래 기침, 가래가 계속 끓을 때
다시마 가루

호흡기 질환에 잘 듣는다. 다시마를 프라이팬에 20~30분 구워 검게 탄화하면 절구나 사발에 갈아 찻잎을 거르는 망에 거른다. 다시마 가루와 연근 가루를 3 : 7의 비율로 한 번에 2g의 분량을 하루에 2~3번 먹는다(연근 가루는 263쪽 참조). 오블라투에 싸서 먹으면 먹기 수월하다.

톳

톳은 해조류 가운데 칼슘이 가장 많이 함유된 식품으로, 한창 자라나는 성장기 어린이나 임산부, 골다공증이 염려되는 여성에게 특히 좋다.
철분과 섬유질이 풍부해 빈혈과 비만 예방에도 도움이 된다. 혈액의 항응고 작용이나 딱딱한 종양을 부드럽게 하는 작용도 있으므로 혈전이나 암에도 효과적이다.
톳밥이나 조림, 샐러드 등 다양한 메뉴로 자주 식탁에 올리도록 하자.

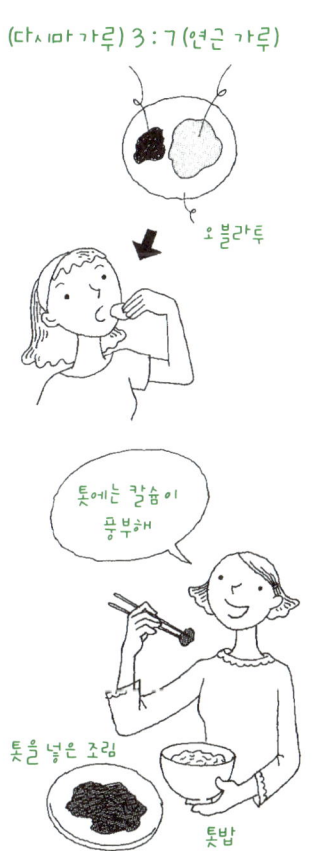

목의 통증이나 기침,
위장병, 빈혈 예방에
톳연근

연근 부분(262쪽)을 참조한다.

장을 청소하거나 수축시킬 때
톳곤약

곤약 부분(293쪽)을 참조한다.

검은콩다시마 · 팥다시마

콩과 팥에 대한 부분(271, 274쪽)을 참조한다.

말린 표고버섯

음의 힘이 지방을 분해하고,
혈액의 산화나 산화열, 통증을 해소한다

 표고버섯은 지방을 분해하는 음성의 힘이 아주 강하다. 콜레스테롤 수치나 혈압을 낮추는 등 동물성 식품이나 설탕의 과다 섭취에 의한 독성을 중화하며, 두통이나 근육통 같은 통증을 해소한다.
활성산소를 제거하고 항바이러스 작용도 한다. 또한 햇볕에 말리면 비타민 D가 생성되어 칼슘을 뼈에 침착시키는 효과가 있다.

격렬한 두통이나 머리 부분의 발열,
어깨 결림, 근육통, 아토피의 가려움증에
표고버섯수프

육류나 생선에는 동물성 지방이, 과자류나 정제한 식품에는 중성지방을 만드는 당분이 많이 들어 있다. 이러한 식품을 지나치게 많이 섭취하면 우리 몸 여기저기에 불필요한 지방분과 콜레스테롤이 쌓여 혈액이 산화하고 끈적끈적해진다. 이것이 통증이나 아토피의 가려움증을 유발하는 원인이다.
특히 머리는 중성지방이 쉽게 쌓이는데, 표고버섯수프는 이를 제거하는 효과가 탁월하다. 흥분 상태에 있는 사람이나 산만한 아이들을 진정시키는 데도 효과적이다.
※ 고열이 날 때는 먼저 제1무탕을 마신 후 표고버섯수프를 마신다. 음성 체질이나 심장이 약한 사람은 간장을 넉넉하게 넣어서 마시도록 한다.

● 재료(1~2회 분량)
   말린 표고버섯 … 중간 크기 4~5장
   물 … 3컵
   간장 … 적당량

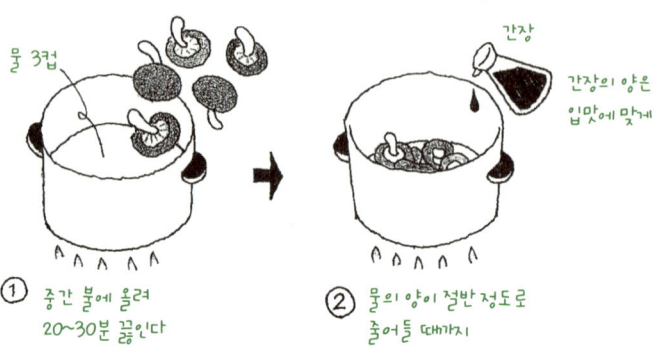

- **만드는 법 & 마시는 법**
  냄비에 표고버섯과 물을 넣고 중간 불에서 20~30분 끓인다. 물의 양이 3분의 2에서 절반 정도로 줄어들면 표고버섯을 건져내고 간장으로 간을 한다. 증상이 심할 때는 400㎖를, 그 외에는 200㎖를 마신다.

암이나 산성 체질을 개선하는 데
표고버섯다시마조림

다시마 부분(283쪽)을 참조한다.

여름채소

칼륨이 풍부한 여름채소에는
처방전으로 이용할 수 있는 강력한 힘이 가득 차 있다

제철채소에는 우리 몸의 생리를 그 계절에 맞춰주는 조절 기능이 있다. 또한 곡류나 동물성 식품의 소화를 돕고 독소를 제거해주기도 한다. 예를 들어 토마토에는 혈압을 낮추거나 갈증을 해소하는 힘이, 감자에는 위장 장애를 개선하거나 육류의 독성을 중화하는 효능이 있다.

여기서는 유효 성분이 농축된 채소수프와 칼륨이나 수용성 비타민 등의 음성 성분이 풍부한 여름채소를 어떻게 처방에 이용하는지 소개한다.

가벼운 열의 해열, 이뇨에
채소수프

미열이 있거나 음식이 잘 넘어가지 않을 때 먹으면 효과적인 건강 수프다. 간식 대신 먹어도 좋다.
이뇨 작용을 위해 먹을 때는 무를 첨가한다.

● **재료(5인분)**
  물 … 1ℓ
  당근 … 50g
  양배추 … 50g
  양파 … 100g
  사과(또는 토마토) … 1/2개 이상
  소금 … 조금
  (무 … 1/2개를 둥글게 썬다)

● 만드는 법

섬유질의 결과 직각이 되도록 자른 채소류와 물을 냄비에 넣고 불에 올린다. 끓으면 약한 불로 줄여 수프 물을 졸인다. 약 30분 후 은행잎 썰기를 한 사과와 소금을 넣고 10분 정도 익힌 다음 거즈나 거름망에 걸러 마신다.

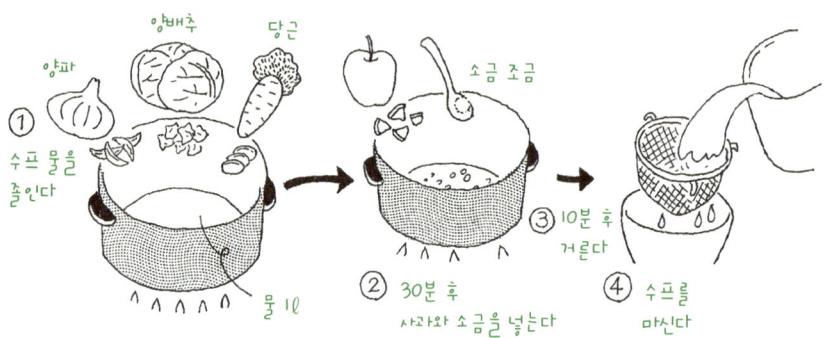

미백, 햇볕에 탄 피부를 진정시키는 데
오이팩

오이는 염증을 가라앉히고 피부를 진정시키는 효소를 갖고 있어 햇볕에 탄 피부를 회복시키는 데 적격이다. 둥글게 자른 오이를 눈꺼풀 위에 붙이면 눈의 부기가 가라앉고 피로도 풀린다. 생으로 먹으면 몸의 열을 식혀주고, 익혀서 먹으면 이뇨 작용을 한다.

● 만드는 법 & 붙이는 방법

오이 1개를 갈아서 밀가루 7큰술 정도(반죽이 흘러내리지 않을 정도의 분량)를 섞어 팩을 만든다. 팩을 얼굴에 펴 바른 후 마르면 팩을 제거하고 물로 씻어낸다.

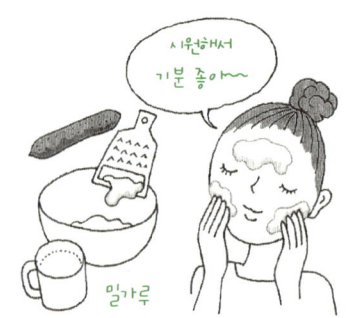

토란파스 대용, 소염제로
감자파스

감자를 갈아 밀가루를 적당량 섞고 파스를 만든다. 면포에 퍼 바른 다음 화상이나 붉은 발진이 생긴 부위에 대준다. 마르면 교체한다. 토란파스만큼 효과가 뛰어나지는 않지만, 토란이 없을 때나 토란이 맞지 않는 경우 대신 사용할 수 있다.

극음성에 대한 전반적인 처방,
치조농루나 치통에
가지꼭지 가루

소금에 절인 가지꼭지를 구워서 가루를 낸 것으로, 소금과 불기운에 의해 양성의 힘이 아주 강력해진 식품이다. 구울 때는 가지꼭지를 알루미늄포일로 감싸서 석쇠 위에 올려놓고 서서히 구워주면 된다.
가지꼭지에는 통증을 부드럽게 하는 알칼로이드가 들어 있어, 이 가루를 충치 구멍 속에 넣어주면 통증이 진정된다. 잇몸이 약해지고 산화하는 치조농루에도 가지꼭지 가루로 마사지해주면 탁월한 효과를 볼 수 있다. 한 달도 안 돼 잇몸이 분홍색으로 돌아온다. 편도선이 부었을 때도 그 부위에 발라주면 좋다.

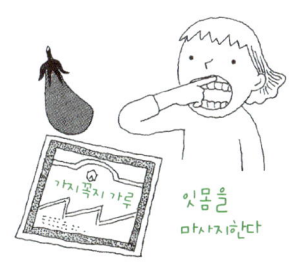

극음성인 가지는 극양성의 힘을 끌어당겨 극음성 증상에 효과를 발휘한다. 음양의 메커니즘이 극단적으로 나타난 처방법이라 할 수 있다.

방광염이나 신장의 이상으로 인한
부종, 이뇨에
옥수수염

옥수수수염을 말린 것은 옛날부터 이뇨제로 사용되어왔다. 소변이 잘 나오지 않아 몸이 붓는 경우에도 효과가 있으며, 담즙의 분비를 촉진하거나 혈압을 낮추는 작용도 한다.
같은 이뇨제라도 제2무탕이나 팥물이 맞지 않거나 음성 체질인 사람에게 맞는 처방법이다.

● 만드는 법

한방 약재상에서 파는 옥수수수염 10g과 물 500㎖를 냄비에 넣고 물의 양이 반으로 줄어들 때까지 달인다. 이것을 하루에 몇 차례 나눠 마신다.

곤약

음성의 힘이 양성의 노폐물과 독소,
산화열에 강력하게 작용해 이들을 배출한다

곤약은 구약나물의 땅속줄기를 가루로 내어 가공한 식품이다. 97%가 수분으로, 우리 몸속의 불필요한 물질을 몸 밖으로 배출해주는 작용을 한다. 곤약에 함유된 풍부한 식이섬유와 특수한 효소 덕분에 콜레스테롤 수치를 낮추고 동맥경화를 예방하는 효과도 있다. 곤약을 따뜻하게 데워 사용하는 곤약온습포는 장기의 통증에 효과가 있다.
※ 곤약과 우무는 다르다. 우무는 해초인 우뭇가사리로 만든 것이고, 이 우무를 동결·건조시킨 것이 한천이다.

장 기능 개선, 탈장에
톳곤약

장이 약하거나 변비가 있는 사람에게 효과가 있다. 탈장에도 효과가 탁월하다. 1회 분량은 10~15g이 적당하며, 설사를 할 때는 삼가는 것이 좋다.

● 재료
  톳 … 50g
  곤약 … 150g
  천일염 … 적정량
  참기름 … 1큰술
  맛국물(육수) … 2컵
  간장 … 2~3큰술

● 만드는 법
① 톳은 물에 주물러 씻은 다음 소쿠리에 담아 물을 빼내고 같은 크기로 잘게 뜯는다.
② 곤약은 소금을 묻혀 나무공이 같은 것으로 두드린 다음 소금을 넣고 삶는다. 식으면 얄팍썰기를 한다.
③ 톳을 먼저 참기름에 볶은 후 곤약도 넣어 같이 볶는다.
④ ③의 냄비에 재료가 거의 잠길 정도로 맛국물을 붓고 국물이 3분의 2로 줄 때까지 끓인다. 톳이 익으면(톳을 만져보고 부드러우면 익은 것이다) 간장을 냄비 가장자리에 두른 다음 국물이 거의 없도록 조린다.

일반적인 장기의 통증에
곤약온습포

배나 허리 주변(신장)이 아플 때 곤약을 삶아 환부에 대주면 몸이 따뜻해지면서 통증이 사라진다. 열이라는 양성을 쉽게 흡수하는 곤약의 음성을 이용한 처방법이다. 피부를 건조시키지 않고 따뜻하게 하는 것도 곤약온습포의 장점이다.

● 만드는 법 & 처방법
곤약과 물, 충분한 양의 소금을 냄비에 넣고 불에 올린다. 끓으면 불을 줄여 20분 정도 삶는다. 수건으로 곤약을 감싸서 아픈 부위에 대고 온습포를 해준다. 곤약이 식으면 따뜻한 것으로 바꿔준다.
곤약은 3~4번 정도 다시 사용할 수 있다.

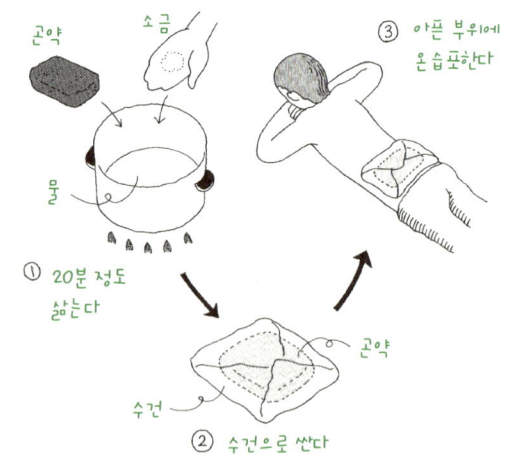

호박

조혈 작용과 이뇨 작용이 뛰어나며,
당뇨병을 개선하는 데도 효과적이다

카로틴과 비타민 C가 풍부하므로 점막을 튼튼히 하고 감기에 강한 체질로 만들어준다.
전분질도 많아 몸을 따뜻하게 해주며, 몸에 부드럽게 작용하는 당분이 여러 가지 기능을 회복시켜준다. 이뇨 작용도 촉진한다.

신장 강화, 당뇨병, 신장으로 인한 부종에
팥호박

팥과 호박은 수독(水毒, 몸 밖으로 배출되어야 할 체액이 몸속에 머무르면서 유해 작용을 하는 것)을 배출해 신장 기능을 강화하므로 부종이나 잔뇨감이 있는 사람에게 효과적이다. 당뇨병의 특효약으로도 잘 알려져 있다. 단것이나 육류를 제한하면서 이 처방을 계속하면 놀라운 효과를 얻을 수 있다.
음성 체질인 사람은 다시마가 들어간 팥호박이 몸에 맞다(다시마는 팥의 10% 분량).

● 재료
- 팥 … 1컵
- 물 … 3컵+1컵
- 파뿌리 부분(흰 부분) … 약간
- 호박 … 150g
- 천일염 … 1작은술

● **만드는 법 & 먹는 법**

냄비에 팥과 물 3컵, 잘게 썬 파뿌리를 넣고 센 불에 올린다. 물이 끓으면 중간 불로 줄이고 따로 준비한 물 1컵을 4~5회에 나눠 부으면서 삶는다. 팥이 부드러워지면 소금과 3×4㎝ 크기로 깍둑썰기한 호박을 넣고 약한 불에 푹 삶는다. 호박이 익으면 완성이다. 아침과 저녁에 밥공기 절반 분량씩 먹는다.

다시마를 넣어서 만드는 경우는 처음부터 같이 삶는다.

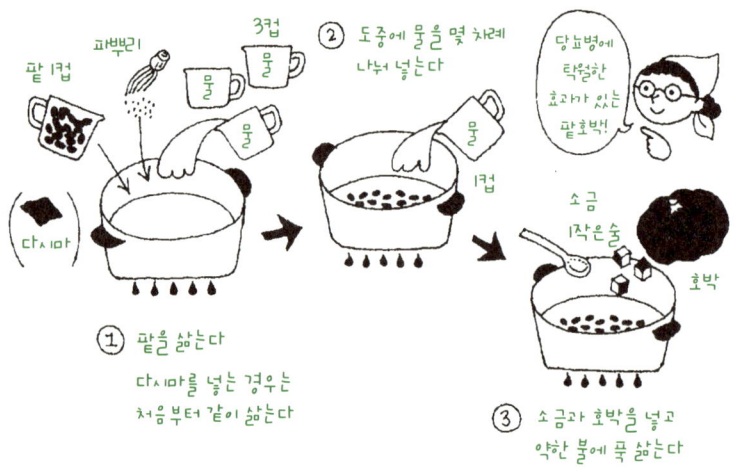

파 · 양파

파와 양파 특유의 톡 쏘는 냄새를 유발하는 휘발성 물질은
흥분이나 통증을 진정시키고 감기 바이러스를 물리친다
소화흡수에도 도움이 된다

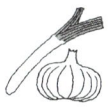

파와 양파는 동물성 단백질이나 지방 등을 분해·소화하는 음성의 힘이 강하다. 이것은 휘발성 물질인 황화알릴이 소화액의 분비를 촉진해 비타민 B_1의 이용 효과를 높여주기 때문이다. 살균 효과도 있으므로 극양성인 닭고기와 궁합이 맞다.

서양 요리에는 양파가 거의 빠짐없이 들어간다. '오리찜을 하려는데 오리가 파까지 메고 온다'는 일본 속담도 파와 양파의 이러한 성분과 관계가 있다.

또한 이 휘발성 물질에는 혈액 순환을 도와 막힌 코를 뚫어주고 불안이나 흥분을 진정시키는 효과도 있다.

치통, 코 막힘, 벌레 물린 데, 숙면에
다진 양파 · 양파즙

신경을 안정시켜 통증이나 불안을 완화해준다. 다진 양파를 아픈 치아로 씹으면 진통 효과가, 머리맡에 두고 자면 숙면을 돕는 효과가 있다. 파도 마찬가지로 숙면에 도움이 된다.

또한 양파즙을 탈지면에 적셔 콧구멍에 넣으면 막힌 코가 뚫린다. 벌레 물린 데 바르면 가려움증이 진정되고 무좀에도 효과가 있다.

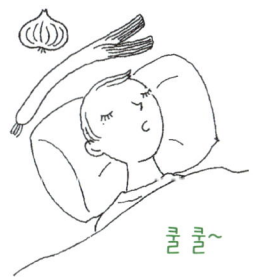

쿨 쿨~

감기 초기, 여름감기,
기침, 불면에
파된장탕

콧물이 나오는 등 가벼운 감기 증상이나 몸이 차가워지는 여름감기, 감기 기운이 있을 때 효과가 있다. 몸 속 깊은 곳부터 따뜻해져 여분의 열이 발산되므로 감기가 낫는다.
단, 열이 높을 때는 별로 효과가 없다.

● **재료와 만드는 법 & 마시는 법**
콩된장 1큰술을 둥글넓적한 모양으로 만들어 석쇠나 오븐토스터에 표면이 타지 않을 정도로 굽는다. 이것을 사발에 갈아 그릇에 담고 같은 양의 다진 양파를 넣은 다음 뜨거운 물 200㎖를 부어 뜨거울 때 마신다.

산야초 · 나무

밭에서 기르는 채소와는 차원이 다른
비타민과 미네랄, 생리활성물질을 갖고 있다
생명력 넘치는 강인한 힘을 활용한다

산이나 들에서 자라는 산야초에는 몸을 정화하는 효능이 있다. 산야초를 먹을 수 있는 시기는 초봄에 한정되어 있지만, 이것을 이용한 처방이라면 언제라도 괜찮다. 먹기에는 지나치게 강한 강알칼리 성분이나 타닌도 처방용이라면 전혀 문제가 되지 않는다. 오히려 강한 음과 강한 양의 힘이 여러 가지 증상을 개선해준다.

혈액 순환 촉진, 심장 강화, 허약 체질 개선에
민들레뿌리

민들레의 뿌리는 황무지에서도 땅 속 깊이 똑바로 뻗어나가는 강한 양성을 갖고 있다. 특유의 쓴맛이 심장을 강하게 해 혈액 순환을 촉진하며, 냉증이나 위장 장애, 류머티즘, 허약 체질, 여성 질환을 개선한다.

소아마비나 다리가 약한 데 특효약
◎ **민들레뿌리와 우엉조림**

매끼마다 두세 젓가락씩 2~3개월 동안 먹는다.

● **재료**
   민들레뿌리 … 100g
   우엉 … 100g
   물 … 2컵

간장 … 2+1/2큰술
참기름 … 1큰술 이상

● 만드는 법
민들레뿌리와 우엉은 길이를 맞춰 2~3㎜ 폭으로 잘게 썬다. 달군 냄비에 참기름을 두르고 우엉, 민들레뿌리 순으로 볶은 다음 물을 붓고 끓인다. 물의 양이 3분의 1로 줄면 간장 2큰술을 넣고 조린다. 국물이 거의 졸아들면 남은 간장 1/2큰술을 넣고 전체적으로 섞어주면 완성이다.

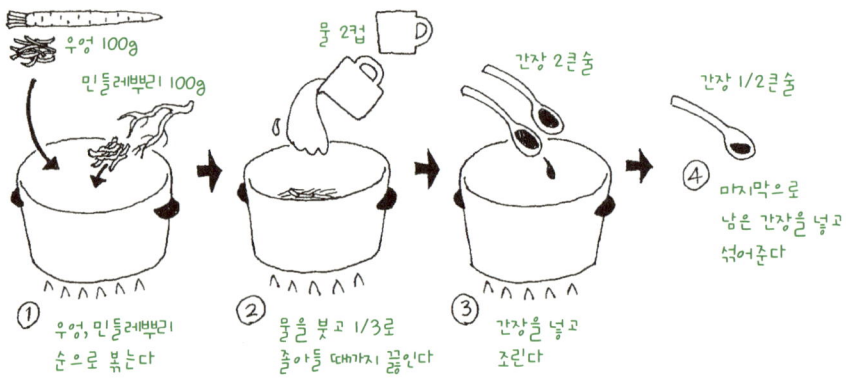

저혈압, 냉증에
◎ **민들레커피**

민들레뿌리를 잘게 썰어 건조시킨 다음 잘 볶아 가루로 낸 것이다. 뜨거운 물에 우려 마시면 맛과 향이 커피와 비슷하다. 직접 만들어 먹어도 좋지만, 시중에서 판매하는 것을 이용해도 된다.
민들레커피는 진짜 커피와는 달리 몸을 따뜻하게 하는 작용을 해 저혈압에 동반되는 증상이나 냉증이 눈에 띄게 개선된다. 특유의 쓴맛이 있으므로 입맛에 맞지 않는 사람은 흑설탕을 조금 섞으면 마시기 수월할 것이다.

● 민들레 농축액

민들레뿌리를 달여 농축한 것(흔히 말하는 엑기스)으로 민들레커피보다 강력하게 작용한다. 심장이 약한 사람, 암환자, 극음성 체질에 좋다.

골절, 골다공증 등 뼈에 문제가 있을 때
쇠뜨기 가루

쇠뜨기는 칼슘, 마그네슘, 철, 아연 등 현대인에게 부족하기 쉬운 미네랄이 풍부하게 들어 있다. 특히 칼슘은 시금치의 155배로 칼슘 보충원으로 손색이 없다. 봄부터 초여름에 걸쳐 푸른 잎을 따서 가루로 만들어놓으면 사시사철 편리하게 이용할 수 있다. 골다공증을 예방하고 뼈가 부러졌을 때 회복을 돕는다.
단, 과다 섭취는 반대로 뼈를 딱딱하게 하므로 금물이다.

● 만드는 법 & 먹는 법

쇠뜨기는 살짝 데친 후 햇볕에 바싹 말려 양념절구에 곱게 간 다음 병에 밀봉해 보관한다. 된장국이나 채소볶음, 볶음밥에 넣거나 밥에 뿌려 먹어도 맛있고 깨소금에 섞어도 좋다. 매끼마다 조금씩 먹는 것이 포인트!

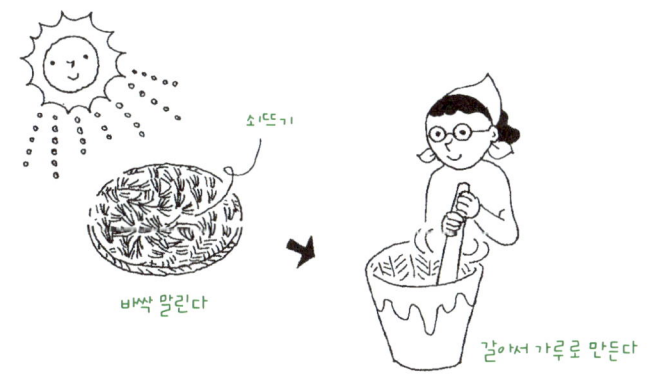

조혈 작용, 혈액 순환 촉진, 냉증이나 생활습관병 예방에
쑥

쑥은 산야초 가운데서도 비타민 A와 철, 칼슘 같은 양성 요소가 많은 것이 특징이다. 냉증이나 빈혈을 치유하고 건강한 혈액을 만드는 질 좋은 클로로필도 잔뜩 들어 있다. 섬유질도 풍부하므로 장을 건강하게 한다.

쑥떡으로 만들어 먹으면 조혈 작용을 돕고, 암이나 당뇨병 같은 생활습관병을 예방할 수 있다. 쑥을 냉동 보관하면 1년 내내 쑥떡을 만들어 먹을 수 있다.

쑥은 처방용으로 쓸 때는 주로 말린 잎을 사용하는데, 이것은 수분을 제거해 양성의 힘을 높이기 위해서다. 부드럽게 몸 속 깊은 곳까지 따뜻하게 해주는 효과가 있으므로, 좌욕이나 족욕을 할 때 말린 잎을 넣거나 달인 물을 섞어보자. 지혈에는 구워서 가루로 만들어 사용한다.

산성 체질 개선에
◎ **쑥 달인 물**

차로 만들어 자주 마시면 알칼리성의 깨끗한 혈액이 만들어지므로 산성 체질이 개선되며, 간을 비롯한 여러 가지 장기의 기능이 강화된다. 진하게 우려낸 물은 아이들의 구충제로도 효과가 좋다.

살균 효과도 있고 가려움증을 가라앉히고 항산화 작용도 하므로 아토피 같은 피부 트러블을 해소하는 데 도움이 된다. 입욕제로도 아주 좋다.

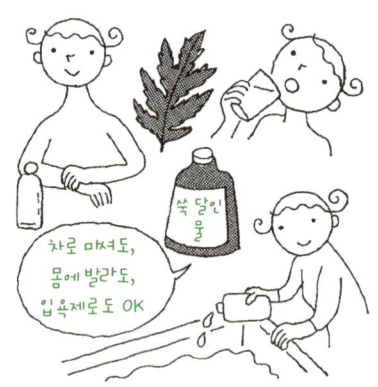

● **만드는 법 & 사용법**
법랑냄비나 질냄비에 적당한 크기로 자른 생 쑥잎(또는 그늘에서 말린 쑥잎)과 쑥이 잠길 정도의 물을 넣고 중간 불에서 달인다. 차로 만들 때는 입맛에 맞게 농도를 조

절한다. 아이들의 구충제로 사용하는 경우는 진하게 우려낸다.
30~40분 우려낸 물은 아토피 등의 피부염에 사용한다. 로션처럼 바르거나 환부를 씻어도 좋고 입욕제로 사용해도 된다.
※ 물의 양은 생잎의 경우 10g당 200㎖가 적당하다.

황달에 특효약
◎ **사철쑥차**

줄기째 달여 마신다. 이불까지 누렇게 변할 정도로 중증인 황달도 2~3일 만에 낫는다. 사철쑥은 한방약국이나 한방차를 파는 곳에서 구할 수 있다.

● **만드는 법 & 처방법**
냄비에 잘 말린 사철쑥 5~10g과 물 1ℓ를 넣고 불에 올린다. 끓으면 약한 불로 줄여 물의 양이 3분의 2에서 절반으로 줄어들 때까지(약 40분 정도) 달인다.
하루에 3번 공복에 마신다.

여드름, 고혈압, 변비에
삼백초

삼백초는 살균·항균 작용을 하는 음성의 힘이 강해 피부가 건조해지는 아토피나 여드름 같은 피부 트러블에 효과가 있다. 뾰루지 등이 곪았을 때도 삼백초의 생잎을 쪄서 붙이면 고름이 빠져나오고 자국도 남지 않는다.
혈관 벽을 매끄럽게 해 모세혈관을 강화하고 혈액의 흐름을 개선하는 작용도 하므로, 차로 만들어 마시면 고혈압이나 변비 해소에 도움이 된다. 단, 음의 힘이 강하기 때문에 설사 체질인 사람에게는 맞지 않다.

● **삼백초 달인 물 만드는 법 & 사용법**
법랑냄비나 질냄비에 말린 삼백초 잎과 잠길 정도의 물을 붓고 중간 불에서 20~30분 우려낸다. 차로 마시거나 로션이나 입욕제로 사용한다.

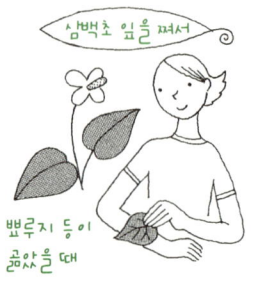
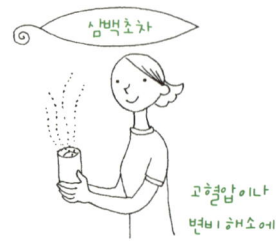

아토피, 땀띠, 습진 등에
솔잎 · 밤나무 잎 · 복숭아나무 잎 달인 물

나무의 잎에는 떫은맛을 내는 타닌이 함유되어 있는데 이 양성의 힘이 피부에 탄력과 긴장을 준다. 특히 수분 때문에 염증이 생기는 아토피나 습진에 효과가 있다. 소나무, 밤나무, 복숭아나무 순으로 양성도가 강하므로 증상에 맞게 구분해서 사용한다.

습진에는 소나무, 밤나무, 복숭아나무 순으로 효과가 있다. 솔잎을 달인 물은 진물이 심하거나 복부의 습진 등 음성도가 강한 증상에 맞다. 밤나무 잎을 달인 물은 습진에는 그대로, 아토피에는 묽게 희석해서 사용한다. 복숭아나무 잎은 양성도가 가장 약하므로 땀띠에 적당하다.

잎을 따는 시기는 복숭아나 밤나무의 경우 돋아난 새잎이 짙어졌을 때, 솔잎은 어느 때든 좋다.

● 재료
　소나무, 밤나무, 복숭아나무 생잎(말린 것도 괜찮다) … 한 줌
　물 … 1ℓ

● 만드는 법 & 사용법
　깨끗이 씻은 잎을 거칠게 잘라 법랑냄비나 질냄비에 넣고 잠길 정도로 물을 부어 약 30~40분 동안 달인다. 물의 양이 3분의 2 정도로 줄어들면 면포에 걸러 찌꺼기는

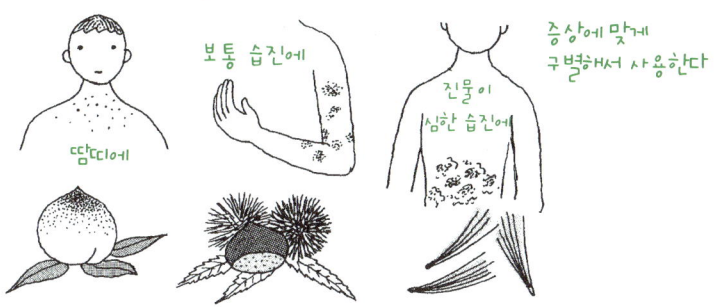

버리고 남은 물로 환부를 씻는다.

산성 체질 개선,
동물성 식품의 해독, 벌레 물린 데
산야초 청즙

동물성 식품의 과다 섭취로 혈액이 혼탁해진 사람에게 효과가 있다. 산화한 혈액을 알칼리성으로 되돌려주므로 몸의 상태를 개선하는 데 도움이 된다. 음성 체질이나 채식주의자는 혈액이 묽어지거나 몸이 차가워질 수 있으므로 주의한다.

벌레 물린 데 발라주어도 좋다. 모기나 풀벌레에 물리면 가려운 이유는 환부에 산화 독이 고이기 때문이다. 이 독을 산야초가 갖고 있는 강알칼리로 중화하는 것이다. 지혈 작용이나 피부재생 능력도 탁월하므로 시판되는 화학약품보다 훨씬 안전하다.

효과가 큰 것은 엽록소가 풍부한 푸른 풀로, 그중에서도 특히 쑥이나 별꽃의 효능이 뛰어나다.

● **청즙 만드는 법 & 사용법**

쑥이나 별꽃, 지치(자초) 등 엽록소가 풍부한 산야초를 믹서에 갈아 주스를 만든다. 소금을 조금 넣고 하루에 술잔으로 1잔 또는 컵으로 반 컵 정도 마신다.

벌레 물린 데는 주변에 있는 푸른 잎을 잘 문질러 그 즙을 환부에 바른다.

타박상, 염좌, 베인 상처,
화상, 습진, 눈의 충혈에
황백 가루

황백이란 황벽나무의 속껍질을 말린 것이다. 강한 항균 작용과 세게 조여주는 수축성이 있어 생채기나 습진이 심한 아토피, 화농성 습진에 잘 듣는다. 처방법은 하루에 3~4번 환부에 적당량을 문질러 바르거나 뿌려주기만 하면 된다.
또한 황백 가루를 2% 농도로 끓인 물로 충혈된 눈을 씻으면 증상이 진정된다. 황백 가루는 한방약국에서 구할 수 있다.

과일

소화를 돕고 혈액의 산화를 중화하는 것이 과일의 주된 역할이다.
과식이나 피로 등으로 우리 몸에 쌓인 불필요한 물질을
음성 작용으로 제거한다

과일은 칼륨이나 비타민 C가 풍부하므로 몸속의 나트륨(양성)을 제거해 몸을 식혀주는 성질이 있다. 또한 산성도가 강하므로 단백질과 지방을 분해하거나 대사를 촉진하는 효과도 있어 산화된 혈액을 정화하는 능력이 뛰어나다.
사과, 감, 귤 등 주변에서 흔히 구할 수 있는 과일을 이용해 우리 몸의 균형을 되찾자. 단, 과일은 과다 섭취하면 과당으로 인해 중성지방이 축적되고 몸이 차가워지므로 주의한다.

사과

사과에는 사과산 등의 유기산을 비롯해 칼륨, 식이섬유인 펙틴이 풍부하다. 펙틴은 과일 중에서도 특히 사과에 많이 함유되어 있는데, 장 속의 좋은 균을 활성화시켜 설사를 일으키는 균을 없애거나 변통을 돕는 작용을 한다. 과육보다는 껍질에 더 풍부하다.
또한 유기산은 지방분을 녹여서 분해하는 음성의 힘과 물질을 수축시키는 양성의 힘을 모두 갖고 있어 소화 촉진과 피로 회복에 도움이 된다. 육류를 많이 섭취하는 서양 사람들에게 사과가 약이 되는 것은 사과에 동물성 식품을 해독하는 작용이 있기 때문이다.
펙틴과 산은 둘 다 장 기능을 좋게 하므로 과식이나 소화불량에 특히 효과가 뛰어나다. 처방을 할 때는 무농약으로 재배하고 신맛이 강한 품종(홍옥이나 국광)을 껍질째 사용하는 것이 가장 좋다.

아이들의 정장제와 해열제로, 육류를 먹을 때
사과 소화제 & 해열제

곡물이나 동물성 식품을 과식해 속이 거북하거나 그로 인한 발열에 효과가 있다. 특히 아이들에게 적당한 처방법이다.

● **방법**

사과를 반으로 잘라 한쪽은 갈아서 먹고, 나머지 한쪽은 즙을 내서 마신다. 사과즙은 신장으로 직행해 신장의 산화를 진정시키고, 사과를 간 것은 섬유질이 장에 작용해 장의 산화열을 가라앉힌다.

※ 사과가 신맛이 나지 않는 경우는 구연산이 풍부한 레몬즙을 섞어 준다.

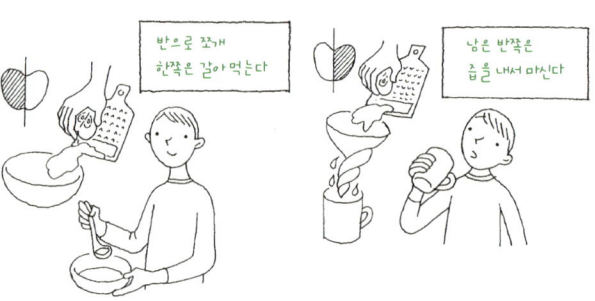

장을 깨끗하게 할 때
사과갈분조림

갈분 부분(259쪽)을 참조한다.

두통에
사과즙 마사지

초콜릿이나 땅콩 등을 과다 섭취하면 간이 지방을 다 소화하지 못해 혈액이 산화하게 된다. 그 때문에 두통(머리 옆쪽)이 자주 일어난다. 사과에 함유된 구연산 등의 유기산이나 칼륨 성분을 관자놀이에 문질러 발라 산화를 진정시키자.

귤

귤이 새콤한 것은 비타민 C와 구연산이 풍부하게 함유되어 있기 때문이다. 산은 지방분이나 단백질을 분해하므로 생선의 독성을 해독하는 작용을 한다. 해변에 귤나무가 많은 것은 자연의 절묘한 배려인 셈이다.
귤의 과육은 감기 예방이나 변비 해소에, 말린 껍질은 냉증을 개선하거나 기침을 멎게 하고 위를 건강하게 하는 효과가 있다.

감기 초기 증상, 기침에
구운 귤

몸에 피로물질이 쌓이면 우리 몸의 여러 가지 기능이 저하된다. 면역력도 약해져 감기도 잘 걸린다. 귤에 함유된 구연산은 젖산을 분해해 혈액을 깨끗이 해주므로 감기 예방에 도움이 된다.
목이 아플 때는 오븐토스터에 통째로 구운 귤을 먹거나, 알루미늄포일에 싸서 약한 불에 껍질이 검게 될 때까지 구운 귤을 뜨거운 물에 넣어 마시면 효과가 있다.
처방에 이용하는 귤은 신맛이 강한 것이 좋다.

기침, 가래에
금귤 기침약

옛날부터 전해 내려오는 민간요법 가운데 하나다.
가벼운 기침에는 열매를, 백일해 등 연근탕으로는 듣지 않는 격렬한 기침에는 잎을 이용한다.

● 만드는 법 & 먹는 법

[열매의 경우]
금귤열매를 씻어 법랑냄비나 질냄비에 넣고 거의 잠기도록 물을 부은 다음 약한 불에 3시간 정도 익힌다. 병에 보관해놓고 하루에 1~2개 정도 먹는다. 뜨거운 물을 부어 주스처럼 마셔도 좋다.

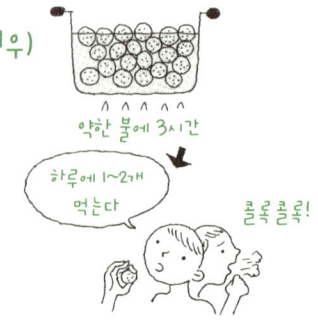

[잎의 경우]
현미 한 줌을 옅은 갈색이 될 정도로 볶은 후 냄비에 넣고 물 약 700㎖와 금귤 잎 몇 장을 넣는다. 물의 양이 절반이 될 때까지 달인다. 위쪽의 맑은 물 1~2큰술을 하루에 2~3번 마신다. 금귤의 잎은 양성이 아주 강력하므로 현미를 넣어 완화시키는 것이다.

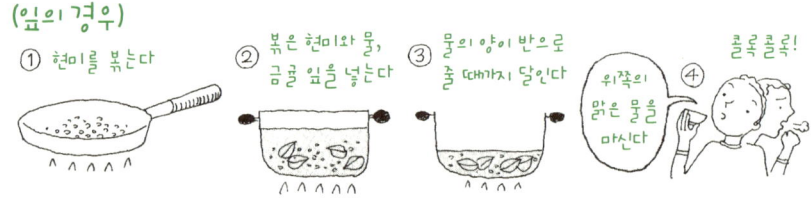

심장의 문제로 인한 부종, 딸꾹질에
감꼭지 달인 물

냉증 치료에는 걷기 운동이 좋은데, 근육을 수축시켜 정맥혈(심장으로 돌아오는 혈액)의 순환을 원활하게 하기 때문이다. 이 근육 수축에 감꼭지의 타닌 성분도 효과적이다. 수축시키는 양성의 힘이 혈액 순환을 개선해 심장의 기능을 정상으로 되돌려 부종을 해소한다.

감꼭지 달인 물은 딸꾹질을 멎게 하는 데도 잘 듣는다.

● 만드는 법 & 마시는 법

냄비에 익은 감(말린 감도 괜찮다) 꼭지 5~10개와 물 3~4컵을 넣고 달인다. 물의 양이 2컵 정도로 줄어들면 불을 끈다. 한 번에 150㎖씩 하루에 2~3번 마신다.

국화

해열, 해독, 고혈압에 효과가 있으며,
눈을 맑게 해준다

가장 진화한 형태의 꽃이라는 국화는 장수의 꽃으로도 불린다. 그만큼 국화의 약효가 뛰어나기 때문일 것이다.
국화는 간 기능을 강화하고 혈압을 낮추며 시력 장애를 예방하는 작용이 있다. 혈액 순환도 개선하므로 해열이나 해독에도 효과적이다. 제철이 아니라도 건조시킨 것을 이용하면 사시사철 먹을 수 있다.

● **먹는 법**

끓인 물에 식초를 조금 넣고 살짝 씻은 국화 꽃잎을 데친다. 꽃잎이 투명해지면 체에 받쳐 물을 뺀 다음 넓은 소쿠리에 펼쳐 식힌다.

식초를 넣고 무치거나 샐러드로 먹으면 좋다. 요리에 장식하면 더욱 먹음직스럽게 보인다.

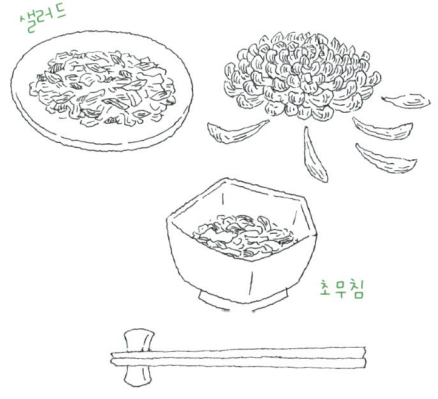

유정란
강력한 양성의 힘이 빠르게 흡수되어
심장의 기능을 강화한다

달걀은 양성도가 아주 강한 식품이다. 소화도 잘되기 때문에 극음성으로 치우친 몸에 활력을 준다.
노른자에는 혈액이나 체액을 보충하는 작용이 있다고 하는데, 음양론에서는 흰자에 나트륨이 많으므로 노른자와 흰자를 같이 이용하는 편이 효과적이라고 본다. 이것은 식품 전체를 먹는다는 관점에서 보아도 합리적이다.
한편 부화가 되지 않는 무정란은 영양분은 같을지 몰라도 생명이 깃들어 있지 않으므로, 처방에는 생명력 넘치는 유정란을 사용한다.

심장 강화, 원기 강화,
암 환자의 식욕 회복에
달걀간장

피로가 쌓였을 때, 가슴이 울렁거리고 심장이 심하게 뛸 때 마신다. 빈혈을 일시적으로 해소하는 효과도 있다. 양성인 달걀에 간장의 염분(양성)이 더해져 극음성을 중화하는 강력한 힘으로 작용한다.
암으로 식욕이 없는 사람도 사흘 연속해서 마시면 식욕을 되찾게 된다. 단, 이 경우는 반드시 전문가에게 상담을 받는다.
고혈압이 있는 사람은 마시지 않는 것이 좋다.

● **재료(하루 분량)**
  유정란 … 1개
  간장 … 달걀껍데기 절반의 1/2

● 마시는 법
그릇에 달걀과 간장을 넣고 잘 섞은 다음 마신다. 여러 번 나누어 마셔도 상관없다.

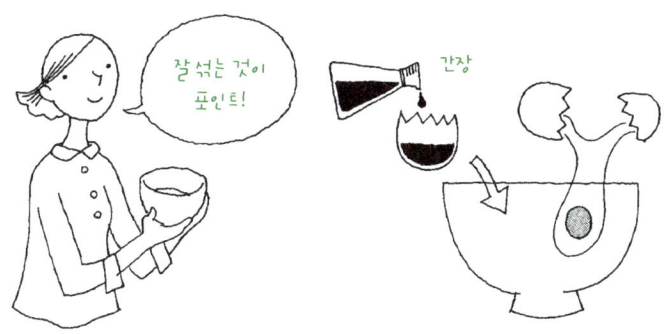

굴

동물성이 갖고 있는 극양성으로
양성을 신속하게 보충한다

굴은 나트륨이 풍부해 양성의 힘이 아주 강하다. 철분, 요오드, 마그네슘 등이 많이 함유되어 있어 빈혈 개선에도 효과적이며, 글리코겐은 간 기능을 지속적으로 도와준다.

자면서 끈적끈적한 식은땀을
많이 흘릴 때
굴된장 · 굴튀김 · 굴전골

끈적끈적한 식은땀을 흘린다면 몸이 극음성으로 치우친 상태다. 예를 들어 결핵에 걸리면 자면서 끈적끈적한 식은땀을 많이 흘린다. 이 경우는 되도록 빨리 극음성을 완화해야 한다. 굴에 함유된 나트륨은 염분이 빠져나간 상태의 몸에 재빨리 흡수되어 고정된다. 굴에 된장 등의 양성 식품을 곁들이거나 튀김이나 전골 등 양성 조리법으로 요리하면 더욱 효과적이다.

※ 배가 아프고 식은땀을 흘릴 때는 매실간장엽차를 마신다.

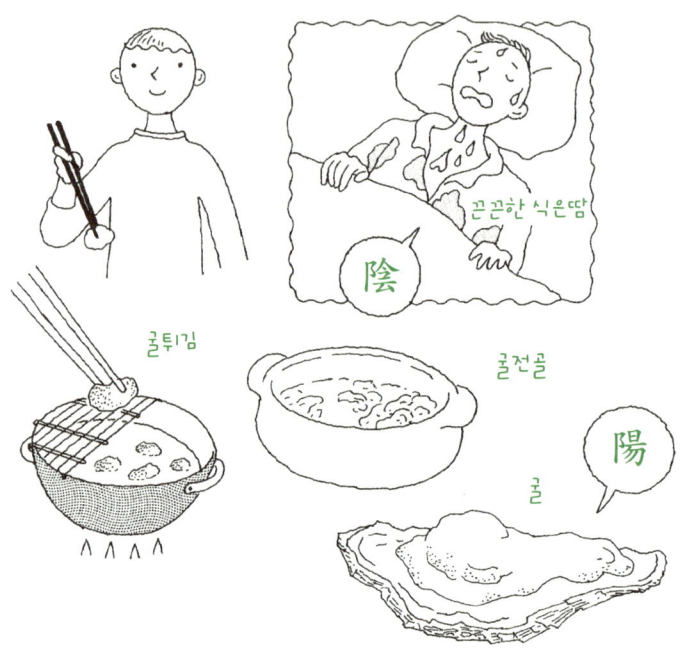

음식의 놀라운 힘 6

아이들의 몸과 마음을 구하기 위해

내 남편은 50년 넘게 음식으로 몸을 치유하는 식의학을 연구해왔다. 질병으로 고생하는 많은 분들이 남편을 찾아와 상담을 청하곤 했는데, 그중에서도 자식이 아파서 찾아온 어머니들의 심정은 더욱 진지하고 절박했다.

교원병(피부나 관절 등의 결합 조직이 변성되어 아교 섬유가 늘어나는 병의 통칭)을 앓고 있는 중학생 딸을 데리고 찾아온 어머니가 있었다. K양은 초등학교 고학년 때 교원병이 발병해 증상이 점점 심해지더니, 이제는 물건을 쥘 수도 없고 걷지도 서지도 못해 중학교에도 진학하지 못한 상태였다. 병원에서도 포기해 앞날이 깜깜한 암흑 같다고 어머니는 우울하게 말했다.

우리는 즉시 식생활 지도를 시작했다. 좋아하던 고기와 단것들은 철저히 끊고 흰쌀 대신 현미로, 싫어하는 채소는 많이 먹도록 했다. 그러자 불과 2주 만에 물건을 쥐고 일어설 수 있게 되었다. 믿기지 않을 정도로 빠른 회복이었다.

음식으로 몸이 바뀐다는 사실을 알게 되자 누구보다도 본인의 마음가짐이 달라졌다. 그 후로도 열심히 식사요법을 실천한 것은 물론이고 어머니와 함께 요리교실에도 참석했다.

처음에 만났을 때 K양은 아무 의욕도 없이 무기력하게 그저 자리에 눕고만 싶어했다. 하지만 1년이 지나자 학교에 다니게 되었고, 요리교실에도 직접 만든 요리를 갖고 와서 "이런 방법으로 만들어봤는데 어떨까요?" 하고 제인할 정도로 적극적이 되었다. 요리 솜씨가 일취월장한 것은 물론이다.

중간에 긴장이 풀려 식사를 대충 하다가 갑자기 병세가 악화된 적도 있었지만, 지금은 무엇을 어느 정도 먹으면 발작을 일으키는지 알기 때문에 미리 예방할 수 있게 되었다고 한다. 그 후 K양은 무사히 대학을 졸업하고 지금은 어엿한 두 아이의 엄마가 되었다.
 할머니는 내게 늘 이렇게 말씀하셨다.
"의사가 포기해도 음식만 제대로 먹으면 낫지 못할 병이 없어."
 나는 이 말에 진심으로 동의한다. 현대의학을 부정하는 것은 아니지만 현대의학으로 설명할 수 없는 일이 많이 존재하는 것도 사실이다.
 K양의 경우도 병원에서는 아무것도 해줄 것이 없었다. 하지만 무탕을 마시고 발작이 진정된 것을 계기로 음식의 힘을 믿어보기로 했다고 한다.
 가벼운 질환에서 백혈병이나 암, 소아마비 같은 난치병까지 음양의 균형을 바로잡음으로써 병이 치유된 사례는 수도 없이 많다. 증거가 사실을 이야기해준다. 음양은 건강하게 살아가기 위해 반드시 알아두어야 할 훌륭한 척도다.

덧붙이는 글

과식이 부르는 현대병을 개선하다

필요 이상 먹지 않는 것이 포인트!

대사증후군, 꽃가루 알레르기, 암, 저체온증, 자율신경 실조증 등 여러 가지 만성증상이나 질병으로 고통 받는 사람들이 늘고 있다. 안전한 먹거리나 건강에 대한 관심은 높아지고 있는데 어째서 아픈 사람은 계속 늘고 있는 걸까?

나는 그 답을 '과식의 시대'에서 찾고 있다.

옛날에는 병이라고 하면 음의 상황, 즉 영양이 부족해서 일어나는 증상이 대부분이었다. 하지만 현대는 '과식'으로 인해 발병하는 병이 압도적으로 많다. 우리 몸이 과도한 양의 동물성 식품(단백질이나 지방), 백설탕을 사용한 과자(당질), 식품첨가물 등을 다 처리하지 못해 비명을 지르고 있는 것이다.

우리가 먹는 것이 우리 몸을 만든다. 현재의 몸 상태는 무엇을 어떻게 먹어왔는지를 말해준다. 따라서 잘못된 식생활을 해왔다면 몸에도 이상이 나타나게 마련이다. 대사 이상이나 호르몬 분비 이상, 면역 이상이나 면역력 저하 등이 대표적인 예다.

진정한 의미의 건강을 유지하고 싶다면 무엇보다 과식이라는 함정을 주시해야 한다. 그리고 '무엇인가를 먹는다, 보충한다'가 아니라 '필요 이상의 것을 먹지 않는다, 뺀다'라는 관점에서 생각하는 것이 중요하다.

예를 들어 감기에 걸리면 보통은 '약을 먹고 열을 내려야겠다'든가 '밥을 잘 먹어야 빨리 낫지'라고 생각한다. 하지만 열이 나는 것은 몸속의 세균이나 여분의 열을 배출하려는 우리 몸의 방어 반응이다. 약은 이것을 막아버리는 것이므로 우리 몸의 자연치유력을 억누르는 것과 다를 바 없다.

몸의 기능을 빨리 회복하려면 차라리 먹지 않는 편이 나을 수 있다. 소화활동에 에너지를 소비하지 않고 휴식을 취할 수 있기 때문이다. 영양실조라면 몰라도 언제나 넘치도록 먹고 있는 현대인이라면 3일 정도는 먹지 않아도 전혀 문제없다. 차라리 굶을 것을 권한다.

꼭 필요한 것을 필요한 양만큼 먹는다면 인간은 자연히 건강해지며 몸과 마음의 균형을 되찾을 수 있다.

우리 몸에 부족한 영양소를 보충해준다는 건강기능 식품에 대해서도 다시 한 번 생각해볼 일이다. 각각 따로 추출된 영양소는 몸속에서 제대로 작용하지 않으며, 오히려 몸의 본래 기능을 흐트러뜨리기도 한다. 남들이 먹는다고 무조건 따라해서는 안 된다.

자연스러운 먹거리, 자연스러운 생활로 자연치유력을 끌어낸다
우리는 자연의 법칙을 거스르지 않는 '자연스러운 먹거리', 태양과 함께 살아가는 '자연스러운 생활'을 잃어버렸다는 사실에도 관심을 기울여야 한다.

우리가 매일같이 드나드는 슈퍼마켓과 편의점을 봐도 갈수록 가공식품이 늘고 있다. 얼핏 보면 건강식 같지만 좋지 않은 재료를 쓰거나 보존료나 살균제가 들어간 것들이 많다. 식당에서 먹는 음식도 문제다. 우리 체질에 맞지 않는 수입 농산물이나 냉동식품, 과도하게 정제된 가공식품을 재료로 사용하는 경우가 많기 때문이다. 특히 값이 싸다고 무턱대고 사먹기 전에 어떤 재료와 과정을 거쳐 만든 것인지도 따져보아야 한다.

요즘은 채소도 종자를 조작해, 다음 세대를 생산하지 못하는 일대잡종이 주를 이루고 있다. 당연히 토종 종자는 격감할 수밖에 없다. 나는 최근 몇 년간 특히 우엉에서 특유의 향이나 쓴맛, 잎의 푸른 정도가 약해졌다고 느끼고 있다. 제철이라는 개념도 점점 사라져 1년 내내 원하는 채소를 언제든지 먹을 수 있게 되었다. 편리하지만 자연스럽지 못한 현상이다.

또 한 가지 걱정되는 것은 햇볕을 무조건 피하는 풍조다. 우리의 일용할 양식인 작물이 자랄 수 있는 것도, 지구상에 생물의 탄생이 가능했던 것도 모두 태양이 존재하기 때문이었다. 빌딩 안에서 하루를 보내는 생활, 자외선의 위험만 강조한 결과, 밖에서 뛰어노는 아이들이 점점 줄고 있는 현실은 생물에게는 부자연스러운 일이라고 생각한다.

한낮의 강렬한 태양빛을 무방비로 받는 것은 좋지 않지만, 태양의 리듬, 자연의 리듬에 맞추어 살아가는 생활은 생명에게 무엇보다 중요하다. 특히 아침햇살은 자율신경의 작용을 복원하여 면역력을 활성화시켜주므로 꼭 받는 것이 좋다. 식물도 아침햇살을 받은 것이 잘 자라고 결실도 풍성하다. 아침햇살에는 건강한 양성의 힘이 가득 차 있기 때문이다.

하지만 시대의 흐름과 함께 인간의 생활 모든 면에서 '자연성'이 사라지고 있다. 이것이 면역력 저하를 가져오는 주된 원인이다.

식생활은 단순히 개인의 차원을 넘어서 지구의 관점에서 생각해야 한다. 그리고 무엇보다 인간도 자연의 일부다. 거시적인 안목에서 사물을 바라보는 것이 우리 모두의 건강과 행복으로 이어지는 길이 될 것이다.

앞에서도 이야기했듯이 대사 이상, 호르몬 분비 이상, 면역 기능 저하 같은 증상은 과식의 결과가 몸에 나타난 것이다. 유방암이나 자궁내막증 등의 여성 질환, 남성과 아이들에게도 확산되고 있는 저체온증이나 냉증, 분노 조절이 잘 안 되고 스트레스에 약한 것도 과식과 관계가 있다. 이미 앞에서 설명한 병례도 있지만, 여기서는 메커니즘 등에 근거해 이러한 질환의 개선법과 주의점까지 살펴보고자 한다.

● **대사증후군과 당뇨병**

일본과 한국의 3대 사망 원인은 암, 심장 질환, 뇌혈관 질환이다. 이중에서 심장 질환과 뇌혈관 질환을 일으키는 동맥경화의 원인은 대사증후군이다.

대사증후군의 시작은 내장지방의 축적이다. 내장지방이 많이 쌓이면 혈당치나 혈압이 올라가고, 혈중지질의 양도 증가해 동맥경화로 이어진다. 좀 더 자세히 설명하면 지방세포가 분비하는 좋은 호르몬 가운데 아디포넥틴이라는 물질이 있는데, 이 호르몬은 인슐린 저항성을 개선하고 손상된 혈관 벽을 회복시켜주지만, 내장지방이 많을수록 분비량은 반대로 줄어든다고 한다.

이 세 가지 중에서도 특히 주의할 것이 혈당치다. 고혈당이 지속되면 당뇨병이 되고, 여기서 증상이 더 진행되면 뇌경색이나 심근경색, 괴저, 실명, 저혈당증 등 무서운 합병증을 일으키기 때문이다. 2006년 20세 이상 74세 미만을 대상으로 실시한 조사에서 약 1870만 명이 당뇨병 가능성이 있는 것으로 나타났다. 1997년에 비하면 500만 명이 증가한 것이다. 이 수치는 해마다 증가하는 추세다.

당뇨병은 서서히 진행하므로 알아차리기 힘든 병이다. 혈액 검사를 해도 공복 시 혈당치만으로는 알 수 없는 경우도 있다. 복부비만, 소변 횟수나 양이 늘고 소변에서 단내가 나는 경우, 잦은 피로감, 벌레에 물리면 지나치게 부어오르는 등 음성 타입의 증상이 나타나면 당뇨병을 의심해보자. 병이 더 진행하면 아무리 먹어도 살이 찌지 않는데, 이것 역시 당뇨병의 특징 가운데 하나다.

〈당뇨병을 개선하는 식사법과 생활방식〉

음양으로 보면 당뇨병은 혈액에 당이 과도하게 많은 상태이므로 극음 증상이다. 음으로 치우친 질 나쁜 혈액이 60조 개나 되는 세포와 각 장기를 돌아다니는 것이므로, 당뇨병은 또 다른 질병의 시작이라 할 수 있다. 이러한 사태를 막으려면 식생활을 바꾸어 혈액의 질을 개선해야 한다.

우선 소식과 금주로 간이 받는 부담을 줄인다. 간 기능이 떨어지면 신장과 췌장에 영향을 미쳐 결과적으로 인슐린이 제대로 분비되지 않는다. 췌장의 작용은 모든 병과 연결되어 있다는 사실을 꼭 기억하자.

규칙적인 식습관 역시 중요하다. 과식을 하면 생체리듬이 흐트러져 인슐린 분비에 부담을 주게 된다. 생체리듬을 바로잡는 것은 인슐린이 잘 분비되지 않는 타입에도 효과가 있다. 올바른 식사법과 생활방식을 구체적으로 정리하면 다음과 같다.

① 식사는 현미나 현미보다 도정을 좀 더 한 쌀(3분도, 5분도, 7분도), 잡곡밥을 주식으로 하고 채소와 해조류를 부식으로 한다.

흰쌀, 흰 빵, 백설탕처럼 정백을 하거나 정제한 식품, 과도하게 가공한 식품, 단것, 술 종류는 절대 금한다. 고지혈증이 있는 사람은 동물성 식품도 먹지 않는다.

② 기본적으로 하루 2끼를 먹되, 천천히 꼭꼭 씹어서 규칙적으로 먹는다. 살이 찐 사람은 위가 60~70% 찰 정도, 마른 사람은 80% 찰 정도의 양을 먹는 것이 적당하다.

③ 당뇨병에 특효약인 팥호박을 하루에 2회, 반 공기씩 먹는다. 살이 찐 사람은 팥호박을, 마른 사람이나 팥호박으로 혈당치가 개선되지 않는 사람은 다시마를 넣은 팥호박을 먹는다.

④ 자연스러운 리듬에 맞는 일상생활을 유지한다. 밤을 새우거나 과도한 스트레스를 받는 생활은 삼가고 부교감신경의 작용을 강화해 인슐린의 분비를 촉진한다.

● 대사증후군의 판단 기준과 실태

허리둘레가 남성은 90㎝ 이상, 여성은 80㎝ 이상으로 고지혈증, 고혈당, 고혈압 중에서 두 가지 이상의 요인을 갖고 있다면 대사증후군으로 본다. 2004년 후생노동성은 중고년 남성의 2명 중 1명, 여성의 5명 중 1명이 대사증후군이나 그 예비군인 것으로 보고, 이들에게 과식과 운동 부족을 해소하도록 지도하고 있다.

● 췌장의 주요 기능

췌장은 혈당치를 조절하고 포도당을 세포로 보내는 인슐린을 분비한다. 아밀라아제, 트립신, 리파아제 같은 소화효소를 만들어 십이지장으로 내보내는 작용도 하므로, 영양분을 소화·흡수하는 데 없어서는 안 되는 기관이다.

● 당뇨병 내복처방
팥호박 ··· 295쪽
다시마를 넣은 팥호박 ··· 295쪽
현미수프 ··· 222쪽

● 당뇨병 식사요법에서 주의할 점
염분의 양을 줄이는 것은 금물이다. 혈액에 당이 많아 음성으로 치우친 상태이므로 양성인 염분을 제대로 섭취해야 한다.

● 꽃가루 알레르기
봄이 되면 꽃가루 알레르기로 고생하는 사람이 많다. 재채기, 콧물, 코막힘, 눈 가려움증 같은 증상 때문에 잠을 못 이루며 공부나 업무에 집중하지 못하고 짜증이 많아지는 등 일상생활에 여러 가지 지장을 주는 불쾌한 질환이다.

　근본 원인은 역시 현대인의 식사에 있다. 동물성 식품이나 백설탕, 화학물질의 과다 섭취로 현대인의 간과 신장은 이상을 일으키고 있다. 꽃가루 알레르기는 과도한 면역 반응으로 일어나는 증상인데, 각 장기의 기능에 이상이 생기면 면역 시스템도 과격해질 수밖에 없다.

　"작년까지는 아무렇지도 않았는데 올해 갑자기 꽃가루 알레르기가 생겼다"는 이야기를 많이 듣는다. 하지만 이것은 '갑작스러운 변화'가 아니라 "더 이상 참을 수 없다"는 장기의 신호이며, 몸의 기능이 정상적으로 대응하지 못하고 있다는 표시다.

나는 인간만큼 강한 생물은 없다고 생각한다. 다른 생물과는 달리 인간이라는 종에 맞지 않는 것까지 뭐든지 먹으며 살아온 것이 인간이다. 이렇게 강한 체질에 한계가 왔다면, 자연의 섭리를 따르는 식생활로 돌아가 인간 본래의 생리를 회복시키는 것 말 외에 다른 방법은 없다고 본다.

〈꽃가루 알레르기를 개선하는 식사법과 처방〉
외출했다가 집에 돌아오면 바로 눈과 콧속을 씻고 양치질을 해서 알레르겐인 꽃가루를 씻어낸다. 대기 중의 화학오염물질도 점막의 면역 기능을 손상시키므로 꽃가루 알레르기가 없는 사람도 눈을 씻고 입안을 헹궈 예방하는 것이 좋다.

처방에는 1% 농도의 소금엽차가 좋다. 소금과 엽차의 양성 성분이 점막을 수축시켜 가려움증을 해소한다.

꽃가루 알레르기도 아토피와 마찬가지로 동물성 식품(극양성)과 단것(극음성)의 과다 섭취가 원인이므로, 곡물채식을 해서 어느 한쪽으로 치우치지 않은 체질을 만드는 것이 중요하다. 또한 소식으로 장기의 부담을 덜어준다.

● 알레르기를 일으키는 꽃가루
봄철에 주로 알레르기를 일으키는 꽃가루는 오리나무, 느릅나무, 굴참나무, 삼나무 등의 꽃가루다. 꽃가루 알레르기가 있는 사람은 꽃가루가 날리기 전부터 미리 약물 치료를 받는 것이 좋으며, 외출할 때는 마스크나 선글라스 같은 보호 기구를 착용해 꽃가루 접촉을 줄이는 것이 도움이 된다.

● 꽃가루 알레르기 외용처방

소금엽차 … 247쪽

● **여성 질환**(유방, 자궁, 난소의 이상 증상, 요실금)

여성의 20명 중 1명이 유방암에 걸리고, 30대 이상의 여성 3명 중 1명이 자궁근종, 생리를 하는 여성 10명 중 1명이 자궁내막증을 앓고 있다. 여기서는 여성 질환을 유방과 자궁 쪽으로 나누어 간단히 설명하고, 젊은 여성들 사이에서도 점점 늘고 있는 요실금에 대해 알아보기로 한다.

① 유방암, 섬유선종

유제품과 당분, 달걀, 지방분의 과다 섭취가 원인으로 생각된다. 여성호르몬의 분비에 이상이 생기거나 혈액이 산화해 혼탁해지면 유방에 멍울이 쉽게 생기는데, 이 멍울은 대부분 양성이지만 일부는 악성인 암으로 발전할 수 있다.

〈유방의 증상을 개선하는 식사법과 처방〉

서양에서 과자나 디저트가 들어오기 전에는 유방암도 거의 발생하지 않았다. 이러한 식품은 되도록 먹지 말고 전통식으로 돌아가자. 전통식은 현미밥 또는 납작보리나 잡곡이 섞인 밥을 주식으로 하고, 채소나 해조류 같은 부식을 기본으로 하는 식사다. 유제품과 달걀은 혈액 속에 불필요한 콜레스테롤을 증가시키므로 절대 금한다. 간식으로 케이크나 과일을 먹는 것은 삼가고 흰 빵 등 정백식품이나 정제식품도 멀리한다. 소식을 하여 암세포에 영양을 공급하지 않는 것도 중요하다.

음료수는 혈액을 정화시켜주는 간장엽차를, 식욕이 없을 때는 현미수프로 체력을 보강한다.

외용처방으로는 생강습포로 혈액 순환을 촉진하고 토란파스로 독소를 뽑아낸다. 생강기름 마사지나 무시래기 좌욕도 혈액 순환을 돕는다.

유방에 파스를 붙이기 힘든 경우는 비파잎 뜸을 뜨는 방법도 있다. 비파잎 뜸이란 비파잎을 환부에 놓고 그 위에 약쑥으로 뜸을 뜨는 것이다.

● 유방암의 내복처방

간장엽차 … 247쪽
현미수프 … 222쪽

● 유방암의 외용처방

생강습포 … 234쪽
토란파스 … 239쪽
생강기름 마사지 … 237쪽
무시래기탕 … 230쪽

② 자궁근종 · 자궁내막증 · 난소낭종

육류, 생선, 달걀, 즉 동물성 단백질과 지방의 과다 섭취로 산화된 혈액이 원인이다. 자궁근종은 생선을 많이 먹는 사람에게, 자궁내막증이나 난소낭종은 육류나 달걀, 단것을 좋아하는 사람에게 많은 질환이다.

냉증으로 인한 자궁이나 난소의 기능 저하도 이러한 질환과 관계가 있을 것으로 생각된다.

〈자궁이나 난소의 증상을 개선하는 식사법과 처방〉

가장 좋은 방법은 냉증을 해소해 혈액 순환을 촉진하고, 혈액을 깨끗하게 하는 데 탁월한 효과가 있는 해조류를 듬뿍 섭취하며 식사 전반을 곡물채식으로 바꾸는 것이다. 특히 자궁근종은 혈액이 깨끗해지면 크기가 확실히 줄어든다.

식사요법은 다음과 같다. 현미밥 또는 납작보리나 잡곡이 섞인 밥을 주식으로 하고, 부식은 녹황색 채소를 중심으로 한다. 여기에 해조류도 충분히 섭취한다. 조미는 된장, 간장, 소금, 참기름으로 하며, 간은 맛있다고 느끼는 정도로 충분하다. 육류, 생선, 달걀 등의 동물성 식품과 단것, 주류는 금한다. 정백식품이나 정제식품도 먹지 않는 것이 좋다.

외용처방으로는 지속적인 무시래기 좌욕이 좋다. 배에 생강습포를 하고 토란파스를 붙이거나 구운 소금으로 배를 따뜻하게 하는 것도 효과적이다.

● **자궁·난소의 증상을 개선하는 외용처방**
생강습포 … 234쪽
토란파스 … 239쪽
구운 소금 … 280쪽
무시래기탕 … 230쪽

③ **요실금**

요실금은 자신의 의지와 무관하게 소변이 나오는 질환이다. 요도를 조여주는 괄약근이나 방광 자체가 느슨해지거나 반대로 지나치게 조여서 신축성을 잃은 경우 나타난다. 과도한 냉방장치 사용, 운동 부족 등으로 땀이 잘 배출되지 않거나 음료수를 많이 마셔 체내에 수분이 축적되어 있는 경우도 요실금이 생긴다.

요실금은 배에 힘을 주거나 몸을 움직였을 때 자신도 모르게 소변이 찔끔 나오거나, 화장실에 갈 때까지 참지 못하고 소변이 흘러나오는 등 여러 가지 양상으로 나타난다.

〈요실금을 개선하는 식사법과 처방〉

극음성이자 극양성 증상이므로, 설탕을 많이 사용한 과자나 단맛이 강한 과일, 주스류 등의 극음성 식품과 극양성인 동물성 식품은 금물이다. 정백하지 않은 현미밥 등을 주식으로 해서 체질을 중성으로 되돌리는 것이 중요하다. 조직의 유연성을 되찾는 데 현미떡도 효과가 있다.

입욕 전이나 후 간장엽차나 매실간장엽차를 마시고 미지근한 물(몸이 찬 사람은 소금이나 약초를 넣는다)에 느긋하게 몸을 담그고 있으면 수분대사가 원활해진다.

단, 소변 횟수가 하루에 4~5회가 되도록 수분 섭취량을 잘 조절한다. 또한 계단 오르내리기나 항문을 조여주는 운동으로 요도와 요도 주변의 근육을 강화하는 것도 중요하다.

● 요실금의 내복처방

간장엽차 … 247쪽
매실간장엽차 … 251쪽

● **냉증, 저체온증**

냉증이나 저체온증은 이제 여성뿐만 아니라 남성이나 아이들에게도 많이 나타나고 있는 질환이다. 냉증과 저체온증은 증상은 다르지만, 두 질환 모두 극음이나 극양에 치우친 식습관, 첨가물 등 화학물질의 과다 섭취, 자연의 리듬에서 벗어난 생활로 인한 자율신경 이상 때문에 발생한다.

자각증상이 있는 냉증과는 달리 저체온증은 본인이 알아차리지 못하는 경우도 많으므로 체온을 주기적으로 확인하는 것이 좋다. 저체온증은 손발은 따뜻해도 배를 만져보면 찬 경우가 많다.

냉증이나 저체온증은 만병의 원인이다. 모든 장기의 기능을 저하시키는 증상임을 인식하고 식사와 생활습관을 바꿔 체질을 개선하는 것이 중요하다.

특히 성인에 비해 양성도가 강한 아이들에게 이러한 증상이 나타나는 것은 심각한 문제다. 몸에만 이상이 나타나는 것이 아니라 성격이 소극적이 되거나 그늘지기 쉬우므로 조심해야 한다.

● **냉증과 저체온증의 차이**

냉증이란 손발 등 몸의 표면이 쉽게 차가워지는 체질을 말한다. 반면에 저체온증은 몸의 중심 체온이 낮은 증상으로, 겨드랑이 체온이 36℃ 미만인 경우가 이에 해당한다. 저체온이 되면 각 장기의 기능이 저하되고, 체온이 35.5℃까지 떨어지면 자율신경 실조증이 생겨 면역력도 뚝 떨어지기 때문에 심각한 병을 유발하기 쉽다.

〈냉증과 저체온증을 개선하는 식사법〉

단것이나 과일, 수분을 많이 섭취하는 사람은 ① 음성의 경우를, 동물성 식품을 많이 먹는 사람은 ② 양성의 경우를 참조하기 바란다.

① **음성의 경우**

주식으로는 현미를 중심으로 팥, 조, 피 등 몸을 따뜻하게 해주는 잡곡을 먹는다. 깨소금(검은깨와 소금의 비율은 8 : 2로)을 매끼마다 1작은술 뿌려 먹는다.

부식의 양은 주식의 절반 정도가 적당하다. 연근이나 우엉 같은 뿌리채소요리, 채소조림, 된장요리, 해조류나 건어물을 이용한 요리가 좋다. 피클 같은 절임도 곁들인다. 포인트는 간을 확실히 하는 것이다. 볶음된장, 연근우엉볶음, 우엉조림 등은 자주 먹도록 하자.

② **양성의 경우**

산화해서 혼탁해진 혈액을 깨끗하게 하기 위해 ①보다 조금 음성으로 먹는다.

주식은 무압으로 지은 현미밥이나 현미죽, 보리나 검은콩을 섞은 밥, 우동, 현미떡 등이 좋다. 부식으로는 제철채소를 이용한 요리가 좋고, 주식의 절반 또는 같은 양을 먹는다. 채소수프, 두부나 감자, 가지요리도 좋다. 간은 조금 싱겁게 한다.

처방식인 제1무탕을 마시기 힘든 사람은 표고버섯수프를 마신다.

● 냉증의 처방에 대해서는 166쪽을 참조한다.

● 냉증을 개선하는 내복처방

볶음된장 ⋯ 269쪽

연근우엉볶음 ⋯ 262쪽

우엉조림 ⋯ 264쪽

표고버섯수프 ⋯ 287쪽

● **어린이의 식생활**

어린아이가 냉증이나 저체온증이 있다는 것은 달콤한 과자나 과일, 차가운 주스 등 극음성 식품을 많이 먹는다는 말이다. 따라서 먼저 밥을 끼니마다 먹도록 한다. 반찬은 된장요리처럼 조혈 작용이 있는 것은 늘리고, 대사를 촉진하는 생야채는 줄인다. 일찍 자고 일찍 일어나는 규칙적인 생활과 햇빛을 충분히 받으며 바깥에서 운동하는 것도 중요하다.

● **정신적인 불안정**

요즘에는 어른 아이 할 것 없이 사소한 일에도 화를 참지 못하는 사람이 너무나 많다. 젊은 사람들은 미래에 대한 꿈이 없고, 아이들은 학교 폭력이나 집단 따돌림 때문에 겁을 먹고 위축되어 있다. 별 이유 없이 타인의 생명을 빼앗고, 상상을 초월하는 엽기적인 사건도 자주 일어난다. 사회 전체가 나날이 병들어가고 있는 것 같아 씁쓸하기 짝이 없다.

이러한 현상은 앞에서도 이야기했듯이 식생활과 생활방식이 자연에서 멀어진 데 원인이 있다.

예를 들어 현대인은 몸도 마음도 상당히 불안정하다. 설탕이 듬뿍 들어간 과자나 과일, 술 등 음성이 강한 식품과 육류, 생선, 유제품처럼 양성이 강한 식품을 무절제하게 섭취해, 극음과 극양이라는 상반되는 성질을 갖게 되었기 때문이다. 이런 상태에서는 아주 작은 일을 계기로 극음 · 극양이 자극을 받아 그 반동이 크게 나타나게 된다.

또한 단것을 많이 먹으면 몸과 마음이 민감한 음성 체질이 된다. 교감 신경도 늘 자극을 받기 때문에 면역력도 떨어질 수밖에 없다. 밤낮이 바뀐 생활도 자율신경의 균형을 무너뜨려 심신을 불안정하게 한다.

현대인은 스트레스를 만병의 주범으로 생각하고 경계하지만, 사실 스트레스는 어느 시대에나 존재했다. 스트레스 자체는 나쁜 것이 아니다. 스트레스에 쉽게 굴복하는 체질과 약한 마음이 문제다.

계절에도 봄, 여름, 가을, 겨울이 있듯이 이 세상 모든 것에는 리듬이 있다. 우리 몸이 어느 한쪽으로 치우치지 않고 이러한 리듬을 유연하게 받아들일 수 있다면, 마음의 문제도 가벼워질 것이다.

● 마음을 안정시키는 법

정백하지 않은 곡물을 중심으로 식사를 한다. 어느 한쪽으로도 치우치지 않은 식사는 몸과 마음에 안정을 되찾아줄 것이다.

● 자율신경 실조증에 대한 설명과 처방법, 식사 어드바이스는 153쪽을 참조한다.

에필로그

어릴 때 먹은 음식의 질이 아이의 일생을 좌우한다

나는 청소년 범죄나 아동 학대에 대한 뉴스를 접할 때마다 강한 죄의식을 느낍니다.

전후 우리는 음식문화와 생활방식을 포함해서 모든 가치관이 크게 바뀌었습니다. 지금 사회에서 문제가 되고 있는 여러 가지 현상은 전부 거기에 원인이 있습니다. 그리고 그런 흐름을 만들어온 것은 다름 아닌 전쟁을 겪은 우리 세대입니다.

예를 들어 전쟁이 끝난 직후 빈곤 아동을 구제하기 위해 학교급식이 시작되었는데, 빵과 우유라는 메뉴는 우리의 미각을 근본부터 바꾸어버렸습니다. 밥과 채소 반찬 위주로 구성된 전통식을 서구식이 대신하게 된 것입니다.

정신적인 면도 마찬가지입니다. 고도성장이라는 소용돌이 속에서 풍요와 편리함이라는 목표만 바라보고 달려온 우리는 어느 사이인가 과학을 신앙처럼 떠받들고 배금주의에 물들어, 전통적으로 갖고 있던 '자연을 존중하고 살아 있는 것에 대해 감사하는 마음'을 잃어버렸습니다.

그 결과 우리의 몸과 마음은 지쳐갔고 결국 무엇보다 소중한 인간성까지 상실하게 된 것입니다. 부모자식 사이의 정은 약해지고 자녀교육에 대한 신념이 없는 부모가 늘고 있는 것도 지난 반세기 동안의 격변이 가져온 결과일 것입니다.

이러한 잘못된 흐름을 바로잡고 인간 본연의 활기차고 자연스러운 모습을 되찾으려면 어떻게 해야 할까요? 그 열쇠는 바로 '식생활'에 있습니다. 나는 이 사실을 사람들에게 전하는 것이 전쟁을 겪은 세대로서 조금이나마 속죄하는 길이라고 생각합니다. 이 책에는 이러한 저의 바람이 담겨 있습니다.

음식은 단순히 '오늘 하루의 활동 에너지'가 아닙니다. 인간의 일생은 18세가 될 때까지 무엇을 먹고 자랐는지로 결정된다는 말이 있듯이, 우리가 먹는 것은 우리의 몸과 마음, 그리고 생명까지 '모든 것'을 만듭니다. 음식이 갖고 있는 음양의 힘을 알게 되면 세상의 모든 구조와 원리도 눈에 보이게 될 것입니다.

뜨거운 물을 붓고 몇 분만 기다리면 완성되는 인스턴트식품이 일본에 등장한 것은 1958년입니다. 이때부터 음식에 대한 생각도 크게 바뀌게 되었습니다. 당시에 태어난 사람들은 아직 전통적인 식문화, 즉 풍성한 제철 식재료로 가정에서 직접 조리해서 먹는 '어머니의 손맛'을 알고 있었습니다. 하지만 그다음 세대인 아이들은 인스턴트식품이나 레토르트 식품을 먹으며 자랐습니다. 요즘 아이들이 햄버거와 피자, 라면, 아이스크림, 초콜릿, 청량음료 같은 것에 입맛이 길들여져 있는 것은 당연한 일입니다. 식문화가 단절된 것입니다.

이러한 먹거리들은 특히 가정과 어머니의 손길이 미치지 않는 곳에서 영역을 계속 확장해가고 있습니다. 이대로 가다가는 쌀을 기반으로 해왔던 우리 고유의 체질과 기질을 잃을 뿐만 아니라, 심신이 약해져 우리 민족 자체가 사라질지도 모를 일입니다.

요즘 빈번하게 일어나는 청소년 비행이나 범죄는 모두 이를 예고하는 전조라고 생각합니다. 문제가 있는 아이들의 식생활을 조사해보면 공통점이 있습니다. 아침부터 케이크나 쿠키 같은 것을 먹거나 아예 아침을 먹지 않는다는 것입니다. 대부분 제대로 된 식사는 하지 않고 햄버거나 과자, 청량음료로 배를 채우는 것입니다. 가족과 식탁에 둘러앉아 식사를 하는 경우는 극히 드문 일이 되었습니다.

이러한 식생활을 계속하면 설탕이나 첨가물의 극음성, 동물성 식품의 극양성이 몸에 작용해 현기증이나 두통, 졸음 등이 찾아오며, 쉽게 피로를 느끼고 무기력해져 불안이나 초조함을 해소할 수 없게 됩니다. 이러한 증상은 점점 심해지게 마련이므로 결국 따돌림이나 비행, 범죄 같은 사회문제로 이어집니다. 몸은 어른인데 정신은 여전히 미숙한 상태이므로, 자신을 조절하지 못하고 충동적이고 돌발적인 행동으로 분출되는 것입니다.

이것은 아이들만의 문제가 아닙니다. 아이들을 그렇게 키워온 부모와 사회의 책임이 더 큽니다. 이 잘못된 흐름을 하루라도 빨리 바꾸려면 먼저 식생활의 중요성부터 인식해야 합니다.

실제로 소년원에 들어간 청소년들이 규칙적인 식생활로 심신의 안정을 되찾아 갱생의 길을 걷는 경우가 많다고 합니다. 미국에서도 수십 년 전부터 설탕의 과다 섭취가 폭력성과 비관적인 태도를 만든다고 보고, 이로 인한 사회적 문제를 여러 각도로 연구하고 있습니다.

식생활이란 살아가는 힘을 어떻게 보충할 것인지를 배우는 일이기도 합니다. 참된 먹거리 교육은 영양학에 대한 지식을 가르치는 것이 아니라, 자연의 섭리를 따르고 음양의 법칙으로 균형을 맞추는 식사법을 실천하도록 하는 것이 아닐까요? 그렇게 하면 몸과 마음은 저절로 건강해질 것입니다.

우리 집에서는 정백하지 않은 곡식으로 지은 밥이나 면류, 된장국, 채소요리에 깨소금과 볶음된장을 곁들인 간소한 식사를 하고 있습니다. 덕분에 여섯 아이 모두 큰 병 한 번 치르지 않고 건강하게 자랐습니다. 개성이야 제각각이지만 모두 지구력과 자립심이 뛰어납니다.

큰아들이 초등학교 4학년 때의 일입니다. 일하고 돈을 버는 일이 얼마나 중요하고 감사한 일인지 평소에 늘 강조해왔던 탓인지, 어느 날부터 신문배달을 시작하더군요. 큰아이는 그 작은 몸으로 열심히 페달을 밟으며 눈이 오나 비가 오나 9년간 신문배달을 했습니다.

다른 세 명의 아들녀석도 형의 뒤를 따랐습니다. 아이들의 체력과 정신력은 모두 오랫동안 곡물채식을 실천한 덕분이라고 생각합니다. 딸아이들도 자연스럽게 심부름을 하고 집안일을 도왔습니다. 여섯 아이 모두 타인을 배려하고 자신의 감정을 조절하는 힘을 일찍부터 가졌던 것 같습니다.

"엄마, 내가 피아노를 안 배웠으면 비행청소년이 됐을지도 몰라요."

어느 날 늦둥이인 막내딸이 이렇게 말하더군요. 그 말을 들은 순간 가슴이 철렁했습니다. 딸이 세 살이 되자 육아에서 어느 정도 손을 떼고 지역 활동을 하느라 집을 거의 비우다시피 했기 때문입니다. 어린 딸은 그 외로움을 피아노로 달랬던 모양입니다.

하지만 외출하기 전에는 소박하고 마음을 담은 식사만큼은 반드시 준비해두었습니다. 그래서일까요? 음식이 우리를 이어주고 있기 때문에 괜찮을 거라는 믿음이 있었습니다. 부모님이 자신을 믿고 있다고 생각하니 나쁜 짓은 못하겠더라는 말을 나중에 아이에게 듣고 가슴이 뭉클

한 적이 있습니다.

　지금 육아 문제로 고민하고 있는 어머니들 중에는 물론 전업주부도 있겠지만, 맞벌이나 여러 가지 상황 때문에 항상 아이 곁에 있어주지 못하는 사람도 많습니다. 하지만 육아란 아이들 옆에 바짝 붙어 무조건 사랑을 퍼붓는 것이 아닙니다. 엄마가 손수 만든 음식은 그 어떤 진수성찬보다도 훌륭한 식사입니다.

　'언제나 너를 지켜보고 있다'는 따뜻한 애정이 전해지면 아이들은 쑥쑥 자라게 마련입니다. 단, 이때 먹는 음식의 질이 아이의 일생을 좌우한다는 것만은 염두에 두기 바랍니다.

　출산 후 몸이 제대로 회복되지 않았을 때(음성 상태) 음성인 채소를 먹은 탓에 아이가 녹변을 본 적이 있었습니다. 모유를 통해 강한 음의 힘이 아이에게 그대로 영향을 미친 것입니다. 이 일로 음양의 균형이 얼마나 중요한지 다시 한 번 깨달았습니다. 반대로 남편이 만들어준 된장죽(여러 가지 채소를 잘게 썰어 넣고 된장으로 간을 맞춘 죽)은 회복기의 위장을 편안하게 하고 온몸에 영양분을 공급해 활력을 되찾아주었습니다. 음양의 원리에 따라 음식을 먹는다는 것은 우리의 몸과 마음의 상태를 애정을 가지고 살펴보는 것입니다.

　이론이나 학설로 판단하는 것이 아니라 눈으로 사람의 체질을 관찰해야 그 사람에게 무엇이 좋은 음식인지 알 수 있습니다. 애정 어린 마음으로 살펴본다면 어려운 일이 아닙니다.

　이 책에서 소개하고 있는 처방법 가운데 몇 가지는 우리 아이들이 아프거나 다쳤을 때 만들어진 것입니다. 여러분도 소중한 가족을 음식과 음양의 힘으로 돌보고 지켜나가길 바랍니다.

내가 이끌고 있는 곡물채식 요리교실에는 '음식은 사랑'이라는 글귀가 적힌 액자가 걸려 있습니다. 우리가 먹는 것은 생명의 근원이며 생명 그 자체입니다. 생명의 질은 어떤 것을 먹느냐에 좌우됩니다. 그리고 오늘 무엇을 먹을 것인지를 결정하는 것은 주방을 책임지고 있는 여러분의 몫입니다.

개정판을 내면서

아이들의 '자유'와 '자립'을 존중하는 먹거리 교육

교육이란 아이들이 스스로 생각하도록 도와주는 것

음양이라는 척도로 삶의 방식을 탐구하는 곡물채식 요리교실을 시작한 것은 1995년입니다. 새로운 학기를 시작할 때마다 수강생들의 체질과 정신력이 해가 다르게 약해지고 있다는 사실에 당혹감과 위기의식을 느낍니다.

냉증, 생리불순, 변비, 불면, 과식, 아토피 같은 질환은 이제 흔하디흔한 증상이 되었습니다. 생활습관병은 아이들에게까지 만연하고 있습니다. 이러한 현실을 생각하면 언제나 가슴이 답답해집니다. 단순히 개인의 식생활이 잘못됐다는 차원이 아니라 시대의 체질이 크게 바뀐 것입니다.

앞에서도 이야기했듯이 전쟁이 끝난 후 식량난 해소와 건강 증진이라는 명목으로 흰 빵과 탈지분유가 중심이 된 서구형 학교급식이 시작되었습니다. 그 후 고도성장, 과학기술의 발전 덕분에 잘사는 나라가 되었지만, 어두운 그늘도 생겨났습니다. 전통식이 서구형 식사에 밀려나고 어머니의 손맛은 즉석식품이, 모유는 분유나 우유가 대신하게 되었습니다. 이제 음식은 일용할 양식이라는 역할에서 끝없는 '식욕'을 충족시켜 주는 먹이로 전락해버린 것 같습니다. 그것은 필연적으로 인간성의 상실로 이어집니다.

이 책을 통해 내가 바라는 것은 독자 여러분과 함께 '생명을 지키는 식샤'라는 관점에서 진정한 먹거리 교육의 흐름을 만들어내는 것입니다.

우리는 2005년에 먹거리 교육의 중요성을 강조한 식육기본법(食育基本法)이 제정되었습니다. 분노를 조절하지 못하거나 체력이 약하고 비만이나 생활습관병이 있는 아이들이 증가하고 있다고 판단하고 국가도 드디어 행동을 취하게 된 것입니다.

그래서 '균형 잡힌 안전한 식사와 규칙적인 생활습관을 되찾자'고 강조합니다. 하지만 여기에는 먹는다는 것의 본질과 정의, 먹거리 교육의 방법이 빠져 있습니다.

예를 들어 '균형'이라는 개념도 영양학적인 수치만 중요하게 여깁니다. 게다가 '안전한 식사'라고 판단하는 기준이 무엇인지도 분명하지 않습니다.

'균형 잡힌 안전한 식사'란 인간이라는 동물이 자연의 리듬 속에서 무리 없이 균형을 유지해나갈 수 있는 식사입니다. 먹거리 교육이란 우주를 움직이는 음양의 법칙을 알고, 무엇을 어떻게 먹어야 '나'라는 소우주의 음양 균형을 맞출 수 있는지 그 지혜를 배우는 것입니다.

생명은 식(食)에 의해 살아납니다. 우리의 몸과 마음은 우리가 먹는 것으로 만들어지는 혈액의 질에 좌우됩니다. 우리가 먹는 것이 전부 우리의 행동과 사고, 몸 상태로 나타나는 것입니다.

아침에 일어나기 힘들다, 식욕이 없다, 오전에는 늘 멍하다, 쉽게 피로를 느낀다, 몸이 무겁다, 의욕이 없다, 쉽게 포기한다, 분노를 참기 힘들다······. 이러한 상태를 만드는 것은 잘못된 식생활입니다.

텔레비전이나 잡지 등에서 다루고 있는 먹거리 교육은 아이들에 대한 과잉 서비스나 과보호처럼 느껴질 때가 많습니다. 어떻게 해야 남기지 않고 다 먹을지, 어떤 메뉴를 좋아할지 고민할 것이 아니라, 아이들이 스스로 생각하도록 도와주어야 합니다. 편식하지 말고 골고루 먹으라고 강요하기보다 자신에게 필요한 것은 스스로 선택하는 자유를 주는 것이 중요합니다.

안이한 생각으로 쓸데없는 간섭을 하거나 평등한 것이 무조건 옳다고 가르치고 답을 알려주는 교육은 아이의 자유를 빼앗고 자립을 방해하는 일입니다. 기회를 주지도 않으면서 아이들이 스스로 성장하고 미래를 향해 나아가길 바랄 수는 없습니다.

생명의 소중함을 깨닫도록 한다

요즘 초등학교에서는 소풍 갈 때 벌레 물린 데 바르는 약을 꼭 가져오라고 하는 모양입니다. 벌레에 물리면 환부가 10㎝ 이상 붓는 아이가 많고, 그중에는 병원에서 처치를 받아야 하는 경우도 있다고 합니다. 요즘 아이들의 혈액이 많이 산화되었다는 증거입니다.

소아비만도 계속 증가하는 추세입니다. 아침부터 케이크를 먹거나 패스트푸드나 과자, 청량음료, 주스 등을 과다 섭취하고 밥은 먹지 않는 아이들도 많습니다. 일본에서는 최근 20년간 소아비만이 약 3배나 증가해 2형 당뇨병 등 생활습관병을 일으키는 원인이 되고 있습니다.

지방세포의 수는 영유아기에 결정됩니다. 2003년 도야마 의과약과대학교 연구팀의 조사에 따르면, 어릴 때 살찌는 식생활을 하게 되면 지방세포의 수가 증가해 어른이 돼서도 쉽게 살이 찌고 생활습관병이 될 위험도 높다고 합니다.

요즘에는 초등학교 저학년 때 생리를 시작하는 여자아이도 많습니다.

이러한 조숙 현상은 동물성 식품이나 유제품을 많이 먹는 식생활과 관계가 있습니다. 유방암이나 자궁내막증 예비군도 늘어나는 추세입니다. 올바른 식생활로 본래의 생체리듬을 되찾아주는 것이 부모 세대의 의무라고 생각합니다.

동시에 아이들의 마음도 건강하고 굳건하게 자랄 수 있도록 도와주어야 합니다. 아이들은 음식은 물론 공기나 햇빛, 주변 어른들의 관심을 먹으며 성장합니다. 하지만 지나친 과보호와 맹목적인 사랑은 응석받이나 유약한 아이로 만들 수 있음을 잊지 말아야 합니다.

인간은 눈앞의 장애물이나 스트레스를 극복함으로써 조금씩 성장해 나갑니다. 현실에서 도피하지 말고 문제에 어떻게 대처해나갈지 긍정적인 힘과 자세를 갖도록 도와주는 것도 부모가 해야 할 일입니다.

아이들에게 생명의 소중함과 신비에 대해 이야기해주는 것도 도움이 될 것입니다. 인간은 음과 양이라는 우주의 리듬 속에서 살고 있고, 수많은 기적이 겹치고 겹쳐 한 생명이 탄생했으며, 그 생명은 수십억 년 전부터 계속 이어져왔고 끝없는 무한의 미래로 이어질 것이라고 말입니다.

더불어 이러한 생명을 키우는 것이 음식이며, 먹는다는 것은 엄숙한 행위임을 아이들에게 깨우쳐주길 바랍니다.

먹거리 교육은 오락이 아닙니다. 어떻게 먹을 것인가를 생각하는 일은 '어떻게 살 것인가'를 고민하는 일입니다. 음식이 지닌 의미를 깨닫고 스스로 실천하도록 이끄는 것이 아이들의 자유를 존중하고 자립을 응원하며 건강한 사회를 만드는 열쇠가 될 것입니다.

자연치유력을 높이는 약이 되는 음식
병 안 걸리는 식사법
초판 1쇄 인쇄 2014년 7월 5일
초판 1쇄 발행 2014년 7월 10일

지은이 오모리 가즈에
옮긴이 이근아
펴낸이 명혜정
펴낸곳 도서출판 이아소

북디자인 이창욱

등록번호 제311-2004-00014호
등록일자 2004년 4월 22일
주소 121-841 서울시 마포구 월드컵북로5나길 18 대우미래사랑 1012호
전화 (02)337-0446 팩스 (02)337-0402

책값은 뒤표지에 있습니다.
ISBN 978-89-92131-90-2 13510